Nicht mehr rauchen für Dummies

Nicht mehr rauchen für Dummies - Schummelseite

Richtlinien für Tag 1

Es ist eine kluge Entscheidung, einen spezifischen Tag auszuwählen, um mit dem Rauchen aufzuhören, denn es gibt Ihnen Zeit, sich und Ihre Umgebung auf die Veränderung vorzubereiten. Der Tag wird trotzdem schwierig genug sein, aber Sie können es sich ein wenig leichter machen, wenn Sie folgende Punkte im Hinterkopf behalten:

- ✔ Grübeln Sie nicht zu viel. Sorgen Sie dafür, dass Ihr Kopf so frei wie möglich ist.
- ✔ Wenn Sie ans Rauchen denken müssen, lassen Sie den Gedanken einfach kommen und wieder gehen.
- ✔ Haben Sie Geduld mit sich und Ihren Stimmungsschwankungen.
- ✔ Wenn das Verlangen Sie packt, lehnen Sie sich zurück und betrachten Sie es. Es wird vorübergehen.
- ✔ Erinnern Sie sich an Ihre Prioritäten im Leben und daran, warum Sie mit dem Rauchen aufhören.
- ✔ Atmen Sie tief ein und denken Sie daran: Wenn Sie in diesem Moment nicht rauchen, ist das ein Erfolg!

Mit Entzugsymptomen fertig werden

Zu Nikotinentzugssymptomen können so unangenehme Dinge wie Müdigkeit, Angstzustände, Ruhelosigkeit, Konzentrationsschwäche, Depressionen, Gereiztheit und Fressanfälle gehören. Um die Schwere der Symptome und das Unwohlsein, das sie verursachen, zu lindern, versuchen Sie es mit folgenden Techniken:

- ✔ Meditation
- ✔ Sport
- ✔ Wenden Sie ein Nikotinersatzmittel an oder nehmen Sie ein Medikament wie Bupropion (Zyban).
- ✔ Suchen Sie sich Unterstützung bei Selbsthilfegruppen.

Mahlzeiten bewältigen

Die Zeit direkt nach dem Essen empfinden viele Menschen, die versuchen, mit dem Rauchen aufzuhören, als schwierig. Viele Raucher neigen dazu, sich nach den Mahlzeiten eine Zigarette anzuzünden. Folgende Nach-dem-Essen-Strategien können Ihnen helfen, bei Ihrem Entschluss zu bleiben, nicht nach einer Zigarette zu greifen:

- ✔ Rufen Sie jemanden an.
- ✔ Stehen Sie sofort vom Tisch auf und machen Sie einen Spaziergang.
- ✔ Lesen Sie Ihren Kindern vor.
- ✔ Führen Sie Ihren Hund Gassi.
- ✔ Küssen Sie jemanden.
- ✔ Lutschen Sie ein Pfefferminzbonbon oder kauen Sie einen Kaugummi.
- ✔ Gehen Sie aus.
- ✔ Gehen Sie Duschen.
- ✔ Lesen Sie ein Kapitel in diesem Buch.

Nicht mehr rauchen für Dummies - Schummelseite

Das Ziel im Auge behalten

Wenn Ihre Gedanken zu wandern beginnen und sich voller Nostalgie Ihrem alten Freund, dem Tabak, zuwenden, tun Sie Folgendes, um bei Ihrem Entschluss zu bleiben:

- ✔ Stehen Sie auf und wechseln Sie Ihren Aufenthaltsort. Gehen Sie in ein anderes Zimmer oder steigen Sie in den Wagen.
- ✔ Denken Sie an diejenigen, die Ihrem Verlangen nachgegeben haben und daran, wo Sie jetzt stehen.
- ✔ Stellen Sie sich vor, Sie seien ein Kind, das zum ersten Mal Tabak riecht.
- ✔ Visualisieren Sie Ihre gesunden rosigen Lungen, nachdem Teer und andere Partikel sie verlassen haben.
- ✔ Gönnen Sie sich eine Ersatzbefriedigung, wie einen Kaugummi, ein Getränk, ein Stück Obst oder etwas Gemüse.
- ✔ Treiben Sie Sport.
- ✔ Machen Sie eine Liste all der Dinge, die Sie mit dem Geld kaufen können, das Sie an den Zigaretten sparen.

Sagen Sie Nein zu Passivrauch

Trotz der beinah allgegenwärtigen Präsenz des Tabakrauchs, können Sie sich selbst und Ihre Familie schützen, indem Sie Folgendes tun:

- ✔ Vermeiden Sie, zu Hause zu rauchen.
- ✔ Rauchen Sie nie in der Gegenwart von Kindern.
- ✔ Bitten Sie Ihren Besuch, draußen zu rauchen.
- ✔ Praktizieren Sie Schadensbegrenzung: Wenn drinnen geraucht werden muss, sorgen Sie dafür, dass es in einem gut durchlüfteten Bereich geschieht, zum Beispiel vor einem offenen Fenster.
- ✔ Sagen Sie das nächste Mal Ja, wenn jemand Sie fragt, ob es Ihnen etwas ausmacht, wenn er raucht.
- ✔ Bitten Sie im Restaurant und anderen öffentlichen Orten darum, im Nichtraucherbereich sitzen zu dürfen.
- ✔ Denken Sie daran, dass Sie ein Recht darauf haben, in einer rauchfreien Umgebung zu arbeiten. Wenn Sie auf der Arbeit den Rauch anderer Leute einatmen, sprechen Sie mit der Geschäftsführung über eine Verbesserung der bestehenden Verhältnisse.

Geben Sie auf sich acht

Auf sich selbst zu achten, ist der wichtigste Grundsatz, wenn es darum geht, mit dem Rauchen aufzuhören. Auch wenn das, was Sie tun, mit dem Rauchen *aufhören* genannt wird, lässt es sich auf viel positivere Weise formulieren. Es ist, als umarmten Sie das Leben und die Gesundheit. Auf sich selbst zu achten, beinhaltet Folgendes:

- ✔ im Detail zu registrieren, wer Sie sind und was Sie mögen
- ✔ sich ein Gefühl der Würde zu bewahren
- ✔ das Leben zu genießen
- ✔ stets daran zu denken, dass die Zukunft real ist
- ✔ zu wissen, dass andere Menschen Sie mögen und auf Sie zählen
- ✔ sich bewusst zu machen, dass Sie Freundlichkeit und Gesundheit verdienen

David Brizer

Nicht mehr rauchen für Dummies

Übersetzung aus dem Amerikanischen von Katrin Weingran

WILEY-VCH

WILEY-VCH Verlag GmbH & Co. KGaA

Bibliografische Information der Deutschen Nationalbibliothek
Die Deutsche Nationalbibliothek verzeichnet diese Publikation in der Deutschen Nationalbibliografie; detaillierte bibliografische Daten sind im Internet über http://dnb.d-nb.de abrufbar.

1. Auflage 2010

Printed in Germany

Gedruckt auf säurefreiem Papier

Korrektur Geesche Kieckbusch, Hamburg
Satz Conrad und Lieselotte Neumann, München
Druck und Bindung M.P. Media-Print Informationstechnologie
Cover iStockphoto

ISBN: 978-3-527-70541-2

Über den Autor

Dr. med. David Brizer ist Leiter der psychiatrischen Abteilung des Norwalk Hospital, Conneticut, und hat mehrere Bücher über Abhängigkeit, Gesundheitsvorsorge und Psychatrie geschrieben. Er promovierte am Albert Einstein College of Medicine und machte seinen Facharzt in Psychatrie an der Payne Whitney Clinic in New York. Er behandelt seit 20 Jahren Suchtkranke. Dr. Brizer arbeitet auch als medizinischer Herausgeber von *Mental Health News* und veröffentlichte zahllose Artikel, Papers und Beiträge in Herausgeberschaften in diesem Bereich. Sein neuestes Buch heißt: *Medical Kabbalah: The Ten Commandments, the Divine Comedy, and the Work of Dutch Schulz.*

Cartoons im Überblick

von Rich Tennant

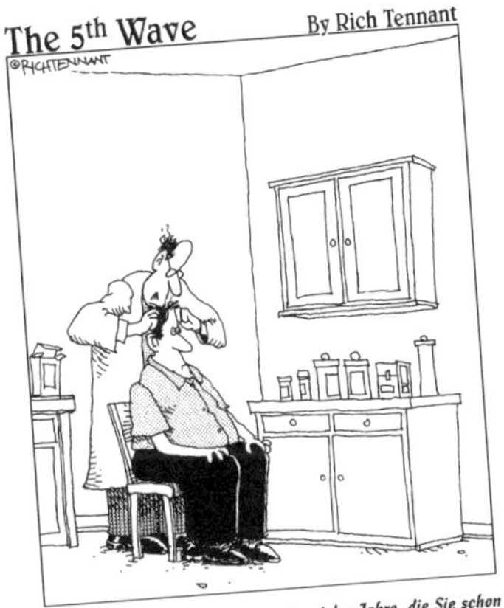

»Genau wie ich befürchtet hatte. Die vielen Jahre, die Sie schon rauchen, beginnen ihren Tribut zu fordern. Diese Beule an Ihrem Kopf, Herr Mundt, sieht mir ganz nach einem Kaminansatz aus.«

Seite 25

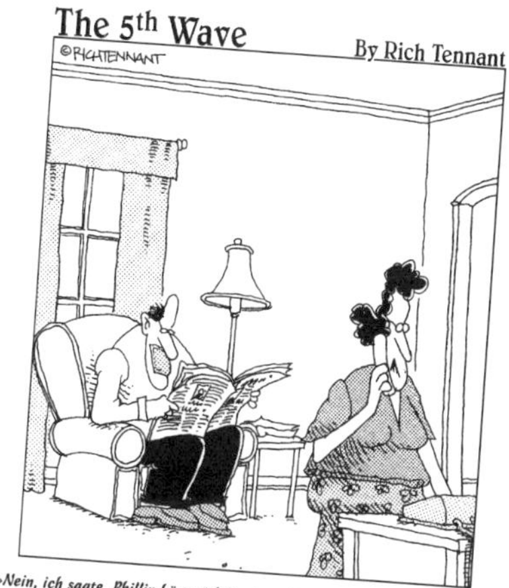

»Nein, ich sagte, Phillip hört mithilfe eines Pflasters mit dem Rauchen auf, nicht mit einem Nikotinpflaster.«

Seite 81

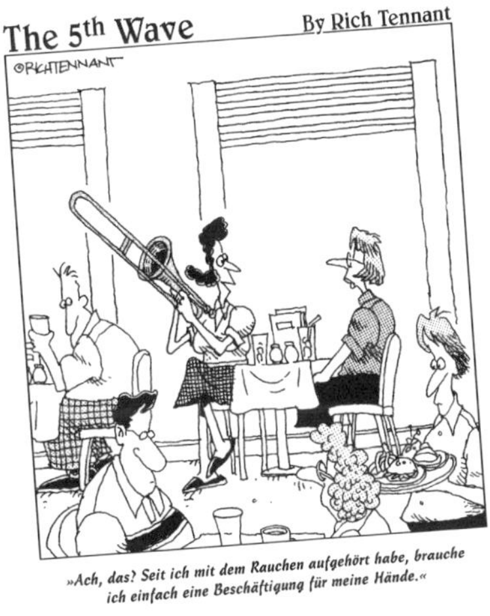

»Ach, das? Seit ich mit dem Rauchen aufgehört habe, brauche ich einfach eine Beschäftigung für meine Hände.«

Seite 167

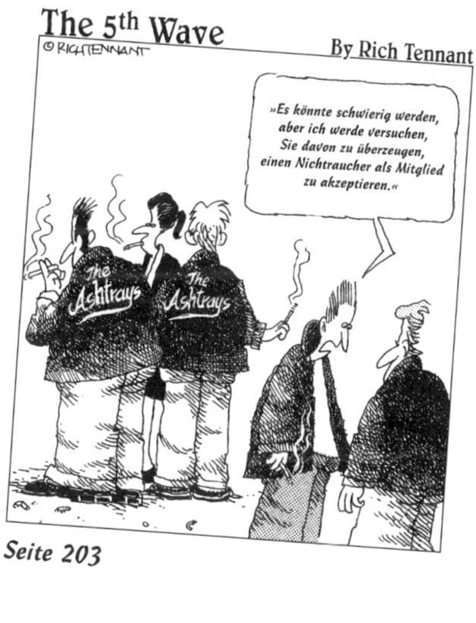

Seite 203

www.the5thwave.com

E-Mail: rich@the5thwave.com

Inhaltsverzeichnis

Teil II
Endlich aufhören und den Absprung wagen 81

Kapitel 5
Mit einer schlechten Angewohnheit brechen 83

Kapitel 6
Die Gesundheitsrisiken des Rauchens 95

Kapitel 7
Die ersten Schritte 109

Vorwort

Irgendwie ist dieses Buch anders.

Denken Sie jetzt an Nichts. Das geht vielleicht gerade noch. Nun denken Sie mal nicht an einen rot gepunkteten Elefanten. Schon verloren. In diese Falle tappen viele Nun-gewöhnen-Sie-sich-mal-das-Rauchen-ab-Bücher. Mit jeder Seite solcher Bücher steigt der Druck, eine rauchen zu müssen.

Ich weiß nicht genau, was in diesem Buch wirklich anders ist. Wie David Brizer das macht. Aber beim Lesen von *Nicht mehr rauchen für Dummies* schiebt sich zwischen den Erkenntnisgewinn und die Sucht rauchen zu müssen nach und nach ein dicker Keil und Sie kommen mit jeder Seite Ihrer neuen Freiheit ein Stückchen näher.

Ich scheue mich dieses Buch »Ratgeber« zu nennen. Zu oft geben »Ratgeber« Rat an Leute, die auf alles gewartet haben – aber nicht darauf zu hören was sie tun oder lassen sollen, was sie sowieso schon immer tun oder lassen wollten.

Mit diesem Buch schafft es der Autor eindrucksvoll und bestechend, alte und neue Erkenntnisse auf Papier zu bringen. Alltägliche Erlebnisse, Erfahrungen, wissenschaftliche Grundlagen, Wünsche, Träume und Visionen fließen zusammen, machen stark und Lust auf Selbstbestimmung. Das wird die Tabaklobby ziemlich ärgern. Immerhin geht es um mehr als 20 Milliarden Euro pro Jahr in Deutschland für eine Handvoll Unternehmen in denen automatische Maschinen mehr als 100 Milliarden Zigaretten ausspucken. Aber ich finde: Sie können das aushalten.

Nicht mehr rauchen für Dummies gibt uns auch einen gut ausgerüsteten Werkzeugkasten zur Bekämpfung der extrem großen Sucht nach Nikotin. So werden Prozesse unterstützt die aus der widerwilligen Routine herausführen – Dieses Buch sollten Sie also mit einem Bleistift in der Hand lesen.

Denn mit dem Beginn der Sucht werden Freiheit und Selbstbestimmung erdrosselt – anders als von der Tabak-Lobby Jahrzehnte lang behauptet. Die von den Werbestrategen vermittelte Coolness, Freiheit, Schönheit und Reichtum steht im krassen Gegensatz zur Wirklichkeit: Nervosität, Abhängigkeit, schlechte Haut, schlechte Zähne und Geldknappheit, auch stinkende Kleidung und oft gefolgt von Herzinfarkt und Lungenkrebs – das sind die traurigen Folgen Sucht produzierender Industrie. Mit dem Rauchen aufzuhören ist eins der besten und wichtigsten Dinge, die ein Raucher für sich und seine Umwelt tun kann.

David Brizer fordert den Raucher zur Selbstreflexion heraus. Er fragt den Leser direkt: »Sie hassen es dem Rauch alles unterzuordnen, ständig Entschuldigungen zu finden und Gelegenheiten zu suchen, nach draußen verschwinden zu können, um sich eine anzuzünden?« und formuliert deutlich, dass die Süchtigen nicht selten zum »Sklaven der eigenen Sucht« werden.

Mehr über die Nikotinabhängigkeit, Abhängigkeit im Allgemeinen und den eigenen gewohnten alltäglichen Umgang mit ihr zu lernen, ist der Beginn eines neuen, gesünderen und freieren Lebens, nach dem sich viele Raucher sehnen. Ein großer Schritt ist getan, wenn Raucher und Raucherin den Entschluss getroffen haben, sich auf den Weg zu machen, um mit wirkungsvollen Waffen gegen die Sucht anzugehen. Denn eines stellt David Brizer immer wieder heraus: es wird sich vieles zum Guten ändern für den zukünftigen Nichtraucher. Dieses Buch dient als Freund, Werkzeug, Informationsquelle und Waffe zugleich – das macht *Nicht mehr rauchen für Dummies* so lesenwert.

Lothar Binding (MdB)

Einführung

Lange bevor die Wissenschaft ihre schlauen Erklärungen zum Thema Abhängigkeit präsentierte, konsumierten die Menschen bereits Tabak. Es gibt Hinweise darauf, dass das Tabakblatt zu medizinischen und nichtmedizinischen Zwecken auf dem amerikanischen Kontinent angebaut und konsumiert wurde, bevor es den Weg nach Europa fand. Als der Tabak es erst mal über den großen Teich geschafft hatte, wurde er im Handumdrehen äußerst populär. Im Europa des 18. Jahrhunderts griffen der Enthusiasmus für den Tabak und sein Konsum wie ein Fieber um sich. Genauso schnell begannen Kirche und Staat mit ihren Anstrengungen, seine Verbreitung zu unterbinden.

Tabak in all seinen Erscheinungsformen erfreute sich im Laufe der Jahre einer wechselnden Beliebtheit. Im 20. Jahrhundert breitete sich das Zigaretterauchen in den westlichen Staaten flächendeckend aus. Nach einer Zigarette zu greifen – nach einer Mahlzeit, im Büro, im Theater oder im Flugzeug – wurde so normal wie Kaugummikauen. Erst in letzter Zeit sieht man das Rauchen in einem anderen Licht. Ein gewaltiger Berg unwiderlegbarer Beweise hat Tabak als Hauptschuldigen für unzählige Fälle von Verlust und Schmerz ausgemacht. Je eher Sie mit dem Rauchen aufhören, desto besser sind Ihre Chancen einigen der unwillkommenen Konsequenzen zu entgehen. Ihr Körper und Gehirn beginnen beinah augenblicklich mit der Regeneration. Von den Entzugserscheinungen einmal abgesehen, möchte Ihr Körper mit dem Rauchen aufhören und in dem Moment, in dem Sie sich von den Zigaretten trennen, beginnt Ihr Atemsystem sich selbst zu reinigen.

Die Entscheidung, mit dem Rauchen aufzuhören, trifft man nicht mal einfach so nebenbei. Mit dem Rauchen aufzuhören, erfordert Ihren vollen Einsatz. Es muss Ihre Priorität werden (und nicht die Ihres Partners oder Ihres besten Freundes). Sollte es das nicht sein, ist jetzt vielleicht nicht der richtige Zeitpunkt, mit dem Rauchen aufzuhören. Während Sie sich jegliche Unterstützung suchen, derer Sie habhaft werden können, müssen Sie beschließen, Ihren Überlebensinstinkt zu stärken, Ihren Glauben an eine gesunde Zukunft und Ihre Willenskraft und Ihre Überzeugung, dass sie aufhören können und werden.

In diesem Buch beschreibe ich ausführlich Strategien, Werkzeuge und Aktionspläne. Auch wenn mit dem Rauchen aufzuhören bis jetzt noch keinen Wissenschaftsstatus erlangt hat, ist es einleuchtend, dass Ihre Chancen, erfolgreich zu sein, in dem Maße steigen, in dem Sie Energie und Entschlusskraft in die vor Ihnen liegende Aufgabe investieren. Den Rat Ihres Arztes einzuholen, an Workshops teilzunehmen oder Sitzungen von Selbsthilfegruppen zu besuchen und Ihren Lebensstil zu verändern (dazu gehört Sport zu treiben und Ihre Ernährung umzustellen) – dies alles sind Hilfen, die sich ergänzen und dafür sorgen, dass Ihre Entscheidung, mit dem Rauchen aufzuhören, von dauerhaftem Erfolg gekrönt sein wird.

Sie können an das Aufhören herangehen, als handle es sich um einen einzelnen Aspekt in Ihrem Leben, der sich verändern wird, oder es als Sprungbrett für alle möglichen Veränderungen in Ihrem Leben nutzen. Das Rauchen aufzugeben bedeutet, die Beziehung neu zu definieren, die Sie mit sich selbst führen. Wenn Sie es schaffen, beweisen Sie sich damit, dass Sie die Kontrolle über das haben, was Sie tun, denken und fühlen. Öfter am längeren Hebel zu sein, ist überaus befriedigend.

Die Aussage eines anderen Autors zusammenfassend, hat der Autor Paul Auster einmal gesagt: *Schreibe nur über das, was Dir große Freude bereitet*. Dieser Ratschlag gilt genau so für das Atmen und das Leben. Rauchen liefert einen sofortigen Genuss, aber es ist ebenso verantwortlich für Entzugssymptome, geringes Selbstbewusstsein, Krankheiten und Gefühle von Schuld und Hilflosigkeit. Wer braucht das schon?

Über dieses Buch

Sie müssen nicht viel über Medizin oder Chemie wissen, um dieses Buch hilfreich zu finden. *Nicht mehr rauchen für Dummies* behandelt das Thema ausführlich und es tut es auf eine freundliche, leicht zugängliche, nichtakademische Art. Das Letzte, was Sie jetzt brauchen, während Sie diesen Meilenstein in Ihrem Leben erreichen (und es ist ein Meilenstein, mit dem Rauchen aufzuhören), ist die unsympathische Stimme aus dem Elfenbeinturm, die Ihnen sagt, was Sie zu tun haben. Ich habe vielmehr versucht, Ihnen die neuesten, nützlichsten und genausten gesundheitsrelevanten Informationen zusammenzustellen, die es zurzeit gibt. Die medizinische Forschung erhält dieser Tage eine enorme Aufmerksamkeit und es macht mich traurig, sagen zu müssen, dass viel davon Augenwischerei ist. Mein Ansatz sieht so aus, dass ich Sie für eine intelligente Person halte, die in der Lage ist, selbst die Entscheidungen zu treffen, die in Ihrem ureigensten Interesse sind, und das auch möchte.

Sie werden außerdem feststellen, dass dieses Buch Sie nicht zwingt, einem allein selig machenden Rezept zu folgen. Sie kennen vielleicht Entwöhnprogramme, die sehr streng und starr sind. Ihr Auftrag, sollten Sie ihn annehmen, ist, sich mit den vielen Alternativen, die in diesem Buch vorgestellt werden, auseinanderzusetzen und diejenigen herauszupicken, die für Sie die richtigen sind. Millionen Menschen haben es unter zu Hilfenahme der unterschiedlichsten Methoden geschafft, mit dem Rauchen aufzuhören. Es gibt kein einzelnes Erfolgsrezept.

Viele Kapitel in diesem Buch sind thematisch weit gefasst, während andere sich auf einzelne Aspekte konzentrieren. Der baukastenförmige Ansatz des Buches, bei dem jedes Kapitel für sich stehen kann, ohne dass Sie die vorangegangenen gelesen haben müssten, überlässt es Ihnen, sich das Beste herauszupicken. Sie müssen auch nichts auswendig lernen. Lesen Sie sich einzelne Abschnitte so oft durch, wie Sie wollen.

Dieses Buch ist kein Lehrwerk, sondern ein nützliches Werkzeug, das dazu gedacht ist, wieder und wieder benutzt zu werden.

Konventionen in diesem Buch

Wie alle Bücher der Serie *Für Dummies*, ist *Nicht mehr rauchen für Dummies* sehr überschaubar strukturiert. Sie können zu jedem Abschnitt vorblättern, der Sie interessiert und mitten in die Kapitel und Abschnitte hineinspringen. Benutzen Sie das Buch auf die Art und Weise, die Ihnen am meisten hilft. Die Überschriften sind sehr gut zu erkennen. Informationskästen ergänzen den Fließtext und enthalten Wissen, das von speziellem Interesse für Sie sein kann. Sie können sie aber auch überspringen, ohne irgendwelche wesentlichen Punkte zu verpassen.

Das Fehlen von Angaben (Fußnoten) ist Absicht. Ich habe den Lesefluss so optimiert, dass Sie von einem Thema, das Sie interessiert, nahtlos zum nächsten übergehen können. Außerdem habe ich Abbildungen und Tabellen hinzugefügt, die dazu da sind, Sie aktiv mit einzubeziehen. Dies ist Ihr Buch, also füllen Sie bitte die Tabellen aus und machen Sie sich Notizen, wenn Sie merken, dass es Ihnen helfen wird, mit dem Rauchen aufzuhören, oder Sie auf diese Weise jemand anderen unterstützen können, seine üble Angewohnheit aufzugeben.

Törichte Annahmen über den Leser

Wenn Sie zum ersten Mal versuchen, mit dem Rauchen aufzuhören, ist dieses Buch genau das richtige für Sie. Wenn Sie schon mal versucht haben, mit dem Rauchen aufzuhören, ist dieses Buch das richtige für Sie. Wenn Sie selbst nicht rauchen, aber sich sehr um jemanden sorgen, der es tut, ist dieses Buch das richtige für Sie. Während ich dieses Buch geschrieben habe, bin ich davon ausgegangen, dass Sie entweder interessiert genug daran sind, mit dem Rauchen aufzuhören, um sich die Zeit zu nehmen und zumindest Teile des Buches zu lesen, oder dass Sie jemanden kennen, der Ihnen viel bedeutet, der raucht und dem Sie helfen wollen aufzuhören. Ich habe außerdem Folgendes angenommen:

- ✔ Sie stellen die Vorschläge dieses Buches in den größeren Kontext Ihres persönlichen Gesundheitszustandes. Wenn Sie eine oder mehrere medizinische Indikationen haben, werden Sie das Für und Wider der Nikotinersatzmitteltherapie und anderer Hilfsmittel, die in diesem Buch vorgestellt werden, mit Ihrem Arzt besprechen.
- ✔ Sie leben nicht nur für den Augenblick. Sie glauben an und planen für die Zukunft, und Ihre Gesundheit und Ihr Wohlbefinden liegen Ihnen am Herzen.

Im Gegenzug möchte ich, dass Sie annehmen, dass meine Ratschläge Hand und Fuß haben, aber trotzdem mit Ihrem Arzt besprochen werden sollten, bevor Sie sie anwenden. Jeder Raucher ist anders, deswegen ist es am besten, einen Mediziner aufzusuchen, der Ihre persönliche Situation genau kennt, bevor Sie Änderungen in Ihrem Leben vornehmen, die Ihre Gesundheit betreffen.

Wie dieses Buch aufgebaut ist

Dieses Buch besteht aus vier Teilen, die je einen Hauptaspekt des übergreifenden Themas *Nicht mehr rauchen* behandeln. Jeder Teil wiederum ist in Kapitel aufgeteilt, die Ihnen den extra Kick geben, den Sie brauchen, um endlich mit dem Rauchen aufzuhören. Die folgenden Abschnitte liefern eine Zusammenfassung aller Teile.

Teil I: Bestandsaufnahme: Ihre Entscheidung, mit dem Rauchen aufzuhören

Ihre Entscheidung, mit dem Rauchen aufzuhören, ist großartig! Dieser Meilenstein verdient Ihre größtmögliche Aufmerksamkeit. Dieser Teil des Buches hilft Ihnen zu analysieren, wo Sie herkommen – warum Sie mit dem Rauchen angefangen haben und warum Sie es bis heute tun – und wohin es in Zukunft für Sie gehen soll. Sie sind vielleicht bereit, sofort mit dem Rauchen aufzuhören, vielleicht aber auch nicht. Ich hoffe, dass Ihr Wunsch aufzuhören wachsen wird, während Sie mit den allgemeinen und persönlichen Auswirkungen des Tabakkonsums konfrontiert werden.

Teil I versorgt Sie außerdem mit vielen Informationen über Abhängigkeit im Allgemeinen und Abhängigkeit von Tabak im Besonderen. Er zeigt die gesundheitlichen Risiken auf, denen Sie sich mit jeder Zigarette aussetzen. Während Sie die Nachteile des Rauchens in aller Deutlichkeit vor sich sehen, wird Ihre Motivation, endlich damit aufzuhören, nur größer werden.

Teil II: Endlich aufhören und den Absprung wagen

Der erfolgreichste Weg, mit dem Rauchen aufzuhören, ist der, gut informiert zu sein. In diesem Teil wappnen Sie sich mit den Informationen, die Sie brauchen, um fundierte Entscheidungen über die vielen Alternativen zum Rauchen zu treffen, zum Beispiel das Nikotinpflaster oder den Nikotinkaugummi. Ich berichte außerdem von alternativen Methoden, die viele Raucher ausprobieren, um von ihrer Angewohnheit loszukommen, wie Meditation und Hypnose. Darüber hinaus hilft Ihnen dieser Teil des Buches dabei, einen spezifischen und detaillierten Plan zu entwickeln, wie Sie das Aufhören angehen wollen. Welche Veränderungen an Ihrem Lebensstil werden Sie vornehmen? Wie werden Sie Ihre Sport- und Ernährungsgewohnheiten umstellen? Und so weiter. Die meisten Menschen finden es einfacher, sich auf die vor ihnen liegende Aufgabe zu konzentrieren, wenn sie einen Plan haben.

Teil III: Nicht mit dem Aufhören aufhören

Wenn Sie erst einmal über das Wissen und die Entschlusskraft verfügen, die Sie brauchen, um mit dem Rauchen aufzuhören, ist der nächste logische Schritt, dabei zu bleiben. Dieser Teil beantwortet die üblichen Fragen, wie man die ersten Tage und Wochen bewältigt. Ihre Art zu fühlen und zu denken und Ihr Verhalten werden sich merklich ändern, aber nicht in dem Maße, dass Sie sich nicht wiedererkennen würden. Dieser Teil stattet Sie auch mit den Werkzeugen aus, die Sie brauchen, um Ausflüchten und anderen Verzögerungstaktiken, die sich zwischen Sie und Ihr Ziel drängen, den Garaus zu machen. Wenn Sie das Rauchen als Verhalten betrachten, das von wieder erkennbaren Auslösern in Gang gesetzt wird, ist es viel einfacher das Verlangen niederzuringen.

Teil IV: Der Top-Ten-Teil

Dieser Teil ist ein essenzieller Bestandteil jedes *Für Dummies*-Buchs. Er fasst die wesentlichsten Punkte in kurzen, knackigen Listen zusammen. Dieses Buch enthält zwei dieser Highlight-Kapitel. Im einen stelle ich Ihnen zehn beliebte Ausflüchte vor und zeige Ihnen, wie Sie am besten auf sie reagieren. Im anderen geht es um Alternativen, durch die Sie das Rauchen vielleicht ersetzen könnten.

Symbole, die in diesem Buch verwendet werden

In diesem Buch werden Symbole verwendet, kleine Bildchen, die strategisch platziert sind, um die wichtigsten Informationen in diesem Buch hervorzuheben. Sie bedeuten Folgendes:

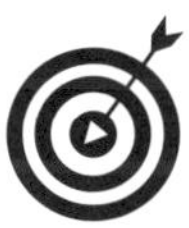

Dieses Symbol weist auf bessere, schnellere und leichtere Wege hin, sich mit den zahlreichen Aspekten auseinanderzusetzen, die das Aufhören begleiten.

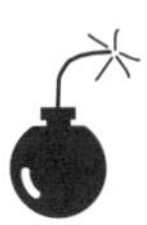

Dieses Symbol lenkt Ihre Aufmerksamkeit auf Bereiche, die mit besonderer Vorsicht zu genießen sind. Es sind Fallen und Auslöser, die häufig zu Rückfällen führen oder Raucher davon abhalten, es überhaupt mit dem Aufhören zu versuchen.

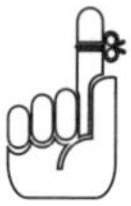

Dieses Symbol versorgt Sie mit Weisheiten, die es wert sind, dass Sie sie im Hinterkopf behalten. Wenn Sie eine kurze Zusammenfassung der essenziellen Informationen in diesem Buch haben wollten, bräuchten Sie nur die Texte neben den Erinnerungssymbolen zu lesen.

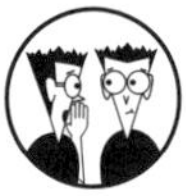

Viele Raucher, die vorhaben, das Rauchen aufzugeben, finden es hilfreich, von anderen zu erfahren, wie es ihnen ergangen ist. Ob es nun Erfolgsstorys sind, Geschichten darüber, was den entscheidenden Ausschlag gegeben hat, aufzuhören, oder Berichte von Menschen, die bedauern, nie mit dem Rauchen aufgehört zu haben. Dieses Symbol steht für wahre Geschichten von der Front (meine eigene eingeschlossen).

Wie es weitergeht

Was Sie jetzt als Erstes machen, hängt davon ab, an welchem Punkt der Reise, deren Ziel es ist, mit dem Rauchen aufzuhören, Sie sich gerade befinden. Die Informationen in diesem Buch wollen so zugänglich und schnell verständlich wie möglich sein. Wenn Sie etwas über ein bestimmtes Thema herausfinden möchten, zögern Sie nicht, zu dem Kapitel zu wechseln, das dieses Thema behandelt. Das Inhaltsverzeichnis vorn im Buch und der Index am Ende helfen Ihnen, sich zurechtzufinden.

Da ich nicht alles abdecken kann, was es über die komplexe Welt der Abhängigkeit und an medizinischen Erkenntnissen zu wissen gibt, empfehle ich Ihnen, zusätzliche eigene Recherchen anzustellen. Sei es in Ihrer Bücherei oder im Internet. Man lernt ein Leben lang, und mit dem Rauchen aufzuhören, könnte der Beginn einer lebenslangen Reise sein, in deren Verlauf Ihre Erkenntnisse über Gesundheit, Lebensenergie und Wohlbefinden stetig wachsen.

Teil I

Bestandsaufnahme: Ihre Entscheidung, mit dem Rauchen aufzuhören

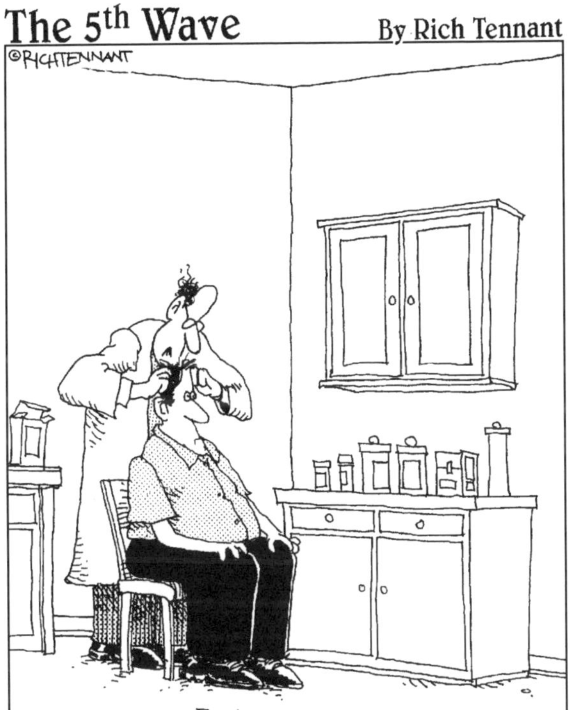

»Genau wie ich befürchtet hatte. Die vielen Jahre, die Sie schon rauchen, beginnen ihren Tribut zu fordern. Diese Beule an Ihrem Kopf, Herr Mundt, sieht mir ganz nach einem Kaminansatz aus.«

In diesem Teil ...

Rauchen ist eine Sucht, ein Zwang und ein Hunger, der ein Eigenleben entwickelt. Die Entscheidung, mit dem Rauchen aufzuhören, ist ein großer Schritt, der viele Eingeständnisse, Wissen und Mut erfordert. Die Fakten zu kennen – die Konsequenzen des Rauchens, die Wurzeln Ihrer Gewohnheit, die Eigenschaften der Sucht und Ihre Bereitschaft aufzuhören – erleichtert es, bei der Entscheidung zu bleiben. Dieser Teil untersucht Ihre Gewohnheit Zug um Zug, vollzieht nach, wer raucht und warum, führt Ihnen vor Augen, wie sich Ihre Gewohnheit auf Ihre Umgebung auswirkt, und schafft so klare Verhältnisse. Je mehr Informationen Ihnen zur Verfügung stehen, desto besser sind Sie für den Erfolg gerüstet.

Ein für alle mal Schluss

1

In diesem Kapitel

- Mit der richtigen Einstellung zum Erfolg
- Sich auf ein Leben ohne Zigaretten freuen
- Zeit, sich einzugestehen, dass Rauchen eine Sucht ist
- Den richtigen Zeitpunkt für den Absprung finden
- Was Ihnen helfen kann, mit dem Rauchen aufzuhören
- Was Ihnen helfen wird, Nichtraucher zu bleiben

Mit dem Rauchen aufzuhören, ist eine gewaltige Herausforderung, vor allem aber ist es ein Schritt, der sich enorm positiv auf Ihr Leben auswirken wird. Wenn Sie ein typischer Raucher sind, haben Sie schon mehrfach versucht aufzuhören. Ihnen ist wahrscheinlich bewusst, wie schwer es ist, eine Angewohnheit aufzugeben, die auf so komplexen Verhaltensmustern basiert. Dieses Kapitel soll Ihnen vermitteln, mit welchen Kernfragen Sie sich auseinandersetzen müssen, wenn Sie das Rauchen erfolgreich aufgeben wollen. Es hilft Ihnen außerdem dabei, Ihren Entschluss in die Praxis umzusetzen, indem es Ihnen Werkzeuge an die Hand gibt, mit denen Ihr Versuch von dauerhaftem Erfolg gekrönt sein wird.

Der Entschluss aufzuhören

Sie wollen das Rauchen ein für alle Mal aufgeben? Sie haben das Gefühl, dass nun endgültig Schluss sein muss (mit den vielen Zigaretten)? Willkommen im Club! Millionen Menschen teilen dieses Gefühl mit Ihnen und Millionen haben das Rauchen erfolgreich hinter sich gelassen.

Wenn Sie ein typischer Raucher sind, der darüber nachdenkt, das Rauchen aufzugeben, ist es sehr wahrscheinlich, dass Sie schon mehrfach versucht haben, damit aufzuhören. Ein Großteil derer, die beschließen, das Rauchen aufzugeben, brauchen bis zu sechs Anläufe, um den Absprung endgültig zu schaffen. Dieses Buch wird Sie auf Ihrem Weg begleiten. Es ist bester Freund, Werkzeug, Informationsquelle und Waffe zugleich.

Mit dem Rauchen aufzuhören, ist eins der besten und wichtigsten Dinge, die Sie für sich selbst tun können. Während Sie dieses Buch studieren, werden Sie feststellen, dass der beste Weg es zu lesen, der von A bis Z ist. Dieses Buch unterstützt und ermutigt

Sie nicht nur, indem es Ihnen die Fakten liefert, sondern es stattet Sie darüber hinaus mit einem neuen Bewusstsein für Ihr eigenes Ich und mit glühendem Engagement auf intellektueller, emotionaler und vielleicht sogar spiritueller Ebene aus.

Warum wollen Sie das Rauchen aufgeben?

- ✔ Vielleicht denken Sie, Sie müssten es tun, obgleich Sie viel lieber weiterrauchen würden. (Wenn es einen Weg gäbe, Zigaretten von ihren üblen Nebenwirkungen zu befreien, wäre es längst geschehen. Die Tabakkonzerne haben Millionen in die Forschung gesteckt, doch Zigaretten sind heute immer noch so tödlich wie eh und je.)
- ✔ Vielleicht haben Ihnen Freunde und Familie geraten, dass es besser wäre, mit dem Rauchen aufzuhören. Sie haben diesen hartnäckigen Husten, der Gestank nach kaltem Rauch hängt in Ihren Kleidern, Ihrem Haus, Ihrem Auto. Ihre Kinder, falls Sie Kinder haben, sind nicht besonders glücklich über Ihre Qualmerei, außer sie rauchen selbst. Die Menschen in Ihrem Umfeld wünschen Ihnen Erfolg. Sie möchten, dass Sie lange leben und es Ihnen dabei gut geht.
- ✔ Oder vielleicht ist es der Gedanke daran, von etwas abhängig zu sein. Haben Sie das auch schon mal erlebt: Ihnen sind im Verlauf eines Tages oder Abends die Zigaretten ausgegangen und just zu dem Zeitpunkt mussten Sie unbedingt eine rauchen? Sind Sie jemals mitten in der Nacht aus dem Haus und zur nächsten Tanke gerannt, um Ihre Sucht zu befriedigen?

Wenn man ernsthaft darüber nachdenkt, erkennt man schnell, dass Rauchen eine grässliche Angewohnheit ist. Die Inhaltsstoffe von Zigarettenqualm (oder Kautabak oder Rauchlosem Tabak) sind nicht besser, als das, was aus Fabrikschloten quillt oder dem Auspuff eines Autos. Neben Nikotin enthält der Qualm Kohlenmonoxid, Teer und ungelogen Tausende weiterer Chemikalien, von denen Dutzende dafür bekannt sind, dass sie dem Körper schaden.

Es ist mir ein großes Anliegen, Ihnen mit diesem Buch vielfältige Informationen an die Hand zu geben. Außerdem möchte ich Sie darum bitten, mit dem Buch in Dialog zu treten, indem Sie die Fragen beantworten, die einen Bezug zu Ihrem Leben und Ihren persönlichen Erfahrungen haben. Lernen erfordert Wiederholungen, deshalb werden Sie im Verlauf der Lektüre feststellen, dass gewisse Themenbereiche und Punkte mehrfach auftauchen.

Die Vision eines neuen, gesunden Ichs

Wer ist die Person, die Ihnen jeden Tag aus dem Spiegel entgegenstarrt? Mögen Sie diese Person? Respektieren Sie sie? Oder sieht die Person im Spiegel müde, gehetzt und ausgebrannt aus?

Wen Sie auch sehen, Sie sehen diese Person durch den Dunst der Zigarette. Wie alle psychoaktiven Substanzen (Substanzen, die sich auf die Psyche des Menschen auswirken) beeinflusst Nikotin kurzfristig, wie Sie sich fühlen, und versetzt Sie dann in einen Zustand des Entzugs, der bis zur nächsten Zigarette anhält. Wenn Sie in den Spiegel blicken, sehen Sie eine Person, die jeden Tag mehrfach von Nikotin durchtränkt wird. Der Rauch dringt durch Ihre Lungen in die Blutbahn und von dort aus in Ihren ganzen Körper. Selbst wenn alles andere in Ihrem Leben rund läuft, warum sollten Sie dem Tabak Ihre persönliche Entscheidungsfreiheit opfern? Sich hilflos oder gar hoffnungslos zu fühlen, ist kein Spaß!

Sie haben dieses Buch gekauft, weil Sie bereit sind, den blauen Dunst aus Ihrem Leben zu verbannen. Sie sind ernsthaft daran interessiert, das Rauchen für immer aufzugeben (oder jemand, dem Sie sehr am Herzen liegen, möchte, dass Sie aufhören). Sie sind wahrscheinlich frustriert und wütend, dass es so schwer ist aufzuhören. Wie die meisten Raucher, die aufhören wollen, haben Sie es schon mal versucht und sind gescheitert.

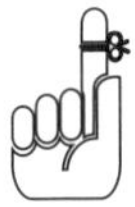

Der wichtigste Schritt ist die Entscheidung aufzuhören.

Haben Sie erst einmal beschlossen, das Rauchen aufzugeben, sind Sie bereits auf dem richtigen Weg. Stellen Sie sich vor, wie Sie sich fühlen werden, wie die Dinge riechen und schmecken werden, sobald der blaue Dunst sich verzogen hat. Die Veränderungen, die in Ihrem Körper vor sich gehen werden, liegen fast jenseits unserer Vorstellungskraft. Von dem Moment an, in dem Sie das Rauchen aufgeben, setzt der Selbstheilungs- und Reinigungsprozess Ihrer Körperzellen, insbesondere der Atemwege ein. Ja, die ersten Tage können die Hölle sein, aber selbst diese werden Sie als Beginn einer physischen und mentalen Erneuerung erleben.

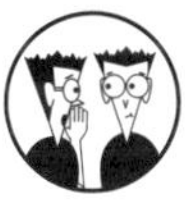

Was ich Ihnen erzähle, klingt vielleicht zu gut, um wahr zu sein. Oder es klingt wie riesengroßer Blödsinn. Ist es aber nicht. Glauben Sie es einem, der das tiefe Tal vor Ihnen durchschritten hat. Ich habe über zehn Jahre lang ein Päckchen pro Tag geraucht. Wie viele andere Raucher war ich verliebt in meine Zigaretten. An manchen Tagen waren sie meine besten Freunde, meine Trostspender, meine Lebensretter. Das Anzünden meiner Zigarette war ein Ritual voller Bedeutung. Es bedeutete aktiv zu werden, ich fühlte mich jung, sexy und lebendig, und meine Hände und mein Mund hatten etwas zu tun.

Und dann gab es da noch die weniger schöne Seite: Ich hatte Halsschmerzen, verschleimte Lungen und hustete ständig. Der üble, beißende Tabakgeschmack in meinem Mund am Morgen nach einer Zigarettenorgie drehte mir den Magen um. Neben all diesen unschönen Dingen hatte sich zudem das Wissen um die gesundheitsschädliche Wirkung und die vielen an Lungenkrebs verstorbenen Raucher in meinem Hinterkopf festgesetzt. Ich versuchte allerdings, es so gut wie möglich zu ignorieren.

Man kommt an einen Punkt, an dem man einfach genug hat. Man weiß, dass man ein ernsthaftes Gesundheitsrisiko eingeht. Nach einer Weile erkannte ich, dass ich dazu nicht mehr bereit war. Ich wollte meine Runde joggen, ohne mich auf eine Belohnungszigarette im Anschluss zu freuen. Ich wollte einen frischen, kussfreundlichen Atem und ein ungetrübtes Gewissen. Wie heißt es doch so schön: Alles hängt zusammen. Wenn ich darauf beharrte, meine Lungen als Abfalleimer für Teer und Nikotin zu benutzen, würde sich das auf meine Erscheinung auswirken.

Wie werden Sie als Ex-Raucher aussehen? Visualisieren Sie Ihr neues, gesundes Selbst, und beschreiben Sie was Sie sehen in Tabelle 1.1. Machen Sie detaillierte Angaben. Halten Sie zum Beispiel unter »Sportliche Aktivitäten« fest, zu welchen sportlichen Leistungen Sie im Moment in der Lage sind und welche Arten von Sport Sie treiben können möchten, wenn Sie erstmal Tag 1 ohne hinter sich gelassen haben.

Kategorie	Was ich mir wünsche
Äußeres Erscheinungsbild	
Gewicht	
Ernährungsgewohnheiten	
Sportliche Aktivitäten	
Körperliche Fitness	
Kleidung	
Sonstiges	

Tabelle 1.1: Das Leben nach der Zigarette: Mein neues, gesundes Ich

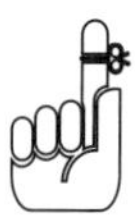

Visualisierung ist ein unglaublich wichtiges Werkzeug. Je mehr Sie Ihr neues Ich annehmen, desto näher kommen Sie Ihren Zielen.

Der Start in ein neues Leben

Die Wiedergeburt ist eine der bedeutendsten, spirituellen Kernthesen der Menschheit. Ein Grund dafür, dass der Glaube an die Wiedergeburt eine zentrale Stellung in vielen Weltreligionen einnimmt, ist, dass der Kreislauf aus Tod und Erneuerung uns überall in der Natur begegnet.

Dieser natürliche Kreislauf ist eine fantastische Metapher für jede Art von Neubeginn. Vielleicht haben Sie Probleme mit Ihrem Äußeren oder Ihrem Selbstbewusstsein, oder

Sie wollen eine unlieb gewordene Angewohnheit ablegen – jeder Moment eines jeden Tages bietet Ihnen aufs Neue die Chance zu sagen: »Heute mache ich es anders. Heute gehe ich es endlich an!«

Der erste Schritt zu Ihrer ganz persönlichen Wiedergeburt ist der, zu entscheiden, wie der Phönix aussehen soll, der sich für Sie aus der Asche erheben wird. Jetzt ist der perfekte Zeitpunkt, eine detaillierte Liste anzufertigen, die Punkt für Punkt darauf eingeht, wie Ihr Leben aussehen soll, nachdem Sie das Rauchen aufgegeben haben. Halten Sie Ihre Überlegungen in Tabelle 1.2 fest.

Kategorie	Was ich mir wünsche
Karriereziele	
Weiterbildung	
Außerbetriebliche/schulische Aktivitäten	
Finanzielle Ziele	
Emotionale Ziele	
Spirituelle Ziele	
Weitere Ziele	
Ziele für den nächsten Monat	
Ziele für das nächste Jahr	
Langfristige Ziele	

Tabelle 1.2: Das Leben nach der Zigarette: Wer ich sein möchte

Befürchten Sie gerade, Ihre Augen wären größer als Ihr Magen? *Keine Sorge*. Erscheint es Ihnen viel zu ehrgeizig, dermaßen konkret über die Zukunft nachzudenken? *Ist es nicht*. Wenn Sie es schaffen, mit dem Rauchen aufzuhören (und das werden Sie), werden Sie in der Lage sein, sich Ziele zu setzen und zu erreichen, indem Sie dieselben Werkzeuge, dieselbe Energie und Entschlossenheit einsetzen, die für Sie arbeiten, während Sie sich anstrengen, mit dem Rauchen aufzuhören.

Nachdem Sie Tabelle 1.2 ausgefüllt haben, befassen Sie sich in Tabelle 1.3 bitte noch einmal mit Ihren persönlichen Zielen. Dieses Mal führen Sie sich vor Augen, welche Schritte Sie genau machen müssen, um Ihre Ziele zu erreichen.

Kategorie	Schritte, die ich machen muss, um meine Ziele zu erreichen
Karriereziele	
Weiterbildung	
Außerbetriebliche/schulische Aktivitäten	
Finanzielle Ziele	

Kategorie	Schritte, die ich machen muss, um meine Ziele zu erreichen
Emotionale Ziele	
Spirituelle Ziele	
Weitere Ziele	
Ziele für den nächsten Monat	
Ziele für das nächste Jahr	
Langfristige Ziele	

Tabelle 1.3: Wer ich nach dem Aufhören sein möchte: Aktionsplan

Es gibt bestimmt Menschen, die finden, dass ich zu viel Aufheben um die ganze Sache mache. Dass es reicht, einfach mit dem Rauchen aufzuhören. Aber ich hoffe, dieses Buch macht deutlich, dass es keinesfalls einfach ist, mit dem Rauchen aufzuhören. Weil das Rauchen in Ihrem Leben eine so zentrale Rolle gespielt hat, ist der Prozess des Aufhörens ein sehr komplexer. Wenn man einen so wichtigen Teil seines Lebens aufgibt, muss man ihn durch etwas ersetzen, das einen ebenso fesselt und prägt. Ein gesünderer Mensch zu sein (oder klügerer, aktiverer, liebevollerer oder effizienterer – das liegt in Ihrer Entscheidung), ist eine tolle Belohnung fürs Aufhören.

Mit der Sucht fertig werden

Sie haben vielleicht das Gefühl, dass Sie Ihren Zigarettenkonsum im Griff haben. Es kommt Ihnen vielleicht so vor, als hätten Sie gar kein Problem. Woher weiß man, wann es Zeit ist aufzuhören?

Warum haben Sie dieses Buch gekauft? Sie kennen vielleicht Menschen, denen das Rauchen geschadet hat, die krank geworden sind, entweder akut oder chronisch. Freunde oder Verwandte haben vielleicht vorgeschlagen oder angedeutet, dass es eine gute Idee wäre, wenn Sie Ihren Zigarettenkonsum einschränken oder ganz mit dem Rauchen aufhören würden. Ärgern Sie diese Andeutungen? Machen Sie sich Gedanken über die Auswirkungen, die das Rauchen auf Ihre Gesundheit, Ihr Erscheinungsbild und Ihre Finanzen hat? Haben Sie manchmal das Gefühl, es enge Sie ein? Sie hassen es, dem Rauchen alles unterzuordnen, ständig Entschuldigungen finden und nach Gelegenheiten Ausschau halten zu müssen, nach draußen verschwinden zu können, um sich eine anzuzünden?

Fragen Sie sich selbst, ob das Rauchen Probleme mit sich bringt. Und antworten Sie so ehrlich Sie können. Sind Ihnen erst einmal die Augen darüber aufgegangen, welche möglichen und tatsächlichen Schäden Ihnen durch das Rauchen entstehen, werden Sie weniger zweifeln und entschlossener denn je sein, es aufzugeben.

Tabak ist in vielerlei Hinsicht giftig. Tabak und die Chemikalien und Suchtstoffe, die er enthält, verursachen körperliche Schäden, nehmen immensen Einfluss auf das Verhalten und das vegetative Nervensystem und wirken sich zudem in vielfältiger Weise negativ auf die öffentliche Gesundheit aus.

Ihre Entscheidung, das Rauchen aufzugeben, basiert auf persönlichen Motiven. Vielleicht streben Sie ein gesünderes Leben an, möchten ausdauernder werden oder sind es leid, sich krank und abgespannt zu fühlen. Rauchen verursacht nachweislich Atemwegs- und andere Erkrankungen, sowohl bei Rauchern als auch bei Passivrauchern (Menschen, die Rauch einatmen, der von anderen ausgeatmet oder von Zigaretten, Pfeifen oder Zigarren abgesondert wird).

Warum auch immer Sie mit dem Rauchen aufhören möchten, untermauern Sie Ihre Gründe mit dem Wissen um die kurz- und langfristigen Folgen des Rauchens. Sie werden einen Punkt erreichen, an dem es Ihnen nicht länger möglich sein wird, das Rauchen zu rechtfertigen.

Der direkteste Weg, das Rauchen in den Griff zu bekommen, ist, sich selbst zu fragen, was es mit Ihrem Leben anstellt und welche Probleme es verursacht. Bedenken Sie dabei, dass die Probleme genauso gut in der Zukunft wie in der Gegenwart liegen können. (Wenn Sie zum Beispiel am liebsten Nutellabrote essen und bereits wissen, dass das Glas in der nächsten Woche leer sein wird, haben Sie ein Problem.) Den Kopf in den Sand zu stecken und zu leugnen, was die Zukunft höchstwahrscheinlich bringen wird, kann ebenfalls ein Problem sein.

Um die innere Bereitschaft zum Aufhören zu verspüren, müssen Sie sich mit der Höhe Ihres Zigarettenkonsums auseinandersetzen. Sie haben womöglich ein Problem mit dem Wort Sucht. Sie lehnen den Gedanken an eine bestehende Abhängigkeit vielleicht so vehement ab, dass Sie entweder auf der Stelle jegliche Anstrengung aufgeben, mit dem Rauchen aufzuhören ... oder aufhören.

Solange Sie glauben, Rauchen verursache keine Probleme, werden Sie nicht mit Leib und Seele hinter dem Aufhören stehen. Wenn Sie jedoch eine ehrliche Selbstbefragung zum Thema Zigarettenleidenschaft durchführen, wollen Sie vielleicht auf der Stelle aufhören – und zwar lieber gestern als heute!

Ein sicheres Zeichen dafür, dass Sie tatsächlich abhängig sind und dem Tabak lieber den Rücken kehren sollten, sind Nikotinentzugserscheinungen. Diese höchst unerfreulichen Symptome treten ein oder zwei Stunden nach Ihrer letzten Zigarette auf und beinhalten:

- ✔ Gereiztheit
- ✔ Müdigkeit
- ✔ Stimmungsschwankungen
- ✔ Schlaflosigkeit oder Übermüdung

- Konzentrationsprobleme
- Kopfschmerzen
- gesteigerten Appetit
- Angstzustände
- Depressionen
- schwankende Energielevel

Diese Entzugserscheinungen führen normalerweise zu einem unwiderstehlichen Verlangen nach Tabak.

Wenn Sie darüber nachdenken, mit dem Rauchen aufzuhören, ziehen Sie in Betracht, wie viel Macht das Nikotin über Sie hat. Jeder Stoff, der in der Lage ist, Entzugserscheinungen wie diese hervorzurufen, ist gefährlich und hochgiftig. Wollen Sie wirklich Sklave einer Substanz sein, die so schlecht für Sie ist?

Wenn Ihnen bewusst wird, welchen Einfluss das Rauchen auf Ihr Leben hat – insbesondere, wenn daraus bereits gesundheitliche Probleme resultieren –, sind Sie vielleicht leicht oder sogar stark erschüttert. Wie haben Sie sich selbst das nur antun können? Glücklicherweise bekommt man im Leben eine Unmenge Chancen, darunter diejenige, mit dem Rauchen aufzuhören und die körperliche Gesundheit teilweise oder ganz wiederherzustellen.

Viele Menschen haben in ihrem Leben schlechte Entscheidungen getroffen, wie etwa mit dem Rauchen zu beginnen. Die große Herausforderung ist, sich darüber klar zu werden, wo man gerade steht, und bewusst zu entscheiden, welchen Weg man von nun an einschlagen möchte. Wenn Sie zum Beispiel die Angewohnheit haben, Geld zu sparen oder anzulegen, wissen Sie, dass Ihre Geldmenge kontinuierlich wächst. Das gleiche Prinzip lässt sich auch auf Gutes anwenden, das man sich selbst angedeihen lässt, das Aufhören mit dem Rauchen eingeschlossen. Sich selbst die Zigarette zu verweigern, wird in kurzer Zeit einen enormen Gewinn bringen. Ein sauberer, qualmfreier Atemzug führt zum nächsten … und nach und nach werden Sie sich besser und besser fühlen.

Wissen, wann es Zeit ist aufzuhören

Sie sind bereit, mit dem Rauchen aufzuhören, wenn Sie

- beschlossen haben, dass es Ihr wichtigstes Ziel im Leben ist, mit dem Rauchen aufzuhören
- die Tatsache akzeptieren, dass Sie Opfer bringen müssen, um das zu bekommen, was Sie wollen, zum Beispiel Gesundheit, Zufriedenheit und Selbstachtung

- ✔ tief in Ihrem Herzen wissen, dass die Zukunft real ist und die Zeit unaufhaltsam voranschreitet, unbeeindruckt davon, wie sehr Sie versuchen, ihr zu entfliehen
- ✔ die Verantwortung spüren, die Sie nicht nur sich selbst, sondern auch Ihrer Familie und Ihren Freunden gegenüber haben und sogar Ihren Tieren. Das große, geheimnisvolle Gefüge des Lebens umgibt Sie von allen Seiten. Ihre Entscheidung, mit dem Rauchen aufzuhören, ist gleichzeitig die Wahl, ein lebender, atmender Teil dieses unglaublichen Ganzen zu bleiben.

Sie können diesen Schritt von vielen Seiten aus betrachten. Ich hoffe, dass Sie Ihre Entscheidung, mit dem Rauchen aufzuhören, als positiv, lebensbejahend und absolut notwendig ansehen. Es ist bedauerlich, dass einige Freuden im Leben so schlecht für uns sind. Es ist auch bedauerlich, dass Sie zu Ihrem eigenen Besten bestimmte Freuden aufgeben müssen. Doch das gehört zum Erwachsenwerden. Stellen Sie sich vor, wie Ihr Leben aussähe, wenn Sie nie gelernt hätten zu laufen oder sich selbst anzuziehen. Mit dem Rauchen aufzuhören fühlt sich an, als wäre Ihnen etwas Entscheidendes genommen worden, es ist wie ein schrecklicher, tiefgehender Verlust. Machen wir uns nichts vor: Es ist ein Verlust. Aber es ist ein Verlust, durch den Sie sehr viel gewinnen werden.

Wie Sie die richtigen Hilfsmittel finden

Ein zum Aufhören fest Entschlossener – Sie! – sollte darauf vorbereitet sein, mit den physischen und psychischen Manifestationen des Nikotinentzugs konfrontiert zu werden. Wenn Sie rauchen, kauen oder schnupfen, steigt der Nikotinspiegel im Blut schlagartig an. Das Nikotin erreicht über das Blut jeden Teil Ihres Körpers. Im Gehirn besetzt es verschiedene Rezeptoren und diese Rezeptoren gewöhnen sich an einen gewissen Nikotinkonsum. Wenn der Nikotinspiegel im Blut fällt – zum Beispiel nachdem Sie eine Nacht lang geschlafen haben – verlangt Ihr Gehirn nach mehr Nikotin und zwar *auf der Stelle*.

Mit dem Rauchen aufzuhören, bedeutet Krieg. Je mehr Waffen Sie in diesem Krieg verwenden, desto wahrscheinlicher werden Sie ihn gewinnen. Aus diesem Grund funktioniert eine Kombination aus verschiedenen Strategien für die meisten Menschen am besten. Wird eine Entwöhnungshilfe, wie zum Beispiel ein Nikotinpflaster oder -kaugummi, mit einer Verhaltenstherapie kombiniert, erhöht das in entscheidendem Maße die Erfolgsaussichten.

Nikotinersatzmittel ersetzen die Zigarette auf sinnvolle Weise durch gutes altes Nikotin in Reinform. Schließlich braucht Ihr Körper die ganzen anderen Chemikalien, die im Tabak stecken, nicht. Die Idee dahinter ist, Sie von der Zigarette loszueisen und Ihnen die Entzugserscheinungen zu ersparen. Abbildung 1.1 zeigt einige handelsübliche Nikotinersatzmittel.

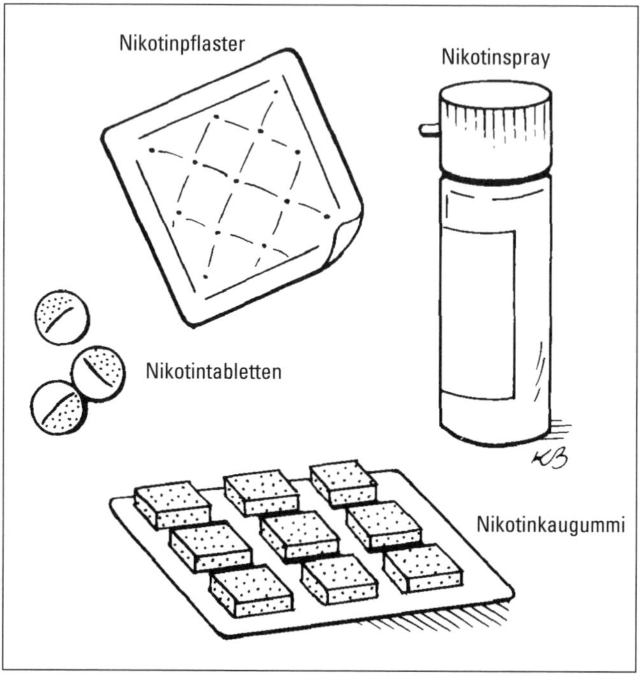

Abbildung 1.1: Nikotinersatzprodukte können Nikotinkaugummis, Nikotinsprays, Nikotinpflaster und verschreibungspflichtige Medikamente sein wie zum Beispiel Bupropion.

Programme, die Ihnen dabei helfen sollen, mit dem Rauchen aufzuhören, arbeiten mit sehr unterschiedlichen Ansätzen. Beratungsangebote finden Sie in der Regel bei niedergelassenen Allgemeinmedizinern und Fachärzten, von denen viele Gespräche zur Raucherentwöhnung anbieten. Ansprechpartner können außerdem die Krankenkassen oder Initiativen wie zum Beispiel die Deutsche Krebsgesellschaft sein. Informieren Sie sich sorgfältig, welches Programm für Sie am ehesten infrage kommt, aber grübeln Sie nicht zu lange. Sie wollen schließlich endlich loslegen und nicht endlos darüber nachdenken es zu tun.

In unserem Gesundheitscenter treffen sich die Patienten mit Atemtherapeuten, Pulmonologen (Spezialisten für Atemwegserkrankungen) und Suchttherapeuten. Der Ansatz ist interdisziplinär und zielt darauf ab, den Patienten so viele Informationen wie möglich an die Hand zu geben und sie nach Kräften zu unterstützen.

Sechzig bis siebzig Prozent der Menschen, die das Rauchen aufgeben wollen, scheitern beim ersten Versuch. Die meisten von ihnen geben an, dass sie einen Rückfall hatten, weil sie von starken, unablässigen Entzugserscheinungen gequält wurden. Benutzen Sie die Werkzeuge, die auf dem Markt sind, um sich zu wehren!

Nikotinersatzmittel, ein Überblick

Die meisten Nikotinersatzmittel erhalten Sie in Ihrer Apotheke. Aber welche Waffe ist die richtige für Sie? Welche wird Ihren Bedürfnissen am besten gerecht? Ihr Hausarzt kann Ihnen dabei helfen, die perfekt auf Sie zugeschnittene Therapieform zu finden.

Kaugummi könnte die Lösung für Sie sein, wenn Sie den physischen Akt vermissen, sich die Zigarette in den Mund zu stecken. Oder vielleicht ist das Nikotinpflaster das optimale Ersatzpräparat für Sie, weil es so herrlich unkompliziert ist. Vermissen Sie das Gefühl, eine Zigarette in der Hand zu halten? Dann probieren Sie es mit einem Nikotininhalator. Man saugt daran, wie an einer Zigarette, er ist sogar ähnlich geformt.

Es folgen ein paar grundsätzliche Informationen über die Nikotinersatzmittel, die zurzeit auf dem Markt sind. In Kapitel 8 werde ich noch einmal genauer auf diese Entwöhnungshilfen eingehen.

- ✔ Das Nikotinpflaster: Es versorgt Ihren Körper über die Haut mit Nikotin. Die Dosis des über das Pflaster abgegebenen Nikotins wird kontinuierlich verringert, bis Ihr Körper vollkommen entwöhnt ist.
- ✔ Nikotinkaugummi: Dieses Präparat funktioniert ähnlich wie das Pflaster. Das Kaugummi versorgt Ihren Körper mit Nikotin und Sie verringern die Dosis, indem Sie allmählich weniger kauen.
- ✔ Nikotinnasenspray: Mit diesem Nikotinersatzmittel, einem Spray, das Sie über die Nase einatmen, gelangt das Nikotin rasch in Ihre Blutbahn. Es unterdrückt das unwiderstehliche Verlangen nach einer Zigarette und andere Entzugserscheinungen in wenigen Augenblicken.
- ✔ Nikotininhalatoren: Hierbei handelt es sich um eine Vorrichtung, die ähnlich wie eine Zigarette geformt ist und einen feinen Nikotinnebel in Ihren Mund bläst. So müssen Sie mit der Zigarette nicht auch noch auf das Gefühl verzichten, etwas im Mund zu haben, was viele Raucher vermissen, wenn sie aufhören.
- ✔ Nikotinlutschtabletten: Diese Tabletten funktionieren wie Halstabletten, nur dass sie nicht gegen Halsschmerzen wirken, sondern Ihr Verlangen nach Nikotin vermindern, indem Sie den Körper damit versorgen. Wie bei den anderen Nikotinersatzmitteln, reduzieren Sie allmählich die Anzahl und die Stärke der Tabletten, bis Sie den Nikotinentzug hinter sich haben.

- Bupropion: Diese auch als Zyban bekannte Substanz ist ein Antidepressivum, dessen positive Wirkung bei der Rauchentwöhnungstherapie inzwischen durch Studien belegt ist. Es ist in der EU zur Behandlung der Nikotinsucht zugelassen. Am wirkungsvollsten zeigte es sich in Kombination mit anderen Entwöhnungshilfen wie dem Nikotinpflaster und einer Gesprächstherapie.

Einer kontrollierten Studie zufolge waren nach einem Jahr zwanzig Prozent der mit Bupropion behandelten Patienten dauerhafte Nichtraucher, in der Placebokontrollgruppe dagegen nur acht Prozent. Zum Vergleich: Nur einer von zehn Personen gelingt es ohne jegliche Unterstützung durch Entwöhnungshilfen, das Rauchen für mindestens sechs Monate aufzugeben.

Alternative, unterstützende Maßnahmen

Entwöhnungshilfen und/oder Bupropion allein reichen als Unterstützung für Sie vielleicht nicht aus. Oder vielleicht ziehen Sie es auch vor, dem Nikotin von Anfang an vollständig zu entsagen, egal ob mit oder ohne Zigarette. Eine weite Bandbreite an unterstützenden Maßnahmen ist auf dem Markt:

- telefonische Beratung
- Gesprächskreise
- Entwöhnungsprogramme
- Akupunktur

Diese Maßnahmen sollten lieber ergänzend zu Nikotinersatztherapien angewandt werden und diese nicht ersetzen. In Kapitel 9 werden die alternativen Entwöhnungstherapien noch einmal im Detail vorgestellt.

Je mehr Strategien und Taktiken Sie miteinander kombinieren, desto eher wird es Ihnen gelingen, mit dem Rauchen aufzuhören. Tun Sie, was immer nötig ist, um den Zigaretten den Rücken zuzudrehen und richten Sie den Blick nach vorn!

Ein Stoff, viele Formen

2

In diesem Kapitel

- In der Giftküche: Tabak in all seinen Formen
- Kau- und Schnupftabak: Ein Mythos wird entlarvt
- Die Wahrheit über Lightzigaretten
- Die Auswirkungen des Tabakkonsums auf Ihren Körper

Tabak ist eine Pflanze, die in vielfältiger Weise genutzt wird. Auch wenn die Zigarette das gebräuchlichste »Nikotinversorgungssystem« darstellt, existieren jede Menge alternativer Vehikel, die den Körper auf trickreiche und effiziente Weise mit Nikotin versorgen. In diesem Kapitel werden die unterschiedlichen Tabakprodukte wie Zigarren, Pfeifen und rauchloser Tabak vorgestellt. Sie haben mehr gemein, als Sie denken mögen.

In welcher Form sie auch auftreten, Tabakprodukte üben stets einen schädlichen Einfluss auf Ihre Gesundheit aus. In diesem Kapitel erläutere ich einige der gesundheitlichen Risiken, die mit dem Genuss der unterschiedlichen Tabakformen verbunden sind und räume mit ein Paar Mythen auf, die sich um das vermeintlich geringere Gesundheitsrisiko beim Konsum von rauchlosem Tabak oder sogenannten Lightzigaretten (Zigaretten mit niedrigem Teer- oder Nikotingehalt) drehen.

Und was rauchen Sie so? Tabak in all seinen Formen

Ob Sie ihn kauen, schnupfen oder rauchen, Tabak enthält Hunderte von chemischen Komponenten, die nicht Ihre Freunde sind! (Auch wenn die Tabakindustrie viele Jahre lang versucht hat, uns genau das weiszumachen.) Nicht nur Tabakqualm ist giftig. Tabak selbst enthält viele toxische Inhaltsstoffe. Dieser Abschnitt schenkt Ihnen reinen Wein über die verschiedenen Tabakprodukte ein.

Zigaretten

Zigaretten sind so verbreitet wie Fensterglas, so allgegenwärtig wie Katzen und Hunde. Dennoch sind sie nicht die besten Freunde des Menschen. Zigarettenrauch enthält die verbrannte, flüchtige Form vieler hochgiftiger Chemikalien. Dieses Buch schärft ebenso wie dieses Kapitel Ihr Bewusstsein für die toxischen Stoffe, die in Zigaretten enthalten sind. Die Verpackung, das adrette Äußere einer eng gerollten, fabrikneuen Zigarette führt in die Irre. Zigarettenqualm stellt Verheerendes mit Ihrer Gesundheit an und bringt die perfekt aufeinander abgestimmten Abläufe eines Wunders der Natur aus dem Gleichgewicht: die des menschlichen Körpers.

Rauchloser Tabak

Es ist faszinierend, wie mächtig und irreführend Worte sein können. Ein besonders gutes Beispiel dafür ist der Ausdruck *rauchloser Tabak*. Viele Leute verbinden mit dem Begriff die Vision eines Tabaks, der unbedenklich konsumiert werden kann. Nichts könnte weiter von der Wahrheit entfernt sein. Rauchloser Tabak, ob trocken (Schnupftabak oder Dip) oder feucht (Kautabak), enthält einen genauso komplexen und toxischen Chemikalienmix wie Zigaretten.

Zu den karzinogenen oder auch krebserregenden Substanzen, die nachweislich in rauchlosem Tabak enthalten sind, gehören Nitrate, Nitrite, Nitrosamin und polyzyklische Kohlenwasserstoffe. In Tierversuchen wurde nachgewiesen, dass rauchloser Tabak eine Vielzahl gefährlicher Krebsarten verursacht. An denselben Krebsarten erkranken auch Menschen, die ihn konsumieren.

Kautabak und sogenannte Dips verweilen eine ganze Zeit in Ihrem Mund und der Tabaksaft irritiert die empfindliche Mundschleimhaut in hohem Maße. Nach einer Weile sind die Zellen der Mundschleimhaut chronisch entzündet und beginnen zu vernarben. Manche der Hautzellen verändern sich krankhaft, was bereits mit bloßem Auge zu erkennen ist. Manche Konsumenten von rauchlosem Tabak entwickeln weiße Stellen auf der Zunge oder der Innenseite der Wangen – Leukoplakie, auch Weißschwielen genannt, eine Vorstufe von Krebs –, die zu Mundkrebs werden können. Mundkrebs, Speiseröhrenkrebs, Darmkrebs und Blasenkrebs, alle ausgelöst durch wiederholten Tabakkonsum, sind schwer zu behandeln und können tödlich sein.

Wenn Ihnen raue Stellen, Knoten oder weiße Flecken in Ihrem Mund auffallen, auf Ihrem Gaumen, Ihren Wangen, Ihrer Zunge, die länger als eine Woche anhalten, lassen Sie Ihren Haus- oder Zahnarzt einen Blick darauf werfen. Besuchen Sie auch dann einen Arzt, wenn Sie über einen längeren Zeitraum Probleme mit dem Kauen haben oder es sich anfühlt, als hätten Sie einen Kloß in Ihrem Hals oder Mund.

Die historische Entwicklung einer üblen Angewohnheit

Die Tabakpflanze wurde wahrscheinlich zuerst von den amerikanischen Ureinwohnern genutzt, noch vor der Entdeckung des Kontinents durch Christoph Columbus. Die Blätter des angebauten Tabaks wurden zu rituellen und medizinischen Zwecken in Pfeifen geraucht. Columbus kehrte mit einigen Tabakpflanzen im Gepäck nach Europa zurück, aber das Rauchen setzte sich nicht wirklich durch, bis im 16. Jahrhundert eine Vielzahl von Entdeckern und Staatsmännern dem Tabakkonsum zu einer größeren Popularität verhalf. In Europa wurde Tabak zum Allheilmittel.

In der englischen Literatur wird Tabak erstmals in Edmund Spensers Gedicht *The Faerie Queene* erwähnt. In diesem Werk und weiteren aus der Epoche, wird Tabak als Medikament beschrieben, als wundersames Kraut, das fast alle Leiden heilen konnte. Den Autoritäten der Zeit zufolge, sollte Tabak sogar in der Lage sein, der Pest vorzubeugen!

Es dauerte nicht lang und Tabak wurde im frühen 17. Jahrhundert zur Hauptausfuhrware der Kolonie Virginia. Die Nachfrage nach der Pflanze wuchs, ebenso wie der Bedarf an billigen Arbeitskräften auf den Feldern – den Sklaven.

Als der Tabak in Europa eingeführt wurde, gehörte der Adel zu den ersten Konsumenten. Wahrscheinlich färbte der Glanz der Aristokratie auf die Tabakpflanze ab und trug zu ihrer uneingeschränkten Anziehungskraft bei. In Frankreich wurde sie als *nicotiane* bekannt, benannt nach dem Botschafter Jean Nicot, der den französischen Hof auf sie aufmerksam gemacht hatte. Die Pflanze trug noch viele weitere Namen, aber am häufigsten wird bis heute der Name Tabak benutzt. Wahrscheinlich eine Adaption des Namens, den die amerikanischen Ureinwohner ihr gaben: tabaco oder auch tabagos.

Nach ein paar hundert Jahren Pfeifenrauchen, Kauen und Schnupfen, wurden mit dem amerikanischen Bürgerkrieg Zigaretten in den USA populär. Noch beliebter wurden sie nach der Entwicklung neuer Sorten wie des gelbblättrigen Bright-Tabaks und des White Burley. Im ausgehenden 19. Jahrhundert förderte die Erfindung der Zigarettenrollmaschine durch den Tabakindustriellen James Buchanan Duke die Verbreitung und Popularität des Tabaks. Nach drei Jahrhunderten des Pfeife Rauchens wurden Zigaretten zwischen dem Ersten und Zweiten Weltkrieg weltweit äußerst populär. Die Tabakpflanze eroberte die Welt, weil ihr Rauch eine frei zugängliche, wirkungsvolle Droge war, die augenblickliche Stimmungswechsel hervorrief.

Kautabak

Kautabak wird in vielfältiger Weise angeboten. In Deutschland ist er vor allem in Form kleiner Tabakpastillen beliebt, während seine amerikanische Variante wie eine Art Kaugummi gekaut wird. Der Tabak wird zwischen Wange und Gaumen platziert, wo er nach und nach seine Wirkung entfaltet. Der Tabaksaft, der sich dabei bildet, wird ausgespuckt. Menschen kauen Tabak aus denselben Gründen, aus denen sie Zigaretten rauchen. Kautabak ist an jeder Ecke zu haben, kann ohne Probleme erstanden werden, wird von der Gesellschaft geduldet und ist relativ günstig (verglichen mit einem neuen Jaguar, schätze ich). Kautabak enthält darüber hinaus bis zu 2000 Chemikalien, von denen viele giftig sind und etliche Krebs auslösen.

Kautabak ist genau wie die Zigarette ein Euphorikum, eine Droge mit berauschender Wirkung. Er erhöht die Wachsamkeit, macht abhängig, verführt zu wiederholtem Gebrauch und beeinflusst die Gehirnzellen derart, dass nach mehreren Stunden ohne eine neue Dosis Entzugserscheinungen auftreten. Das Gehirn will Nachschub! Kautabak verursacht neben Krebs eine Reihe weiterer Krankheiten, so zum Beispiel Bluthochdruck, Magengeschwüre und Herz-Kreislauf-Erkrankungen.

Habe ich Sie davon überzeugt, Ihre Dose Kautabak in den Mülleimer zu pfeffern? Falls nicht, bedenken Sie bitte: Weitere mögliche Folgen wiederholten, langfristigen Kautabakkonsums sind schlechter Atem, Zahnfleischentzündungen, Zahnfäule, Parodontitis und verstärkte Zahnabnutzung.

Jugendliche benutzen Kautabak analog zur Zigarette, um zu zeigen, dass sie dazugehören. Genau wie bei älteren Rauchern wirkt Tabak anziehend auf sie, weil ihn eine Aura der Coolness umgibt oder sie dem Gruppendruck Tribut zollen. Als wäre der Gruppendruck noch nicht genug, beschreiben Kautabakkonsumenten, die versuchen, davon loszukommen, wie sehr sie das Ritual vermissen, die Dose zu öffnen und den Tabak im Mund zu platzieren. Kautabak enthält eine Menge Salz und auch das fehlt den Leuten. Das Kauen aufzugeben, ist hart: Man muss dem Ritual den Rücken kehren, dem Gefühl, einer eingeschworenen Gemeinschaft anzugehören, mit dem Nikotinentzug fertig werden *und* auf das Salz verzichten.

Schnupftabak

Schnupftabak ist eine lose, puderige Tabakform, die zwischen Unterlippe und Unterkiefer gepresst wird. Man spricht in diesem Fall von einem Dip. Eine weitere Variante ist, eine Prise des granulierten Tabaks scharf die Nase hochzuziehen, was zu einem gewaltigen Nieser führt. Obwohl der Gebrauch von Schnupftabak früher in den höchsten Kreisen weit verbreitet war, ist er inzwischen als abstoßende Gewohnheit verpönt.

Mundkrebs tritt nachgewiesener Maßen entschieden häufiger bei Menschen auf, die dippen, als bei denjenigen, die gar keinen Tabak konsumieren. Und als wäre das nicht schon schlimm genug, ist das Risiko, an Wangen- oder Kieferkrebs zu erkranken, für

Schnupftabakkonsumenten fünfzigmal höher als für Nichtkonsumenten. Außerdem irritiert der ständige Tabakkontakt die empfindliche Nasenschleimhaut und kann zu wunden beziehungsweise entzündeten Stellen und einem Nachlassen beziehungsweise totalen Verlust des Riechvermögens führen. Rauchloser Tabak macht abhängig. Er ist keineswegs etwas, das man heute nimmt und morgen nicht.

Der Tabak und seine Toxide

Auch die Entdeckung der Tabaktoxide hat eine Geschichte. Zunächst war die gesundheitsschädigende Wirkung des Tabakkonsums nicht bekannt. Die amerikanischen Ureinwohner benutzten die Blätter der Tabakpflanze zu medizinischen Zwecken. Im 20. Jahrhundert jedoch tauchten Informationen aus der Gesundheitsforschung auf, die über den negativen Einfluss des Tabaks auf die Gesundheit berichteten. Schon in den 1930er Jahren wiesen deutsche Forscher einen Zusammenhang zwischen Krebs und Tabakkonsum nach. 1938 erschien ein Artikel eines Arztes der John-Hopkins Universität, der konstatierte, dass Raucher eine kürzere Lebenserwartung besäßen als Nichtraucher. Nicht lange danach begannen Krebsgesellschaften die Menschen vor den möglichen negativen Folgen des Rauchens zu warnen.

Die Unklarheit über den Zusammenhang zwischen dem Rauchen und der Gesundheit – war es nun gefährlich oder nicht? – wurde im Jahr 1952 von einem Reader's Digest Artikel mit dem Titel »Cancer by the Carton« aus dem Weg geräumt (so hätte man jedenfalls hoffen dürfen). Die Öffentlichkeit nahm davon Notiz und viele weitere Berichte über die gesundheitsschädliche Wirkung des Rauchens erschienen. Die Zigarettenverkäufe waren zum ersten Mal seit vielen Jahren rückläufig.

Amerikanische Tabakkonzerne wollten diese Entwicklung nicht widerstandslos hinnehmen. Philip Morris gründete 1954 das Tobacco Industry Research Committee, das bis 1999 daran arbeitete, Zigaretten zu bewerben und sie vor Angriffen der Nichtraucherlobby zu schützen. Offiziell beanspruchte es für sich, herausfinden zu wollen, ob Zigaretten tatsächlich schädlich seien, und falls ja, zu erforschen, wie man diese Gefahren eliminieren könnte. Man nahm die Arbeit mit einer Gegenkampagne auf, die Wohlfühlinformationen über Zigaretten verbreitete. Gleichzeitig erklärte man Filter- und Lightzigaretten zur Lösung, um gesundheitliche Bedenken vonseiten der »Unruhestifter« zu marginalisieren.

Der Vergleich zwischen rauchlosem Tabak und Zigaretten

Vielleicht fragen Sie sich noch immer: »Ist rauchloser Tabak nicht gesünder als Zigaretten?« Die Antwort lautet Nein. Zwar ist die Wahrscheinlichkeit, an Lungenkrebs zu erkranken, bei rauchlosem Tabak geringer, aber dafür haben dessen Konsumenten ein erhöhtes Risiko, Mundkrebs zu bekommen. Mundkrebs ist tödlich, nur fünfzig Prozent der Patienten überleben die ersten fünf Jahre nach der Diagnose. Zudem sind Raucher und Konsumenten von rauchlosem Tabak dem Nikotin und seinen schädlichen Einflüssen gleichermaßen ausgesetzt.

Pfeifen

Pfeifen sind etwas für Sammler und zieren als schmückendes Beiwerk die Wände, Schränke und Regale vieler Besitzer. Sie werden aus einer Vielzahl von Materialien hergestellt, vom Maiskolben über Bruyèreholz bis hin zu Ton. Pfeifen werden genutzt, um neben Tabak auch Marihuana, Haschisch, Opium und andere bewusstseinserweiternde Substanzen zu rauchen.

Neben ihrem schmückenden und rituellen Wert wird eine Pfeife gebaut, um luftgekühlten Rauch zu erzeugen. Manche Pfeifen besitzen Kammern, die mit Wasser oder anderen Flüssigkeiten gefüllt sind, die nicht nur den Rauch herunterkühlen, sondern ihn mit einem zusätzlichen Geschmack versehen.

Wenn Sie glauben sollten, Pfeiferauchen sei ungefährlich, können Sie diese Vorstellung getrost in der Pfeife rauchen. Pfeiferaucher bekommen unter anderem Lippen- und Mundkrebs. Die Anzahl der Pfeiferaucher, die an Lungenkrebs erkranken, ist vielleicht geringer als die der Zigarettenraucher, aber sie sehen sich trotzdem einem sehr realen Risiko gegenüber, ernsthaft an den Folgen ihrer Gewohnheit zu erkranken.

Wenn Sie die Risiken des Pfeiferauchens und seinen Gewinn gegeneinander abwägen, sollte die Entscheidung aufzuhören für Sie keine Frage mehr sein. Wie Zigaretten und Zigarren sehen sich Pfeifen seit einiger Zeit mit einer veränderten Wahrnehmung konfrontiert. Früher ließ eine rauchende Pfeife in der Hand die Menschen an gelehrte Typen à la Sherlock Holmes denken. Heutzutage ist es wahrscheinlicher, dass sie die Nase über diese übel riechende Prothese rümpfen. Anstelle akademischer Meriten wird Abhängigkeit assoziiert.

Zigarren

Ein ganz spezieller Kult umgibt die Zigarre, ihre Produktion, ihren Geschmack, ihren Konsum. Viele Jahre lang propagierten Liebhaber, dass die einzige Zigarre, die es sich zu lohnen rauche, die kubanische sei. Erstklassige Tabaksorten reifen im karibischen Klima heran. Dominikanische Zigarren werden ebenfalls als edle Sorte gehandelt. Die Zigarrenblätter werden in ein Tabakblatt gewickelt und normalerweise mit einer Banderole aus Papier, auf dem der Name der Zigarrenmarke steht, versehen. Zigarrenliebhaber bewerten die Brenngeschwindigkeit, die Steifigkeit und Stabilität des zur Asche verglühten Abschnitts und den Geschmack des Zigarrenstumpens. Die besten Zigarren kosten zwanzig Euro oder mehr pro Stück.

In den letzten zehn Jahren hat sich die Zahl der Zigarrenraucher um ein Drittel erhöht. Zigarren sind populärer geworden, nicht nur unter den Erwachsenen, sondern auch unter den Jugendlichen.

Dem CDC (Center for Disiase Control) zufolge (`www.cdc.gov`)

- ✔ wurden 1996 mehr als fünf Milliarden Zigarren konsumiert
- ✔ ist die Zigarrenproduktion auf dem höchsten Stand seit den 1980er Jahren angelangt
- ✔ haben Zigarrenraucher, verglichen mit Nichtzigarrenrauchern, ein um vierhundertzehnmal größeres Risiko, an Mundkrebs zu erkranken
- ✔ erhöht das Rauchen von fünf oder mehr Zigarren pro Tag das Risiko, an Lungenkrebs zu sterben, um den Faktor dreiundzwanzig

Zigarren sind keine sichere Alternative zu Zigaretten. Auch wenn Zigarrenraucher den Rauch normalerweise nicht so tief einatmen wie Zigarettenraucher, enthalten Zigarren sehr viel mehr Teer und Nikotin und kommen viel länger in Kontakt mit dem Mund. Zudem ist trotz der schwächeren Inhalation für Zigarrenraucher das Risiko viel höher, eine chronische Lungenerkrankung zu entwickeln. Zigarrenrauchen führt außerdem zu Halskrebs, Kehlkopfkrebs und Speiseröhrenkrebs.

Zigarren sind in den letzten Jahren sehr in Mode gekommen, sie umgibt ein gewisser Nimbus beziehungsweise Glamour, den prominente Zigarrenraucher wie Demi Moore und Arnold Schwarzenegger ihnen verliehen haben. *Cigar Aficionando*, ein Magazin, das sich dem Ziel verschrieben hat, Zigarren und Zigarrenaccessoires zu vertreiben, präsentiert seinen Lesern eine glorifizierte Welt, in der attraktive Männer und Frauen Zigarren rauchen, Cognac schlürfen und sich ihres aufregenden, wohlhabenden Lebens erfreuen. Aber wie attraktiv ist man, wie kann man sich des Lebens erfreuen, wenn man an Krebs leidet, lungenkrank ist oder eine andere tabakassoziierte Krankheit hat? Gehen Sie nicht mit der Mode.

Zigarillos und Bidis (die im Gegensatz zu Österreich und der Schweiz in Deutschland nicht mehr zum Vertrieb zugelassen sind) sind Miniaturzigarren. Bidis sind gerade bei jungen Leuten sehr beliebt, die meinen, sie zu rauchen, verleihe ihnen eine besondere Aura. Auch Zigarillos und Bidis besitzen ein hohes Suchtpotenzial und sind äußerst gesundheitsschädlich. Ein Teil ihrer Anziehungskraft ist in ihrem anderen, quasi exotischen Aussehen begründet. Außerdem enthalten sie sehr viel mehr Nikotin als gewöhnliche Zigaretten.

Die Kunst des Giftes

In der englischen, französischen und niederländischen Gesellschaft des 17. Jahrhunderts waren diejenigen, die nach Ruhm strebten und als Personen gelten wollten, die mit der Zeit gingen, Raucher. Auch Söldner waren unter den ersten Rauchern. Trotz des Tabakverbots durch König Jakob I. schwärmte die englische Gesellschaft des 18. Jahrhunderts für den Tabak. Sein Konsum war weit verbreitet und spielte eine zentrale Rolle im rituellen Pomp der Gentlemen's Clubs.

Das Rauchen dehnte sich historisch gesehen auf alle Klassen der Gesellschaft aus. Gemälde und Zeichnungen aus dem 17. Jahrhundert zeigen beispielsweise oft rauchende Bauern.

Im Laufe der Jahrhunderte sind auch Seeleute immer wieder mit Pfeife in Hand oder Mund portraitiert worden. Insbesondere die Niederländer und Spanier galten in den frühen Tagen als Pfeiferaucher. Das Pfeiferauchen wurde als Zeichen von Insichgekehrtheit und Reflektion gedeutet.

Der Wahrheit ins Auge sehen: Das Leid mit den Lightzigaretten

Obwohl eine Menge Wind um sogenannte »sichere« Zigaretten gemacht wird – Zigaretten mit einem geringen Teer- und Nikotingehalt, die angeblich weniger Giftstoffe enthalten –, ist ihre Existenz ein Ammenmärchen. In einer Studie aus dem Jahr 2002, nachzulesen im Magazin *Tobacco Control*, lieferte eine dieser neuen, als sicherer angepriesenen Zigaretten tatsächlich fünfundzwanzig Prozent mehr Nikotin, als die Hausmarken der Testraucher. Die neumodische Zigarette verringerte auch keineswegs die Entzugserscheinungen. Eine andere Marke erhöhte in einer weiteren Studie den Kohlendioxidgehalt im Blut der Raucher um dreißig Prozent mehr als reguläre Zigaretten.

Viele Jahre haben die Menschen ihr Gewissen damit beruhigt, dass sie ja nur Lightzigaretten rauchen. Langzeitstudien jedoch beweisen, dass die Konsumenten dieser »gesünderen« Zigaretten, mehr Zigaretten rauchen und tiefer inhalieren, um den geringeren Nikotingehalt pro Zigarette zu kompensieren. Lassen Sie sich nicht an der Nase herumführen!

Ein wesentlicher Teil der Tabakabhängigkeit ist das Spiel, den Nikotingehalt im Blut konstant zu halten. Deshalb ist das erste, an das Sie am Morgen denken und nach dem Sie greifen, eine Zigarette. Je mehr Zeit zwischen dem Rauchen zweier Zigaretten liegt, desto tiefer fällt der Nikotinspiegel in Ihrem Blut. Was Sie fühlen, sind allmählich stärker werdende Nikotinentzugssymptome. Wenn Sie eine Lightmarke rauchen, werden Sie entweder tiefer inhalieren oder öfter eine rauchen, um die Menge an Nikotin in Ihren Körper zu pumpen, mit der eine normale Zigarette Sie versorgen würde.

Verstehen, was der Tabak mit Ihnen anstellt

Egal, welche Art von Tabak Sie konsumieren oder in welcher Form, die Botschaft, die Sie sich merken sollten, ist dieselbe: Das Zeug tötet. Der folgende Abschnitt fasst kurz die Auswirkungen zusammen, die der Tabakkonsum auf Ihre körperliche und geistige Gesundheit hat.

Physische Auswirkungen

Ihr Körper ist ein faszinierendes, hochempfindliches Instrument, das Symphonien spielt, Konzerte, Walzer, Tango und Rock and Roll, je nachdem, in welcher Stimmung Sie sich gerade befinden, welche Tageszeit gerade herrscht und dergleichen mehr. Ihr Körper ist eine Maschine, die im Leerlauf laufen kann, anspringt, wenn es nötig ist, und die in der Lage ist, von einem Augenblick zum anderen die Gänge zu wechseln. Das Skelett stellt die Infrastruktur dafür zur Verfügung und, auf das Gehirn bezogen, die schützende Hülle. Die Muskeln bewegen den ganzen Apparat durch die Gegend, sodass Sie sich auf die Suche nach Nahrung, einem Unterschlupf, einem Lebenspartner oder einer Tasse Kaffee machen können. Denken Sie sich das hoch entwickelte Blut-, Hormon-, Immun-, Ausscheidungs-, Atem- und Nervensystem dazu und Sie beginnen, die unglaubliche Komplexität dieser Wundermaschine zu begreifen.

Nikotin und andere Inhaltsstoffe des Tabaks richten massive Schäden in jedem dieser Systeme an. Es gibt nicht ein Organ beziehungsweise Organsystem in Ihrem Körper, auf das sich das Rauchen nicht auswirken würde, insbesondere langjähriges Rauchen. Bilden Sie sich nicht ein, alles über die Folgen des Rauchens zu wissen, nur weil Sie wegen Ihres Raucherhustens in Behandlung sind. Rauchen schadet jeder einzelnen Zelle Ihres Körpers.

Das Herz-Kreislauf-System

Wiederholte Dosen Nikotin lösen eine generelle Überreizung des Nerven- und Herz-Kreislauf-Systems aus. Blutgefäße, insbesondere Arterien und kleinere Arterien, die Arteriolen genannt werden, verengen sich als Antwort auf die wiederholte, chemische Keule. Verengte Blutgefäße lassen den Blutdruck steigen und erhöhen das Risiko einer Unterbrechung des Blutkreislaufs. Bei jeder Art Rohr, das zu eng wird, ist es für kleinere Partikel sehr viel leichter hängen zu bleiben und den Fluss zu blockieren, was schließlich zu einer permanenten Verstopfung führen kann. (Vergleichen Sie Kapitel 11 für detaillierte Ausführungen über den Effekt, den Nikotin auf das Gehirn hat.)

Das Immunsystem

Ihr Körper bewältigt rund um die Uhr, vierundzwanzig Stunden lang, sieben Tage die Woche, erstaunliches Abfallbeseitigungsmanagement. Spezielle weiße Blutkörperchen, sogenannte Fresszellen oder Makrophagen, verschlingen und spalten Fremdkörper, wie Staub, Ruß, Holzsplitter und giftige Dämpfe. Damit verhindern sie, dass diese toxischen Teilchen weiter mit Gewebe in Berührung kommen. Andere weiße Blutkörperchen, genannt Lymphozyten, erkennen Fremdstoffe und bekämpfen sie mit Antikörpern oder Molekülen, die die Eindringlinge, zum Beispiel Viren, als »fremd« markieren. Auf diese Weise markierte Fremdkörper werden dann später von wieder anderen weißen Blutkörperchen unter die Lupe genommen.

Der gesamte Prozess ist unglaublich komplex, noch verstehen Wissenschaftler das Immunsystem nicht in Gänze. So hoch entwickelt Ihr Immunsystem jedoch zu sein scheint – es zeigt sogar eine Reaktion auf Bakterien, denen es Jahrzehnte zuvor ausgesetzt war –, es hat seine Grenzen. Obwohl es in der Lage ist, Tausende von Mikroorganismen und Toxiden zu erkennen und zu bekämpfen, kann es überfordert werden. Ein Zeichen eines Immunsystem-Burnouts sind regelmäßige bis dauerhafte Infektionen, wie zum Beispiel Atemwegserkrankungen und Erkältungen.

Allergische Reaktionen sind ein weiterer Baustein des höchst ausdifferenzierten Immunsystems. Manche Menschen sind allergisch gegen Bestandteile des Tabaks oder Tabakrauchs. Die allergische Reaktion kann viele Formen annehmen, von ein paar harmlosen Niesern bis hin zu einem lebensbedrohlichen Ganzkörperausschlag, von Atemproblemen bis zu einem allergischen Schock. Falls Sie oder irgendjemand, den Sie kennen, ernsthafte allergische Symptome zeigt, suchen Sie sofort einen Arzt auf.

Wenn Sie Ihr Immunsystem ständig dem Tabak aussetzen, überreizen Sie damit Ihre Immunabwehr, die eigentlich nach anderen potenziellen Eindringlingen Ausschau halten sollte, wie zum Beispiel Schadstoffen im Essen, im Wasser und in der Luft; Bakterien, Viren und anderen gefährlichen Fremdkörpern. Als Raucher zwingen Sie Ihr Immunsystem, Überstunden zu machen.

Das Magen-Darm- und Urogenitalsystem

Wenn Sie Tabak konsumieren, schlucken Sie letzten Endes immer etwas Rauch und/oder Tabak und damit verbundene feinste Partikel. Ihre Magenschleimhaut wird deshalb immer wieder den schädlichen Inhaltsstoffen des Tabaks ausgesetzt. Wie die Schleimhäute (Mucosa) in Ihrem Mund und Darm reagiert Ihre Magenschleimhaut auf den ständigen Kontakt mit den krebserregenden Inhaltsstoffen des Tabaks wie Nitrosaminen und freien Radikalen. Die Produktion krankhaft veränderter Zellen kann die Folge sein. Noch dazu kann der Adrenalinschub, der jeden Zug begleitet, die Magenverkleidung bis hin zu Magen- und Zwölffingerdarmgeschwüren schädigen.

Die Bestandteile des Tabakrauchs, die es von Ihren Lungen in die Blutbahn schaffen, passieren Ihre Nieren, die das Blut reinigen und die Toxide in den Urin abgeben. Oft dauert es Stunden, bis der Urin, der nun krebserregende Substanzen enthält, ausgeschieden wird – der perfekte Nährboden für Blasenkrebs.

Es reicht Ihnen langsam? Aber da ist doch noch so viel mehr! Ihre Leber, die Recyclingstation Ihres Körpers, zerlegt (metabolisiert) normalerweise Tausende chemischer Verbindungen in ihre Komponenten, Tabakbestandteile eingeschlossen, die jeden Tag Ihren Magen-Darm-Trakt und Ihre Blutbahn passieren. Komplexe chemische Verbindungen aktivieren »Müllabfuhrenzyme« in Ihrer Leber, die sie zur effizientesten Müllverwertungsanlage machen, die wir kennen. Gibt man der Leber verstärkt zu tun, erhöht sie ihre Effizienz beim Zerlegen chemischer Verbindungen, darunter auch verschriebene Medikamente. Raucher müssen deshalb oftmals höhere Dosen der ihnen verschriebenen Medikamente einnehmen als Nichtraucher. Ihre Leber baut die Medikamente schneller ab.

Psychische Auswirkungen

Interessanterweise wirkt sich Tabak anregend auf die Psyche aus, zumindest in geringen Dosen. Er erhöht die Wachheit. Die stimulierende Wirkung von Tabak erklärt, warum viele Raucher das *Tritieren* praktizieren, das Kombinieren von Nikotin mit sedierenden Substanzen wie Alkohol. Sie putschen sich mit Zigaretten auf und holen sich mit ein paar Drinks wieder runter. Viele Menschen, die Beruhigungsmittel aufgrund schwerwiegender, psychischer Erkrankungen einnehmen, sind starke Raucher. Das Nikotin hebt ihr Energielevel und ihre Stimmung und konterkariert so die Wirkung der eingenommenen Beruhigungsmittel.

Eine wissenswerte Tatsache über Tabak und andere stimulierende Substanzen ist, dass ihre stimulierende Wirkung sich nachweisen lässt. Wissenschaftliche Verhaltensstudien, die den Grad der Aufmerksamkeit und Reaktionszeiten gemessen haben, belegen die belebende Wirkung des Nikotins auf die Gehirnaktivität.

In höheren Dosen wirkt Nikotin beruhigend auf das zentrale Nervensystem, indem es bestimmte Rezeptoren im Gehirn besetzt und zur Ausschüttung von Botenstoffen animiert (siehe Abbildung 2.1). Dieser beruhigende Effekt wird um den Preis zahlreicher Beispiele von Nikotinvergiftung erzielt, die zu Übelkeit, Erbrechen, Krampfanfällen und sogar zum Tod führen können. Diese unglücklichen Episoden treten oft als Unfälle in Erscheinung, wenn Kinder oder Teenager zu viel Nikotin in einer seiner zahlreichen Varianten zu sich nehmen.

Weitere psychische Konsequenzen des Rauchens können sein:

✔ geringes Selbstbewusstsein

✔ geringes Selbstvertrauen

- ✔ Schuldgefühle
- ✔ vieles ist einem peinlich

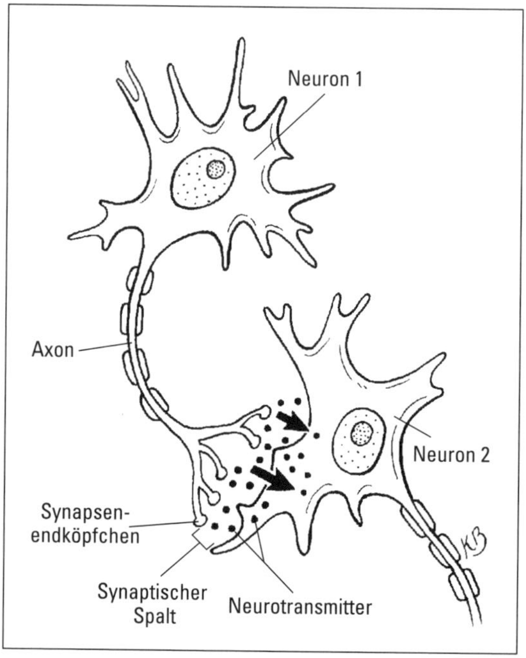

Abbildung 2.1: Rezeptoren im Gehirn

Auswirkungen auf das Sozialleben

Die sozialen Folgen des Tabakkonsums sind extrem vielschichtig. Sie hängen sehr von Ihrem sozialen Umfeld ab.

Vor einigen Jahrzehnten war Rauchen auf der Arbeit, im Bett, in Restaurants, im Theater oder sonst wo sehr verbreitet. Nur wenige Menschen dachten darüber nach. Zu anderen Zeiten wiederum wurde Tabakkonsum als eine Gewohnheit der Unterschicht betrachtet und Menschen, die ein gesundes Äußeres und strahlend weiße Zähne bevorzugten, trennten sich für immer von ihren Zigaretten. Aber in bestimmten Bevölkerungsgruppen ist Rauchen immer noch Teil der Lebensphilosophie und gilt als cool, zumindest in Hollywood und bei vielen Kids.

Junge Leute rauchen häufig, um cool zu sein. Sie benutzen die Zigarette als Eintrittskarte in die ersehnte Clique. Rauchen ist zudem oft ein Ritual des Übergangs, des

Erwachsenwerdens. Es begleitet den Schritt, weg von der Familie und den eigenen Wurzeln, hin zu einer eigenen Wohnung, einem Job oder einem Studium.

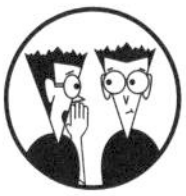

In vielen Kreisen löst das Rauchen negative Reaktionen aus, die Menschen zu vermeiden versuchen. Letztens, während einer Familienfeier, stellte sich eine Cousine neben mich. Sie sah sich um, ob wir Zuhörer hatten, und fragte mich dann leise, ob ich immer noch rauche. Ich erzählte ihr, dass ich aufgehört habe. Ihre Enttäuschung war offensichtlich. Sie suchte nach jemandem, der sie bei ihrem obligatorischen Gang zur Toilette begleiten könnte, wo sie sich eine anzünden würde (und musste).

Wenn Sie rauchen, dienen Sie damit vielen Menschen in Ihrem Umfeld, Kinder und Teenager eingeschlossen, als Vorbild. Ihre Kinder, falls Sie Kinder haben, sagen vielleicht: »Wenn meine Mutter raucht, kann ich das auch.« Die elterliche Vorgabe: »Tu, was ich dir sage, nicht, was ich dir vorlebe«, besitzt nicht viel Gewicht. Ein Erwachsener, der das eine tut und das andere sagt, gilt schnell als Heuchler, er wird nicht länger ernst genommen.

Die Treue der Raucher zu ihrer Marke

Raucher hängen an ihren Zigarettenmarken. Wahrscheinlich fühlen auch Sie sich Ihrer Marke verpflichtet, sind stolz auf Ihre Wahl. Sie setzen womöglich Leute herab, die andere Marken bevorzugen. Die Filterzigaretten rauchen, statt Zigaretten ohne Filter, die normale Zigaretten rauchen statt Zigarillos und so weiter. Anders gesagt, Sie sind vielleicht stolz darauf, ein Marlboro-Mann (oder eine Marlboro-Frau) zu sein. Sie glauben vielleicht Luckys bringen Ihnen Glück oder halten sich für etwas Besseres, weil Sie so etwas Ungewöhnliches wie Cohibas rauchen. Vielleicht definieren Sie sich selbst und Ihre Freunde über das, was Sie rauchen.

Werbebotschaften verstärken das Band zwischen Rauchern und ihren Marken. Aber nehmen wir die uralte Joe-Camel-Werbung mal genauer unter die Lupe. Sie war sehr beliebt, doch kann mir irgendwer sagen, weshalb? Der Spot präsentierte eine lächerliche Comicfigur, die aussah wie ein laufendes, quatschendes Phallussymbol, die eine Zigarette im Mundwinkel hängen hatte.

Konsequenzen für den Geldbeutel

Rauchen zieht kurz- und langfristige finanzielle Folgen nach sich. Sein enorm abträglicher Einfluss erstreckt sich nicht nur auf die wirtschaftliche Situation der Raucher, sondern auf die der gesamten Gesellschaft. Als Raucher geben Sie vielleicht jeden Tag fünf Euro für eine Gewohnheit aus, die Sie oftmals verabscheuen, die die Luft verpestet und die Ihnen schrittweise das Atmen erschwert oder Sie sogar tötet. Die Kosten, die dem Gesundheitssystem durch das Rauchen entstehen, sind astronomisch. Zum großen Teil liegt das an den Milliarden von Euro, die benötigt werden, um die teuren Verfahren zu bezahlen, die zur Diagnose und Therapie von Lungenerkrankungen und anderen tabakindizierten, medizinischen Komplikationen eingesetzt werden.

Die Kosten der Langzeittherapien – Reha, Kuraufenthalte, Hospizen – für chronisch geschwächte Raucher sind gigantisch. Jemanden mit chronischer, obstruktiver Lungenerkrankung am Leben zu erhalten, kostet unvorstellbar viel Geld. Die Kosten, die unserem Gesundheitssystem dadurch entstehen, sind immens. Die Summen, die hier fließen, fehlen uns an anderer Stelle und führen vielleicht schon bald zu Versorgungsengpässen.

Die eigene Abhängigkeit verstehen

3

In diesem Kapitel

- Werden die Vor- und Nachteile des Rauchens einander gegenübergestellt
- Werden die im Tabakrauch enthaltenen Giftstoffe aufgelistet
- Werden Sucht, Abhängigkeit und andere Schlüsselworte vermittelt
- Definieren wir Toleranz, Missbrauch und andere wichtige Begriffe
- Sehen wir uns an, wie die Neurotransmitter im Gehirn arbeiten
- Erforschen wir, warum Menschen von Nikotin und anderen Substanzen abhängig werden

In den vergangenen Jahrzehnten haben Wissenschaftler ein immenses Wissen über das Wie und Weshalb von Abhängigkeiten zusammengetragen. Sie und jeder weitere potenzielle Raucher, der entschlossen ist, aufzuhören, kann von den großen Fortschritten profitieren, die dabei gemacht wurden, die Problematik zu verstehen. Vor noch nicht allzu langer Zeit wurde Abhängigkeit als Zeichen von Schwäche oder mangelnder Moral gedeutet. In neuster Zeit jedoch ist es Wissenschaftlern gelungen, die chemischen Vorgänge im Gehirn nachzuvollziehen, die hinter der Abhängigkeit stehen. So begreifen wir heutzutage viele Formen der Abhängigkeit als Beeinflussung der chemischen Vorgänge im Gehirn, beziehungsweise der *Neurotransmitter*.

Die biologischen Zusammenhänge hinter der Abhängigkeit nachzuvollziehen, unterstützt Sie in Ihrem Vorhaben, das Rauchen aufzugeben, weil es Ihnen hilft zu verstehen, was auf Sie zukommt, wenn Sie es schließlich angehen. Ihr Einsatz und Ihre Standfestigkeit sind entscheidend für den Erfolg des Projekts. Dieses Kapitel tritt in Dialog mit Ihnen und ermöglicht Ihnen, sich voll und ganz in den Prozess einzubringen, an dessen Ende Sie ein gesundes, rauchfreies Leben erwartet.

Die Vor- und Nachteile des Rauchens

Mit dem Rauchen aufzuhören, ist eins der besten und wichtigsten Dinge, die Sie für sich selbst tun können. Sie werden entdecken, dass der Erfolg versprechendste Weg, die Sache anzugehen, der umfassende ist. Sie müssen sich nicht nur mit den Fakten bewaffnen und wappnen, sondern auch mit Selbsterkenntnis und Engagement auf intellektueller, emotionaler und womöglich sogar spiritueller Ebene.

Warum wollen Sie aufhören? Vielleicht glauben Sie, dass es besser für Sie wäre, auch wenn Sie eigentlich gerne weiterrauchen würden. Nehmen Sie die persönlichen Vor- und Nachteile genau unter die Lupe. Schnappen Sie sich dazu einen Stift und ein Blatt Papier und ziehen Sie eine Linie in der Mitte des Blatts. Schreiben Sie über die eine Spalte »Vorteile des Rauchens« und über die anderen »Nachteile des Rauchens«, wie in Tabelle 3.1. Dann füllen Sie die Spalten mit Ihren Gedanken über die Vor- und Nachteile Ihrer Angewohnheit.

Vorteile des Rauchens	Nachteile des Rauchens

Tabelle 3.1 Die Vor- und Nachteile des Rauchens

Investieren Sie so viel Zeit, wie nötig, um in einem ungestörten Moment Ihre Liste zu schreiben. Greifen Sie ebenso auf eigene Erfahrungen und Erinnerungen zurück wie auf langjährige Erfahrungen anderer Menschen, um Ihr Blatt zu füllen. Die Dinge, die Ihnen als Erstes einfallen, bewegen Sie im Moment wahrscheinlich am meisten – sie sind das Schöne und weniger Schöne daran, in diesem Augeblick Raucher zu sein.

Sie können Ihre Liste auch später noch ergänzen. Tatsächlich bin ich sicher, dass Sie ihr Dinge hinzufügen werden, wenn Sie erst einmal Ihre rauchfreie Zeit genießen und die Vorteile entdecken, Zigaretten aus Ihrem Leben verbannt zu haben. Sie können den Dingen auf Ihrer Liste außerdem Punkte zuordnen und sich dabei nach folgender Skala richten: Ein Punkt bedeutet, der Vor- bzw. Nachteil hat kaum Einfluss auf Ihr Leben, zehn Punkte heißt, die Sache hat einen enormen Einfluss. Addieren Sie die Punkte und sehen Sie, was für ein Ergebnis dabei herauskommt. Wiegen die Vor- die Nachteile auf?

Nachteile:

✔ eine chronische Lungenkrankheit bekommen, wie etwa Bronchitis, ein Lungenemphysem oder Lungenkrebs

✔ andere Krankheiten bekommen, wie Blasen-, Hals-, oder Mundkrebs

✔ der automatische Griff zur Zigarette, wenn ich eine Belohnung oder Ablenkung brauche oder Konzentrationsprobleme habe

✔ immer ein Päckchen brauchen, egal wo ich bin – am Arsch der Welt, Ski fahrend, oder einen Tornado fliegend – ganz egal, ich muss ein Päckchen auftreiben

✔ sich aus Sitzungen oder ehrenamtlichen Veranstaltungen oder was ich sonst noch so tue schleichen müssen, um eine zu rauchen

✔ die missbilligenden Blicke der Nichtraucher in der Öffentlichkeit ertragen

✔ von mir selbst und anderen als Abhängiger betrachtet zu werden

✔ wachsende Geldbeträge ausgeben, die ich besser in gesündere und konstruktivere Hobbys investiert hätte

✔ mit einem Raucherhusten aufwachen

✔ jemanden mit dem widerlichen Geschmack nach Zigaretten in meinem Mund küssen zu müssen

✔ die Desensibilisierung meines Geruchs- und Geschmackssinns, sodass ich subtilere Düfte und Aromen gar nicht mehr wahrnehme

✔ ein Leben lang Aschenbecher leeren und saubermachen

✔ die Taschen der Tabakkonzerne füllen

✔ ein schlechtes Beispiel für meine Familie sein

Vorteile:

✔ cool aussehen (wobei ein vierzigjähriger Physiker nicht wirklich James Dean oder Humphrey Bogart imitieren muss, was meinen Sie?)

✔ meistens eine Beschäftigung für Mund und Hände haben

✔ Freude an Unterhaltungspausen haben

✔ sich selbst dafür belohnen können, die Arbeit geschafft zu haben, Sport gemacht zu haben oder was auch immer

✔ auf ein leckeres Essen oder eine tolle Nacht eine weitere befriedigende Aktivität folgen lassen können

- meinen Appetit unterdrücken können, wenn ich weder die Zeit, das Geld, noch das Interesse daran habe, etwas zu essen
- mir einen Kick verleihen zu können, wenn ich die Energie dringend brauche
- sich der Mehrheit anpassen können und Teil der Gruppe zu sein, wenn andere sich glückselig eine anstecken

Wenn Sie die Vorteile betrachten, ist es leicht nachzuvollziehen, was das Rauchen so attraktiv macht. Die Idee hinter der Liste ist jedoch, noch viel beeindruckter von den Nachteilen und den nicht rückgängig zu machenden Folgen des Rauchens zu sein.

Dem Gift einen Namen geben

Wenn Sie rauchen, bekommen Sie sehr viel mehr für Ihr Geld, als Sie sich hätten träumen lassen. Neben Nikotin enthalten Zigarettenrauch und andere Formen verbrannten Tabaks Hunderte hochgiftiger Substanzen, von denen viele krank machen, wenn sie in ausreichender Menge konsumiert werden, und etliche Krebs auslösen.

Zu den Hauptübeltätern zählen:

- **Teer,** der selbst wiederum Hunderte gefährliche und krebserregende Bestandteile enthält
- **Kohlenmonoxid**, das von brennenden Tabakblättern freigesetzt wird und im wahrsten Sinne des Wortes den Sauerstoff aus Ihren roten Blutkörperchen quetscht. Damit reduziert sich in entscheidendem Maße die Menge an lebenswichtigem Sauerstoff, der Ihr Herz, Ihre Muskeln und Ihr Gehirn erreicht. Geringere Mengen Kohlenmonoxid lösen Schwindel und Übelkeit aus (Ursache ist auch hier der Sauerstoffmangel), große Mengen können zum Tod führen. Viele Selbstmordopfer haben sich mithilfe von Kohlenmonoxid aus diesem Leben verabschiedet, das in Autoabgasen enthalten ist.
- **Blausäure**, die eins der giftigsten Bestandteile von Zigarettenrauch ist. Kleinste Mengen dieser mörderischen Substanz lösen Schwäche, Kopfschmerzen, Übelkeit, Erbrechen, Atemprobleme und Hautirritationen aus.
- **Formaldehyd** und **Benzol**, die in großen Mengen in Zigarettenrauch enthalten sind und zu den krebsauslösenden Substanzen zählen

Zigarettenrauchen ist laut WHO weltweit die Nummer eins unter den vermeidbaren Todesursachen. Die Entscheidung, Ihren Körper nicht länger diesen toxischen Substanzen auszusetzen, ist eine sehr weise. Nikotin verstärkt die Abhängigkeit, aber die Kohlenwasserstoffe, der Teer und die freien Radikale im Tabakrauch sind hochgiftig und verursachen die Erkrankungen und Todesfälle, die auf das Rauchen zurückzuführen sind.

Was bedeutet Abhängigkeit eigentlich?

Menschen versuchen seit Tausenden von Jahren zu verstehen, wie Abhängigkeit eigentlich funktioniert. Jede Epoche hat ihre kulturellen, historisch gewachsenen und sozialen Vorstellungen und ein sich daraus ergebendes Verständnis von Abhängigkeit. Zum Beispiel wurde bis ins Mittelalter unakzeptables soziales Verhalten wie zum Beispiel eine Sucht dämonischer Besessenheit zugeschrieben. Es ist noch nicht lange her, da züchtigte und verspottete die Gesellschaft Menschen, die abhängig waren, egal wovon – Alkohol, Tabak, Drogen oder anderen Substanzen.

Glücklicherweise hat sich die Suchttherapie in den letzten Jahren sehr weiterentwickelt. Individuen, die regelmäßig Substanzen einnehmen, obwohl sie schädliche Nebenwirkungen haben und ihnen Probleme bereiten, werden heute als chemisch abhängig bezeichnet. Wenn Sie von einer Substanz abhängig sind, entwickeln Sie eine Toleranz (Sie brauchen mehr und mehr der Droge, um denselben Effekt zu erzielen) und reagieren mit Entzugserscheinungen (unangenehme Symptome, wenn Sie die Droge absetzen).

Viele Forscher und Mediziner auf dem Gebiet glauben, dass Tabakabhängigkeit und -missbrauch ernst zu nehmende, medizinische Funktionsstörungen sind und als solche behandelt werden sollten, zum Beispiel mit einem Nikotinpflaster und/oder der symptomunterdrückenden Droge Bupropion. Seit die Medizin sich des Themas angenommen hat, ist Abhängigkeit nicht mehr unbedingt ein Stigma, und die Abhängigen selbst sind gewillter, um Hilfe zu bitten.

Die Definition von Sucht, Abhängigkeit und Missbrauch

Es scheint, als sei heutzutage jeder süchtig nach etwas. Zigaretten, Alkohol, Tabletten, Sex, Shoppen, Essen, Sport – die Liste ist endlos.

Süchte und Suchtverhalten sind so alt wie die Menschheit. In der Bibel sind unzählige Episoden von Trunkenheit und ihren Konsequenzen festgehalten. Die Entscheidung darüber, ob diese Art von Problemen in unserer Gesellschaft verbreiteter ist als in vorangegangenen, ist noch nicht gefallen. Da die allgemeine Gesundheit immer mehr in den Mittelpunkt des Interesses rückt, wächst auch das Bewusstsein um Suchtproblematiken.

Was ist eine Sucht? Als Sucht bezeichnet man jedes Verhalten, das ununterbrochen wiederholt wird, obwohl es handfeste negative Konsequenzen hat. Ein anderer Ausdruck für Sucht ist Abhängigkeit (wie in chemische Abhängigkeit).

Umfasst Abhängigkeit auch das Einatmen von Smog, Fahren auf der Autobahn oder das Trinken verschmutzten Wassers? Nicht wirklich. Die meisten von uns, die diese Dinge tun, haben keine andere Wahl. Eine Sucht ist durch ein Verhalten definiert, das auf einer gewissen Ebene selbst gewählt ist. Menschen beschließen zu trinken, zu rauchen oder ins Casino zu gehen und zu spielen. Oder zumindest treffen sie die Entscheidung, es zu tun, die ersten Male bewusst, bevor sie abhängig werden.

Weniger starke Formen der Sucht werden oft Missbrauch genannt. Natürlich trennt nur ein schmaler Grad Missbrauch von tatsächlicher Abhängigkeit. Bei Alkohol zum Beispiel gibt es viele Trinker, die ab und zu sehr tief ins Glas schauen. Sie als abhängig zu bezeichnen, träfe nicht zu, da sie Tage oder Wochen ohne Alkohol auskommen können. Auf der anderen Seite kann bei gefährlichen Drogen wie PCP oder Kokain schon der einmalige Konsum katastrophale Folgen haben und in krankhaften Veränderungen physischer und psychischer Natur resultieren, selbst wenn die betroffene Person nicht abhängig von der Droge ist.

Nichtsdestotrotz soll der Begriff des Missbrauchs die Idee illustrieren, dass die Einnahme einer Substanz – sogar der sehr unregelmäßige Konsum von Zigaretten – den Konsumenten ernsthaft schaden kann.

Sucht, Abhängigkeit, Missbrauch … Experten haben unglaublich viel Zeit damit verbracht, diese Begrifflichkeiten zu klären. Und sie sind sich immer noch nicht einig. Die meisten, die auf dem Gebiet der Suchttherapie arbeiten, beschreiben ihre Patienten lieber als chemisch abhängige Personen denn als Suchtkranke. Der Ausdruck süchtig ist so negativ besetzt, dass man schon fast von einem Stigma sprechen kann, und er verdeckt die Tatsache, dass die Einnahme von chemischen Substanzen womöglich eine Krankheit ist und kein moralisches Fehlverhalten.

So wichtig es ist, eine gemeinsame Sprache zu sprechen, wenn man diese Dinge diskutiert, so sollte man doch im Hinterkopf behalten, dass diese Definitionen nicht in Stein gemeißelt sind.

Weitere Schlüsselbegriffe

Die Kennzeichen einer Abhängigkeit sind Toleranz und Entzugserscheinungen. Jede Droge oder Substanz, die Toleranz und Entzugserscheinungen hervorruft, gilt als süchtig machend.

Toleranz

Von *Toleranz* spricht man dann, wenn man immer mehr von einer Sache (Zigaretten, Alkohol, Shoppen oder sonst was) braucht, um denselben Effekt im selben Grad zu erzielen. Toleranz kann sein:

- ✔ **Metabolisch**, wenn zum Beispiel die Leber effizienter darin wird, wiederholte und/oder höhere Dosen Alkohol oder andere Substanzen aufzuspalten und abzubauen

- **Zellulär**, wenn die Gehirnzellen einfach nicht mehr denselben Kick verspüren, wie sonst

Die physikalische Grundlage der zellulären Toleranz bleibt ein Mysterium. Ein umfassenderes Verständnis würde sehr wahrscheinlich zu wunderbaren Fortschritten in der Behandlung und Prävention von Suchterkrankungen führen. Metabolische Toleranz dagegen versteht man heute recht gut. Leberenzyme spalten oder metabolisieren Nährstoffe, Drogen und andere körperfremde Substanzen. Wenn der Körper wiederholten Dosen einer Droge ausgesetzt ist, steigert die Leber ihre Enzymproduktion, sie wird dadurch viel effizienter im Abbauen der Drogen. Das erklärt zum Beispiel, warum ein bewährter Trinker eine B-52 fliegen oder einen Roman schreiben kann, lange nachdem Ihnen oder mir die Lichter ausgegangen wären.

Warum Menschen rauchen und warum es so schwer ist aufzuhören

Nikotin ist ein mächtiger Verstärker, nicht nur bei Tieren, die in Laborkäfigen Hebel bedienten, um daran zu kommen, sondern auch bei Menschen. Für eine Zigarette tun sie sehr viel. Zigaretten reduzieren Ängste, erhöhen die Aufmerksamkeit und werden so vom Gehirn der Raucher als starke Belohnungen – Verstärker – empfunden.

Der durchschnittliche Ein-Päckchen-pro-Tag-Raucher nimmt über siebzigtausend Züge im Jahr. Es braucht schon sehr viel Entschlossenheit, um etwas aufzugeben, das Sie so oft tun! Wie Kaffeetrinker fühlen Sie sich bestimmten Entzugserscheinungen ausgeliefert, wenn Sie das Rauchen aufgeben. Dazu gehören Müdigkeit, Reizbarkeit, Angstzustände und Konzentrationsprobleme. Von den Menschen, die das Rauchen aufgeben, fangen zwei Drittel nach einem Jahr wieder damit an. Diejenigen, die auf Lightzigaretten umschwenken, müssen zumeist feststellen, dass sie einfach mehr Zigaretten rauchen, um den geringeren Nikotingehalt ihrer neuen Marke zu kompensieren.

Entzugserscheinungen

Wenn Ihr Gehirn und Ihr Körper sich erstmal an regelmäßige Dosen Nikotin gewöhnt haben (oder Alkohol oder jede andere Droge, die massiv die Stimmung und die Gehirnfunktionen beeinflusst) schreien sie auf, wenn ihnen die Droge entzogen wird. Sehr häufig stellt sich der Entzug als das genaue Gegenteil des Drogenkonsums dar. Bei Nikotin zum Beispiel sind die Entzugserscheinungen Unruhe, Konzentrationsschwäche und Müdigkeit – alles Gegenteile des Zustands, in den einen die Zigarette versetzt.

Konditionierung

Wenn eine Belohnung – eine als schön empfundene Erfahrung – mit einem bestimmten Verhalten assoziiert wird, merkt das Nervensystem sich dieses Verhalten und neigt dazu, sich zu wünschen, dass es wiederholt wird. Wenn dieses Verhalten als besonders angenehm empfunden wird, gibt das Gehirn es nur widerwillig auf. Labormäuse, die für das Drücken eines Hebels mit Futter belohnt werden, drücken diesen Hebel immer wieder, um weitere Nahrung zu erhalten. In ähnlicher Weise werden auch eine Vielzahl positiver Verstärkungen mit dem Rauchen verbunden, so zum Beispiel seine Appetit hemmende Wirkung und das Gefühl, sowohl wacher als auch cooler zu sein. Diese Verbindung zwischen einem Ereignis und einem bestimmten, erlernten Verhalten, in dem es resultiert, ist als Konditionierung bekannt.

Neuroadaption

Neuroadaption erklärt mehr als Toleranz und Entzug. Sie ist die Basis der schrittweise abnehmenden Reaktion einer Person auf sensorische Stimuli, bis hin zur vollständigen Abwesenheit der Wahrnehmung. Stellen Sie sich vor, wie anstrengend das Leben wäre, wenn Sie das Gefühl von Kleidung auf Ihrer Haut nicht ignorieren könnten oder die konstante Lärmkulisse, die an Ihre Ohren dringt.

In »Die Pforten der Wahrnehmung« beklagt der Autor Aldous Huxley unsere Unfähigkeit, die Dinge so wertzuschätzen, als sähen oder fühlten wir sie zum ersten Mal, bevor Toleranz oder Neuroadaption einsetzten. Seine Lösung war, psychedelische Drogen wie Meskalin und LSD einzunehmen, durch die wir die Dinge wieder als neu und aufregend empfinden können. Bedauerlicherweise kann das Nervensystem den wiederholten Nikotinkonsum nicht einfach ignorieren. Ganz im Gegenteil leiden Ihr Körper und Ihr Gehirn an Nikotinentzugserscheinungen, wenn Sie mehrere Stunden nicht geraucht haben und Sie ertappen sich dabei, wie Sie nach der nächsten Zigarette greifen.

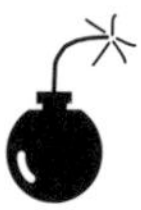

Drogen wie Nikotin, die das Gehirn so großzügig belohnen – es entspannt, lenkt ab, schenkt Energie und unterdrückt den Hunger – konditionieren ihre Konsumenten, mehr davon zu wollen. In Laborstudien hat man nachgewiesen, dass Tiere, die darauf konditioniert waren, einen Hebel zu betätigen, um an Drogen oder Nahrung zu gelangen, es vorzogen, den Nikotinhebel zu drücken. Sogar, wenn es bedeutete, dafür auf Schlaf und Nahrung verzichten zu müssen. Wenn das keine schlechte Wahl ist!

Wie funktionieren Neurotransmitter eigentlich – und warum bringen Substanzen wie Nikotin alles durcheinander?

Um zu verstehen, wie Neurotransmitter normalerweise funktionieren und wie Drogen wie Nikotin diese Prozesse beeinflussen, hilft es Ihnen vielleicht, das Prinzip der Abhängigkeit als solcher und insbesondere die eigene zu verstehen, falls Sie denn abhängig sind.

Hunderte Millionen Gehirnzellen, Neuronen genannt, kommunizieren miteinander über komplexe chemische Vorgänge. Neurotransmitter, zu denen zum Beispiel Dopamin, Norepinephrin und Serotonin gehören, sind chemische Botenstoffe, die den Gehirnzellen die Kommunikation ermöglichen. Sie werden in den synaptischen Spalt zwischen zwei Neuronen entlassen und regen die Rezeptoren der nächsten Nervenzelle in der Reihe entweder an oder blockieren sie. Stellen Sie sich das Ganze als eine physikalische Eimerkette vor, die auf mikroskopischem Level stattfindet. Oder denken Sie an einen neurophysikalischen Staffellauf.

Indem sie den synaptischen Spalt zwischen den Gehirnzellen überbrücken, stimulieren oder blockieren Neurotransmitter das nächste Neuron im Kreislauf, das daraufhin weitere Neurotransmitter ausschüttet oder zurückhält, die dann das nächste Neuron stimulieren oder blockieren und so weiter. Neurotransmitter kehren irgendwann wieder in ihre ursprünglichen Gehirnzellen zurück und werden dort entweder zum weiteren Gebrauch recycelt oder metabolisiert (in ihre Bestandteile zerlegt). Wenn die chemischen Stoffe in die Nervenzellen zurückkehren, ist das Aussenden der chemischen Botschaft an das System durch das Gehirn beendet.

Einige psychoaktive Drogen, wie Nikotin, nehmen direkten Einfluss auf die Rezeptoren, während andere den Rückholmechanismus blockieren. Dies führt zu einem erhöhten Aufkommen von Neurotransmittern im synaptischen Spalt und einer erhöhten und unaufhörlichen Stimulation der Neuronenrezeptoren.

Drogen nehmen außerdem dramatischen Einfluss auf das Belohnungssystem des Gehirns, zum Beispiel auf das Endorphin- und das Enkephalinsystem. Euphorisierende Drogen wie Heroin schalten vorübergehend die Fähigkeit des Gehirns aus, seine eigenen Glücksmoleküle zu produzieren (Endorphine, Dynorphine und Enkephaline). Bricht die Heroinversorgung dann ab, leidet das Gehirn extrem darunter. Alkohol, Opiate und andere Drogen stimulieren die Rezeptoren entweder oder wetteifern um spezifische Andockstellen. Das könnte erklären, warum Drogenabhängige (Raucher eingeschlossen) enorme Glücksgefühle erleben und unter andauernden und starken Entzugserscheinungen leiden, wenn sie die Droge absetzen.

Entzugserscheinungen können relativ harmlos sein – der Kater am Sonntagmorgen ist nichts anderes als eine milde Form des Alkoholentzugs – oder ungeheuer schmerzhaft, manchmal sogar zu Krampfattacken bis hin zum Tod führen. Entzugserscheinungen unterscheiden sich außerdem von Droge zu Droge. Die Stärke, das Unwohlsein, oder das Gesundheitsrisiko hängen nicht nur von der eingenommenen Substanz ab, sondern auch von der Häufigkeit der Einnahme, dem Toleranzlevel, der konsumierten Menge und der Zeit, die seit dem letzten Kontakt vergangen ist.

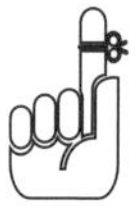

Das Gehirn ist wie ein Symphonieorchester. Damit es gut klingt, müssen sämtliche Instrumente harmonieren.

Warum Menschen Drogen nehmen

Menschen nehmen Drogen, darunter auch Nikotin, aus den verschiedensten Gründen. Sie nehmen sie,

- ✔ **weil es sich gut anfühlt ... wenn auch nicht immer!** In einer Studie gab ein Drittel der Befragten, die Alkohol oder Drogen nahmen, an, dass sie sich nach der Einnahme sogar schlechter fühlten. Anscheinend geht es beim Drogenkonsum nicht einfach darum, sich besser zu fühlen, sondern anders.
- ✔ **um dazuzugehören.** Gruppendruck kann der Einstieg in den Alkohol- und Drogenkonsum sein, insbesondere unter Teenagern. Präventionsmaßnahmen zielen deshalb darauf ab, es gar nicht erst so weit kommen zu lassen, dass junge Leute ihre Identitätsfindung mit der Einnahme von Drogen verknüpfen. Mit anderen Worten: Drogen sind uncool.
- ✔ **um sich anders zu fühlen.** Schüchterne Menschen trinken zum Beispiel oder nehmen Drogen, um ihre Zurückhaltung abzulegen und offener auf andere Menschen zugehen zu können. Schwache Menschen fühlen sich unter Drogeneinfluss stärker, niedergeschlagene Außenseiter werden gesprächig und selbstbewusst, nachdem sie ein paar Drinks hatten.
- ✔ **weil Zigaretten, Alkohol und andere Drogen als soziales Schmieröl wirken.** Bestimmte Gruppen mit sozialen Phobien – der Angst, in der Öffentlichkeit mit anderen Menschen zu interagieren – benutzen Drogen, um diese Ängste auszuschalten. Diese Strategie funktioniert bis zu einem gewissen Grad, aber jedes mal auf eine Zigarette oder einen Drink angewiesen zu sein, um unter Leute gehen zu können, ist ein ganz schönes Handicap.
- ✔ **um ihre Leistung in den verschiedensten Bereichen zu steigern, von den Hausaufgaben, über den Sport bis hin zur Arbeitsleistung im Job.** Athleten peppen ihre Schnelligkeit und Kraft mit Steroiden auf. Soldaten benutzen Amphetamine, um wach zu bleiben und Hungergefühle zu unterdrücken, während sie im Kampfeinsatz sind. Tänzer und Musiker haben zu Speed, Kokain und vielen weiteren Drogen gegriffen, um ihre Kreativität und Ausdauer zu steigern. Doch es

gibt unzählige andere, die ohne die Chemie auskommen (und womöglich bessere Leistungen bringen).

- ✔ **weil ihre Eltern oder Vorbilder es getan haben**. Es gibt Belege dafür, dass Alkoholismus in vielen Familien gehäuft vorkommt. Enge Verwandte von Alkoholikern sind drei- bis viermal gefährdeter, selbst an Alkoholismus zu erkranken. Studien haben außerdem gezeigt, dass die Wahrscheinlichkeit bei eineiigen Zwillingen von Alkoholikern ebenso steigt, wie bei Kindern von Alkoholikern, die in einem alkoholfreien Umfeld aufwachsen. Das heißt nicht, dass Kinder oder Verwandte von Alkoholikern automatisch selbst welche werden. Umwelteinflüsse und andere Faktoren, zum Beispiel Persönlichkeit und Intelligenz, beeinflussen das Suchtpotenzial eines Menschen in hohem Maße.

Drogenkonsum beginnt oft als Experiment. »Lass uns mal was Neues ausprobieren!« In anderen Fällen steht der Wunsch, sich selbst von etwas zu befreien, im Vordergrund. Man nimmt etwas ein, um schmerzhafte Gefühle zu unterdrücken, zum Beispiel Depressionen, Einsamkeit oder Angst. Die Tendenz, dass Menschen mit bestimmten psychischen Erkrankungen auf spezifische Drogen zurückgreifen, konnte jedoch nicht nachgewiesen werden. Dennoch gibt es viele Beispiele, die zeigen, dass Menschen versuchen, ihre Wut oder Psychosen durch Opiate in den Griff zu bekommen.

Die verschiedenen Theorien hinter der Abhängigkeit

Die Menschheit schlägt sich seit Anbeginn der Zeit mit der Frage herum, warum wir Drogen nehmen. Damit verwandt ist die Frage: Wie kommt es, dass manche Leute es schaffen, nur ab und zu Drogen zu nehmen, während andere davon abhängig werden? Egal, um welche Frage es geht, eine Antwort zu finden ist gleichermaßen herausfordernd. Führende Theorien zum Thema Abhängigkeit schließen die folgenden mit ein:

- ✔ **Modelle aus der Verhaltensforschung** erklären Drogenkonsum und Suchtverhalten auf der Grundlage von Konditionierung und Verstärkung. In Laborversuchen wurde nachgewiesen, dass der Kick, den eine Droge auslöst, eine extreme Verstärkung darstellt. Die Ratten in dem Experiment taten alles, bis hin zur völligen Erschöpfung und sogar zum Tod, um den Hebel zu drücken, der ihnen die Drogen verschaffte. Ratten und Menschen werden konditioniert. Das bedeutet, sie verknüpfen bislang als neutral empfundene Gegebenheiten (wie Musik, Sex, oder ein bestimmtes Restaurant in der Nachbarschaft) mit der Wirkung der Droge und spüren ein starkes Verlangen nach ihr, sobald sie den Schlüsselreizen ausgesetzt sind, die sie an die Droge erinnern. Die Drogen können selbst der Reiz oder die Verstärkung sein, aber Umweltfaktoren, die mit dem Drogenkonsum assoziiert werden (zum Beispiel Anerkennung durch das soziale Umfeld und ein positives Selbstbild), wirken ebenfalls als Verstärkung.

- **Sozialwissenschaftliche Lerntheorien** betonen die Bedeutung sozialer Einflüsse für das Entstehen von abhängigem Verhalten, wie zum Beispiel Gruppendruck und kulturelle und familiäre Werte (oder ihre Abwesenheit). Die Anonymen Alkoholiker und andere Selbsthilfegruppen verweisen darauf, wie wichtig es ist, Leute, Orte und Dinge zu meiden, die mit dem früheren Drogenkonsum in Verbindung stehen. Sich diesen Reizen auszusetzen, heißt zu riskieren, dass das erlernte Verhalten (Drogenkonsum) nicht nur ausgelöst, sondern sogar noch verstärkt wird. Wichtig wäre jedoch das genaue Gegenteil: ein Prozess des Um- beziehungsweise Neulernens. Zum Beispiel kann man ein Essen genießen, ohne sich eine Zigarette als Nachtisch zu gönnen.
- **Biologische Erklärungsversuche** ziehen Neuroadaptation als Schlüsselprozess bei der Entstehung von Abhängigkeiten heran. Das Gehirn gewöhnt sich an die wiederholte Zufuhr von Nikotin und leidet infolgedessen an Unterversorgung beziehungsweise Entzug, wenn ihm das Nikotin verweigert wird. Spezifische Veränderungen an den Rezeptoren der Gehirnzellen und im Blutfluss im Gehirn begleiten die Zustände des Rausches und des Entzugs.
- **Die Theorie der Selbstmedikation** postuliert eine Beziehung zwischen als schmerzhaft empfundenen Bewusstseinszuständen (Angstzustände, Depressionen) und dem Konsum von Tabak und anderen Drogen. Dieser Theorie zufolge trinken Menschen oder nehmen Drogen, um sich besser oder anders zu fühlen. Dieser Prozess ist ein Kreislauf, da der Entzug von Nikotin oder anderen Substanzen oft mit einer Verstärkung der als Problem empfundenen Grundstimmung einhergeht.

Zugegeben, Nikotin ist eine der am abhängigsten machenden Substanzen, die es gibt. Aber keins der vorgestellten Modelle erklärt zufrieden stellend wie oder warum Person X zum Raucher wird und Person Y nicht. Abhängigkeit hängt wahrscheinlich vom Zusammenspiel unterschiedlichster Faktoren – der Möglichkeit, an Zigaretten zu kommen, Gruppendruck, dem Verlangen, etwas einzunehmen, um sich anders zu fühlen – und ihrem Einfluss auf die sogenannte suchtanfällige Persönlichkeit ab.

Die Forschung hat nachgewiesen, dass Suchtverhalten vererbbar ist. Studien, die sich mit Kindern alkoholkranker Eltern befassten, die in Familien ohne Alkoholproblematik aufwuchsen, haben gezeigt, dass Alkoholismus eine genetische Komponente besitzt. Auf der anderen Seite haben weitere Studien bewiesen, dass individuelle Faktoren wie Intelligenz und spezifische Charaktereigenschaften wie Einfallsreichtum die genetische Veranlagung zum Tabak- oder Alkoholmissbrauch überlagern oder ausgleichen können.

In den 1960er Jahren konsumierten Tausende amerikanischer Soldaten, die in Vietnam stationiert waren, billiges und zugleich starkes Heroin. Trotzdem blieb nur ein kleiner

Teil nach seiner Rückkehr in die USA abhängig. Abhängigkeit (Tabak eingeschlossen) ergibt sich aus dem Zusammenspiel von innerer Einstellung (Persönlichkeit, Erwartungen) und Lebenssituation (Umgebung, Umwelteinflüsse). In der familiären, sicheren und gewohnten Umgebung des eigenen Zuhauses, unterstützt von Freunden und Familie, brauchten die Soldaten ihre Selbstmedikation in Form von Drogen nicht mehr.

Dies trifft häufig auch auf den experimentellen Zigaretten- und Drogenkonsum von Jugendlichen zu. In der Pubertät und für junge Erwachsene ist das Infragestellen von Autoritäten und das Austesten von Grenzen die Norm. Dazu gehört auch, Risiken einzugehen und mit potenziell gefährlichen Drogen zu experimentieren. Im späteren Verlauf des Lebens wird solches Verhalten als unangebracht und von der Norm abweichend betrachtet und von der Gesellschaft verurteilt.

Wo wir gerade beim Thema Selbstmedikation sind: Wenn Menschen wie Sie und ich Wut, Niedergeschlagenheit und Angst mit Substanzen wie Nikotin betäuben, könnte man erwarten, dass psychisch kranke Menschen Selbstmedikation im großen Stil betreiben … und das tun sie tatsächlich! Der Zigarettenkonsum unter den psychisch Kranken, insbesondere denjenigen mit chronischen Erkrankungen, ist ein gewaltiges Problem. Untersuchungen haben gezeigt, dass Nikotin dabei hilft, den Spiegel gewisser psychotroper Medikamente im Blut zu senken und damit ihre Wirkung. Manche Menschen, die an Depressionen, schlimmen Angstzuständen oder anderen psychischen Störungen leiden, rauchen, um die Wirkung der bewusstseinsverändernden Mittel abzuschwächen, die sie einnehmen.

Warum rauchen Sie eigentlich?

4

In diesem Kapitel

- Wer raucht überhaupt alles?
- Sich darüber klar werden, warum Sie mit dem Rauchen angefangen haben
- Sich eingestehen, warum Sie rauchen
- Der suchtanfälligen Persönlichkeit ein Gesicht verleihen
- Verstehen, was Nikotin mit Ihrem Körper und Gehirn anstellt

Warum entscheidet sich überhaupt jemand, mit dem Rauchen anzufangen? Ab einem gewissen Punkt hat es natürlich nicht mehr viel mit freiem Willen zu tun. Nikotin ist eine der am stärksten abhängig machenden Substanzen auf unserer Erde. Diese Tatsache ist in unzähligen Studien sowohl für Tiere als auch für Menschen nachgewiesen worden. Mit dem Rauchen aufzuhören ist hart. Mehr über die Nikotinabhängigkeit und Abhängigkeit im Allgemeinen zu lernen, sollte dazu führen, dass Sie sich selbst und Ihren Entschluss, diese Abhängigkeit zu überwinden, mehr wertschätzen.

Abhängigkeit von Tabak – von Nikotin – hat zugleich physische und psychische Komponenten. Laborversuche haben gezeigt, dass Nikotin unter den Drogen einen hohen Rang auf der Abhängigkeitsskala einnimmt. Wie viele andere Verhaltensmuster hängt Abhängigkeit von etlichen Faktoren ab. Ob Sie zigarettenabhängig werden, hat viel damit zu tun, wer Sie sind, wie Sie Dinge anpacken, welchen familiären Hintergrund Sie haben und welchen Umwelteinflüssen Sie ausgesetzt sind.

Man sagt, dass Wissen Macht ist. Mehr darüber zu wissen, warum Sie rauchen, wappnet Sie für den Sprung in die zigarettenlose Freiheit.

Wer raucht überhaupt alles?

Zigarettenraucher finden sich in allen Altersklassen, sind männlich wie weiblich und gehören den unterschiedlichsten sozialen Gruppen an. In Deutschland rauchen dreiunddreißig Prozent aller Erwachsenen, das Einstiegsalter liegt bei dreizehn Jahren.

Wenn Sie mindestens sechzehn Jahre Schul- und Ausbildung genossen haben, ist die Wahrscheinlichkeit, dass Sie rauchen, geringer, als bei Menschen, die weniger Schulbildung erhalten haben. Bevölkerungsstudien belegen außerdem, dass Menschen mit geringen Jahreseinkommen (insbesondere diejenigen unterhalb der Armutsgrenze) mehr rauchen, als diejenigen, denen mehr Geld zur Verfügung steht.

Zweiundzwanzig Prozent der deutschen Frauen rauchen, unter den jungen Frauen liegt der Anteil sogar bei achtunddreißig Prozent. Häufig handelt es sich um Frauen mit geringer Schulbildung.

Fünfunddreißig Prozent der deutschen Männer rauchen, die Zahl ist seit 1955, als dreiundachtzig Prozent von ihnen Tabak konsumierten, kontinuierlich gesunken.

Bei den Jugendlichen ist der Trend ebenfalls rückläufig. Waren es im Jahr 2001 noch achtundzwanzig Prozent, so sind es heute siebzehn. In der Altersgruppe der Zwanzig- bis Neunundzwanzigjährigen dagegen rauchen erschreckende vierundvierzig Prozent, also beinah jeder zweite.

Verstehen, warum Sie mit dem Rauchen angefangen haben

Warum haben Sie mit dem Rauchen angefangen? Das nächste Mal, wenn Sie mit einer Gruppe von Rauchern zusammen sind, stellen Sie diese Frage doch einfach mal. Die Antworten auf diese Frage könnten sehr unterschiedlich ausfallen.

Vielleicht haben Sie mit dem Rauchen angefangen, weil

- ✔ Ihr Partner oder enge Freunde rauchten
- ✔ Sie sich nicht vorstellen konnten, dass Rauchen Sie krank macht
- ✔ Zigaretten billiger waren als Essen
- ✔ Sie der kollektiven Meinung über den schädlichen Einfluss von Tabak nicht glauben wollten
- ✔ Sie rebellieren wollten
- ✔ Sie ein Statement abgeben wollten
- ✔ es so aussah, als sei die Zukunft noch meilenweit entfernt
- ✔ Zigaretten einfach zum Trinken und Partymachen dazuzugehören schienen

Ohne Zweifel können Sie dieser Liste Ihre eigenen, ganz persönlichen Gründe hinzufügen. Vielleicht fanden Sie rauchen cool. Es gibt eine Zeit in unserem Leben, da fühlen wir uns unverwundbar, als könnte uns nichts etwas anhaben. Sie haben vielleicht die philosophische Haltung eingenommen, dass Rauchen okay ist. Warum auch immer Sie mit dem Rauchen begonnen haben, diese Gründe sind sicher nicht mehr die, warum Sie noch immer rauchen. Rauchen macht abhängig und Ihre persönliche Entscheidung zu rauchen oder nicht zu rauchen, spielt schon lange keine Rolle mehr.

Verstehen, warum Sie gerade eine rauchen

Verzeihen Sie mir die Provokation, aber viele Menschen, darunter Nichtraucher, nehmen die Tabaksucht leider zu sehr auf die leichte Schulter. Es ist, als gäbe es eine unausgesprochene Bewertungsskala für Abhängigkeiten, auf der Tabak als weniger schlimm gilt. Als üble Abhängigkeiten dagegen gelten Crack und Heroin.

Tatsächlich ist Nikotin eine der am stärksten abhängig machenden Substanzen die wir kennen. Der Grund dafür, dass Sie immer noch rauchen, obwohl Sie es im Grunde nicht wollen, ist genau der, dass Nikotin so abhängig macht.

Gönnen Sie sich selbst eine mentale Pause. Geben Sie den Entschluss, mit dem Rauchen aufzuhören, nicht auf, nur weil es so schwer zu sein scheint. Viele andere haben es bereits geschafft und Sie können es auch!

Rauchen geschieht meistens nicht im Verborgenen oder heimlich. Die Angewohnheit ist eine offensichtliche. Aber verglichen mit anderen Abhängigkeiten, stellt die Tabaksucht ein größeres Risiko für Ihr Leben dar und beansprucht mehr Ihrer Zeit. Glauben Sie es oder nicht, viele Konsumenten von Heroin oder Methadon nehmen diese Stoffe jahre- oder sogar jahrzehntelang ein, ohne krank zu werden. Schwere Trinker konsumieren ihr Leben lang regelmäßig Alkohol, oft mit weniger dramatischen Konsequenzen als dauerhaftes Rauchen sie nach sich zieht. In einigen Ländern, zum Beispiel England, werden starke Schmerzmittel verschrieben und die Menschen nehmen sie jahrzehntelang ein, ohne dass medizinische Probleme auftauchen würden. Gewiss, Ihnen fällt vielleicht der eine oder andere Freund oder Bekannte ein, der raucht, ohne dass es gesundheitliche Konsequenzen für ihn hätte, aber gesunde Langzeitraucher sind die Ausnahme. Denken Sie an die Langzeitraucher, die Sie kennen. Raucherhusten ist kein Zeichen einer robusten Gesundheit!

Spielen Sie das Rauchen nicht herunter! Nur weil Millionen von Menschen es praktizieren und es legal ist und somit gesellschaftsfähig, verringert sich das immense Risiko, ernsthaften Schaden durch das Rauchen davonzutragen, nicht.

Tabak wetteifert nicht mit anderen Drogen oder Substanzen um den ersten Preis unter den Süchten. Aber wenn ein solcher Preis existierte, könnte Tabak das blaue Schleifchen durchaus gewinnen. Welche andere Sucht – Alkoholismus und andere Drogenabhängigkeiten eingeschlossen – erfordert den stündlichen Konsum? Die meisten anderen Drogen verbleiben lange genug im Körper, dass ihre Einnahme nur alle paar Stunden nötig ist (die einzige anzuführende Ausnahme ist Crack, das so oft wie möglich eingenommen wird, bis der Vorrat zur Neige geht).

Warum rauchen Sie gerade? Wahrscheinlich aus einer Vielzahl von Gründen. Der Hauptgrund jedoch ist, dass Sie abhängig sind und nicht damit aufhören können. Hier sind einige weitere mögliche Gründe:

- ✔ Sie benutzen Tabak als ein Beruhigungsmittel
- ✔ Für Sie ist das Rauchen eine Flucht vor der Welt und der Zugang in eine andere; Rauchen bringt das Gedankenkarussell in Ihrem Kopf zum Stehen, wenn auch nur für einen Moment
- ✔ Abhängig zu sein ist vielleicht Ihr Versuch, den Lauf der Zeit zu verlangsamen und weniger über die eigene Vergänglichkeit nachzudenken

Natürlich ist Abhängigkeit nicht der einzige Grund, warum Menschen rauchen. An irgendeinem Punkt – jetzt wäre ein guter Zeitpunkt – ziehen Sie Bilanz über Ihr Leben und Ihre Wertvorstellungen. Was verrät der Griff zur Zigarette Ihnen über Ihre Entscheidungen? Es verrät Ihnen im besten Fall, dass Sie Ihr Energiereservoir aufladen, indem Sie sich weigern, über die Zukunft nachzudenken. Im schlimmsten Fall haben Sie vielleicht beschlossen, dass das Leben so anstrengend ist, dass Ihnen schnurz ist, was morgen oder nächstes Jahr passiert.

Wie bei jeder Abhängigkeit geht es beim Rauchen nicht nur darum, das Wissen um die gesundheitlichen Risiken zu verdrängen. Wie bei allen Abhängigkeiten geht es um das Ausblenden des Jetzt. Zugegeben, das ist ziemlich dramatisch ausgedrückt. Aber wenn Sie darüber nachdenken, ist der Akt des Rauchens ein Statement, das die Unerträglichkeit des Augenblicks und (fehlende) Hingabe für Ihr Leben konstatiert.

Rauchen, um cool zu sein (Zigaretten sind es nicht!)

Wenn Johnny Cash, Grace Kelly, James Dean oder Marlon Brando sich eine anzünden, ist das cool. Hollywood und die Medien bombardieren uns mit Bildern und Fantasien, die cool zu sein scheinen. Luke Skywalker, der mit seinem Lichtschwert ein Duell mit Darth Vader austrägt, das über Leben und Tod entscheidet, ist auch cool, aber wahrscheinlich werden Sie selbst nie in diese Situation kommen, und wollen es auch gar nicht.

Ein Riesenproblem mit sich rumzuschleppen, ist definitiv nicht cool. Genauso uncool ist es, ständig an eine Fünf-Liter-Sauerstoffflasche angeschlossen oder schon nach wenigen Schritten außer Atem zu sein.

In den 1960er Jahren, in der Ära von Sex, Drugs und Rock and Roll, feierte die Gegengesellschaft den rebellischen, aufrührerischen Lebensstil. Die glamourösen Gestalten der Zeit waren Jimi Hendrix, Jim Morrison und Janice Joplin. Und wo sind die jetzt?

Wenn Sie sich die Popstars genau anschauen, die heutzutage großen Erfolg haben, ist augenscheinlich, dass sie alle sehr auf ihre Gesundheit achten. Diese Personen haben persönliche Trainer, treiben jeden Tag Sport und verwenden viel Zeit und Geld darauf, herauszufinden, was sie am besten essen und wie sie sich ihr Talent, ihre Energie und ihr gutes Aussehen möglichst lange bewahren.

Wenn Sie rauchen, weil Sie denken, dass es cool sei, versuchen Sie sich ein anderes Bild von Coolness zu schaffen. Können Sie sich vorstellen, Ihren gesunden Körper und das volle Volumen Ihrer Lungen zu genießen? Viel Energie, Kondition und eine gute Gesundheit sind sehr cool. Das Rauchen als Synonym für Coolness ist gekommen und wieder gegangen. Damit ist es ein für alle mal vorbei.

Rauchen, um das Gewicht zu halten

Ja, Tabak wirkt als Appetitzügler. Ja, Millionen Raucher benutzen Zigaretten und andere Tabakprodukte, um Nahrung zu ersetzen. Nikotin gibt Ihnen außerdem einen Kick, das Gefühl hellwach zu sein, was Nahrung nicht bieten kann. Aus diesen Gründen verlegen viele Raucher sich auf die Ausrede, dass sie weiterrauchen müssen, um ihr Gewicht zu halten.

Wenn Sie Angst vor der Gewichtszunahme haben, kann ich Ihnen die frohe Botschaft verkünden, dass die meisten Menschen, die mit dem Rauchen aufhören, nicht mehr als vier Kilo zunehmen. Alles Weitere hängt von Ihnen selbst ab. Damit meine ich, dass Sie die Gewichtszunahme – falls Sie überhaupt davon betroffen sind – als vorübergehend betrachten sollten. Sie können etwas dagegen tun!

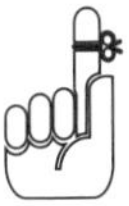

Innerhalb kurzer Zeit ein paar Kilo zuzunehmen, wird Sie nicht umbringen. Weiterzurauchen vielleicht schon.

Gesunde Ernährung ist wichtig. Gibt es Wege, damit Sie sich fitter, ausgeglichener und gesünder fühlen? Ihr physikalischer Motor läuft sehr viel runder und effizienter, wenn Sie ihm eine Mischung aus Proteinen, Früchte- und Gemüsekohlehydraten zuführen, anstatt fettiges Fastfood. Das Richtige zu essen, wird Ihnen eine Menge Energie schenken, etwas, wofür Sie bisher vielleicht zur Zigarette gegriffen haben. Falls Sie übergewichtig sind, finden Sie viele grundlegende Informationen zu Ernährungsfragen in Ratgebern und im Internet. Ernährungswissenschaftler und Fitnesstrainer können Ihnen helfen, einen auf Sie zugeschnittenen Plan zu entwickeln, der eine gesunde Ernährung und sportliche Aktivitäten umfasst. Lassen Sie sich von Ihrem Arzt und Ihrer Krankenkasse beraten.

Nachdem ich das alles gesagt habe, werde ich nun eine Hundertachtziggradwende vollziehen und vieles des eben Gesagten infrage stellen.

Wenn Sie essen müssen, um vom Rauchen loszukommen, tun Sie es. Diese Empfehlung ist irgendwie fragwürdig, schätze ich. Ich empfehle Ihnen nicht, zu fressen, wie ein Scheunendrescher oder sich den Bauch mit Keksen, Chips und Kuchen vollzuschlagen. Ich stelle schlicht und einfach fest, dass Sie während der ersten Tage ohne Zigarette vielleicht Verlangen nach einem oralen Ersatz verspüren. Es ist leicht nachzuvollziehen, dass Sie dann eine gesunde oder nicht so gesunde Wahl treffen können. Aber so ziemlich alles, was Sie sich in den Mund stecken, ist besser als eine Zigarette.

Der Persönlichkeit auf der Spur

Verhaltensforscher versuchen seit vielen Jahren ihr Verständnis von Persönlichkeit zu vervollkommnen. Ihr Bemühen begann vor einer Ewigkeit mit der Viersäftelehre oder Humoralpathologie. Charakter und Verhalten wurden auf einen Mangel oder Überfluss der verschiedenen Säfte im Körper des Menschen zurückgeführt. Zum Beispiel glaubte man, ein melancholischer Mensch habe zu viel schwarze Galle in seinen Adern, ein Phlegmatiker zu viel weißen Schleim. Sie verstehen das Prinzip.

Seit damals sind viele Theorien gekommen und gegangen, die sich mit der menschlichen Natur beschäftigt haben. Im Europa des 19. Jahrhunderts schufen psychiatrische Beobachter obskure und komplizierte Systeme, um menschliche Charaktere zu beschreiben. Andere Forscher, insbesondere Psychiater und Neurologen, die in Irrenanstalten arbeiteten, stellten fest, dass die schwer Geisteskranken sich in zwei Kategorien einordnen ließen. Einigen Patienten ging es trotz stark beeinträchtigender Symptome irgendwann besser und sie konnten nach Hause zurückkehren. Sie waren manisch depressiv. Die andere Gruppe, die so gut wie nie entlassen werden konnte, litt an vorzeitiger Demenz. Diese Gruppe wird heutzutage der Schizophrenie zugeordnet.

Was das alles mit einer suchtanfälligen Persönlichkeit zu tun hat? Sehr viel. Das sich entwickelnde Klassifizierungssystem – und es entwickelt sich immer noch – wurde allmählich differenzierter. Ärzte erkannten, dass ein seelischer Zustand wie Geisteskrankheit oder Depression vorübergehend sein konnte, wohingegen geistige Persönlichkeitsmerkmale wie Perfektionismus, Misstrauen oder enorme Ausdruckskraft, festgeschriebene, langfristige Qualitäten waren. Ärzte begannen sogenannte multiaxiale oder auch multidimensionale Modelle zur Diagnose heranzuziehen. Eine Person konnte mit einer vorübergehenden Störung wie einer Depression oder manischen Depression *und* einem bleibenden typologischen Problem wie einer hysterischen, zwanghaften oder paranoiden Persönlichkeit diagnostiziert werden. Dieses Modell schuf neue Möglichkeiten, Patienten zu kategorisieren, sei es nun gut oder schlecht.

Persönlichkeitsstörungen – das langfristige Zeug, das den Charakter ausmacht, die Eigenschaften, die Ihr Verhalten in bestimmten Situationen vorhersehbar machen – können mit diesem Modell ebenfalls erfasst werden.

Rauchen, um den Stress zu bewältigen

Viele Menschen benutzen das Rauchen als Mittel gegen Ängste und Stress. Obwohl Nikotin in kleinen Dosen stimulierend wirkt und kurzzeitig Ihre Wachsamkeit und Konzentrationsfähigkeit steigert, funktionieren höhere Dosen als Beruhigungsmittel. Sie entspannen Sie und fahren Ihr neuromuskuläres System runter. Rauchen reduziert Stress, aber es erzeugt ihn auch auf vielfältige Weise.

Was bringt es Ihnen, mithilfe von Zigaretten Stress abzubauen, wenn jede einzelne Ihr Risiko erhöht zu erkranken, Ihnen Schuldgefühle verursacht und Ihnen finanzielles Unbehagen bereitet. Schuldgefühle? Wie auch immer Sie es nennen, das Gefühl, dem inneren Drängen nach einer Zigarette schließlich nachgegeben zu haben, ist für gewöhnlich kein angenehmes.

Hat Ihnen je einer gesagt, er rauche, weil er zu viel Stress habe, oder er trinke wegen seiner Frau? Es ist die Sprache der Rechtfertigung, mit der wir äußere Einflüsse oder andere Menschen für unser Verhalten verantwortlich machen. Sie rauchen, weil Sie nach Nikotin verlangen, und Sie verpacken dieses Verlangen mit einer Vielzahl eleganter und weniger eleganter Rechtfertigungen. Diese Rechtfertigungen bereiten Ihnen oft mentales Magengrimmen, wenn Sie sie aus der Entfernung betrachten.

Als ich mit dem Rauchen aufhörte, fühlte ich mich anfangs zu entspannt. Es stellte sich heraus, dass die Zigaretten mich aufgeputscht hatten und ich die Gelassenheit und Ruhe, die der Mangel an Nikotin in mir auslöste, als unangenehm empfand. Aber irgendwann fand ich Mittel und Wege, diese Gefühle zu schätzen und zu genießen, so wie man Wege finden kann, Stress zu lindern, ohne zur Zigarette zu greifen. Die physiologische Wirkung von Nikotin ist dual. Bestimmte Mengen Nikotin stimulieren und lösen Aktivität aus. Andere Mengen wirken beruhigend. Diese doppelte Wirkung zu verstehen, hilft Ihnen dabei nachzuvollziehen, warum das Aufhören von Müdigkeit und Elektrisiertheit zugleich begleitet sein kann. In welchen Zustand Sie das Aufhören auch versetzt, denken Sie daran, dass er vorübergehend ist und den Preis wert, sich von der Sklaverei des Rauchens zu befreien.

Wenn Sie mit dem Rauchen aufhören, treiben Sie Sport, machen Sie Spaziergänge, spielen Sie Golf und verbringen Sie Zeit mit anderen Menschen. Wenn bestimmte Aktivitäten besonders entspannend oder angenehm für Sie sind, halten Sie daran fest. Auf der anderen Seite sollten Sie Aktivitäten vermeiden, die Sie als besonders stressig empfinden und bei Ihnen das Verlangen nach einer Zigarette auslösen. Das gilt vor allem für die erste Woche.

Was ist eigentlich eine suchtanfällige Persönlichkeit?

In den letzten Jahren haben die Medien der sogenannten suchtanfälligen Persönlichkeit eine Menge Aufmerksamkeit geschenkt. Herr und Frau Suchtanfällig wurden als Personen typisiert, die viel leichter von etwas abhängig werden als die meisten Menschen. Die suchtanfällige Persönlichkeit wird als Tendenz interpretiert, vielfältige Abhängigkeiten zu entwickeln: Alkoholismus, Drogensucht, Spielsucht, Sexsucht, Magersucht oder Bulimie, Shoppingsucht; suchen Sie sich eine aus. Eine verwandte Annahme ist, dass Menschen mit einer suchtanfälligen Persönlichkeit leicht in eine andere Abhängigkeit schlittern, sobald sie die eine überwunden haben,.

Die suchtanfällige Persönlichkeit stellt für die heutige Psychologie keine anerkannte Persönlichkeitsstörung dar. Aber man muss nicht lange oder intensiv nachdenken, um sich einzugestehen, dass manche Menschen eher dazu neigen, eine Abhängigkeit zu entwickeln als andere. Warum, zum Beispiel, nahm nur ein Prozent aller aus Vietnam zurückkehrenden, heroinabhängigen Soldaten weiter Drogen? Warum wird nur ein Teil der Menschen von Tabak oder Alkohol abhängig, obwohl diese Substanzen für alle frei zugänglich sind?

Wissenschaftler versuchen immer noch, die komplexen Strukturen einer suchtanfälligen Persönlichkeit zu verstehen. Klar ist jedoch, dass die Veranlagung, abhängig zu werden, vererbbar ist. Wenn ein oder beide Elternteile Raucher waren oder sind, steigt die Wahrscheinlichkeit, selbst einer zu werden. Und wenn Sie jemand sind, der ständig auf der Suche nach dem Kick ist und gerne Neues ausprobiert, kann Ihr Bedürfnis nach Stimulation die Wahrscheinlichkeit erhöhen, dass Sie zu Tabak oder anderen Substanzen greifen. Andererseits ist es möglich, dass Resistenz gegenüber Tabak und anderen Arten von Abhängigkeit genauso genetisch weitervererbt wird.

Die Menge und das Ausmaß an Stress, dem Sie in Ihrem Leben ausgesetzt sind, ist ebenfalls ein Faktor, der festlegt, wie suchtanfällig Sie sind. Glücklicherweise haben Sie es in der Hand, diesen Stress zu reduzieren. Sie können daran arbeiten, innere und äußere Veränderungen herbeizuführen, falls es in Ihrem Leben signifikante Stressauslöser gibt.

Die Verbindungen zwischen Stress und einer suchtanfälligen Persönlichkeit sind komplex und sehr persönlich. Menschen mit einer suchtanfälligen Persönlichkeit – diejenigen, die regelmäßig und gewohnheitsmäßig nach einer Zigarette oder einem anderen Trostspender greifen, der potenziell schädlich für sie ist – erhöhen ihr Stressempfinden durch ihren Drogenkonsum. Wenn Sie eine suchtanfällige Persönlichkeit besitzen, weicht Ihr Stressempfinden womöglich von dem anderer Menschen ab. Sie reagieren vielleicht sensibler auf Stress. Manche Leute sagen sich in stressigen Situationen selbst: »Ich muss mich entspannen.« Sie sagen vielleicht: »Ich muss mich entspannen. Zeit für eine Zigarette.«

Den Hebel betätigen: Tierversuche

In vielen Experimenten ist nachgewiesen worden, dass Nikotin eine der am stärksten abhängig machenden Substanzen auf der Erde ist. In Versuchen gehen Tiere sehr weit, um ihre Versorgung mit Nikotin zu sichern. Sie verzichten sogar auf Schlaf und Nahrung, um an ihre Droge zu kommen.

Einige Organisationen sind gegen Tierversuche. Einwände schließen die Zweifel mit ein, dass Versuche mit Mäusen, Ratten, Hunden und anderen Tieren nicht mit menschlichem Verhalten unter natürlichen Bedingungen vergleichbar sind. Erkenntnisse, die aus Tierversuchen gewonnen werden, können nur sehr begrenzt auf Menschen übertragen werden. Einige der Experimente sind zudem grausam und beinhalten, die Tiere Zigarettenrauch auszusetzen, der ihnen über ein Röhrchen in die Lunge geblasen wird. Bei anderen Experimenten werden Säugetiere rasiert, damit Tabakteer direkt auf die Haut aufgetragen werden kann. Doch selbst mit dieser Art von Experimenten, die im wahrsten Sinne des Wortes unter die Haut gehen, können keine eindeutigen Schlüsse gezogen werden und die Ergebnisse als Argument für oder gegen die Sicherheit von Tabak beim Menschen interpretiert werden.

Tabakunternehmen finanzieren viele dieser Studien, weshalb ein berechtigter Zweifel angebracht ist, was deren Ergebnisse angeht. Ebenso zu bedenken ist der Interessenskonflikt der industriegesponserten Unbedenklichkeitsforschung.

Seit geraumer Zeit werden Tierversuche zur Drogenabhängigkeit durchgeführt. Diese Versuche greifen auf verschiedene Labortiere zurück, sogar Insekten und Bakterien, um das Abhängigkeitspotenzial, die Toxizität und die erbgutverändernde Wirkung (Mutagenität) verschiedener Drogen zu testen. Ein übliches Modell, das eingesetzt wird, um das Suchtpotenzial einer Substanz zu testen, ist, den Tieren die Selbstverabreichung der Droge zu ermöglichen. Das Tier drückt auf eine Taste oder einen Hebel und das Nikotin oder eine andere Droge wird durch einen intravenösen Zugang oder einen Katheter direkt in sein Gehirn geleitet.

Durch diese Art von Versuchen haben Forscher herausgefunden, dass Nikotin ein ungeheures Suchtpotenzial hat. Tiere drücken den Hebel immer wieder, um sich selbst mit Nikotin zu versorgen. (Ähnliches geschieht, wenn Versuchstiere, oder Menschen, freien Zugang zu Kokain erhalten.) Bei Kokain und Nikotin wird die Selbstverabreichung fortgesetzt, bis der Drogenvorrat zu Ende geht. Dieses Experiment beweist zur Genüge, wie verstärkend Nikotin wirkt – und dass Sie meilenweit für eine Zigarette laufen würden und dann noch ein bisschen weiter.

Es gibt keine Bluttests oder sogenannte Marker, die eine Abhängigkeit feststellen könnten. Ebenso wenig lässt sich die Neigung zu einer Abhängigkeit nachweisen. Nichtsdestotrotz kann es Ihr Bewusstsein dafür schärfen, wie automatisch Sie zur

Zigarette greifen, wenn Sie Ihren gesunden Menschenverstand nutzen, um sich ein paar Fragen zu stellen.

- Rauchen Sie?
- Greifen Sie nach einer Zigarette oder einem Drink oder etwas zu Essen, sobald Sie nervös oder beunruhigt sind?
- Hatten Sie je ein Problem mit anderen Drogen wie zum Beispiel Marihuana, Kokain oder Tabletten?
- Waren Sie je wegen Drogenmissbrauchs oder einer Sucht in Therapie?
- Neigen Sie zu selbstzerstörerischem Verhalten, zum Beispiel zu Fressanfällen oder dazu, über die eigenen Verhältnisse zu leben, das schwer abzuschütteln ist?

Wenn Sie irgendeine dieser Fragen mit Ja beantwortet haben, neigen Sie zur Abhängigkeit. Jetzt rennen Sie nicht gleich weg. Abhängigkeit ist nur ein Begriff, eine Schublade. Wenn es Ihnen Angst einjagt, sich selbst auf diese Weise zu sehen, ersetzen Sie das Wort durch den Ausdruck »schlechte Gewohnheit«.

Mehr über sich selbst zu wissen, bedeutet mehr Macht. Wenn Sie wissen, dass Sie die suchtanfällige Achillesferse haben, sind Sie auf dem besten Weg, etwas dagegen zu tun. Sie wissen, dass bestimmte Auslöser Ihr Verlangen nach einer Zigarette steigern. Damit haben Sie in der Hand, ob Sie sich diesen Auslösern aussetzen und wie Sie ihnen begegnen.

Ihr Gehirn auf dem Nikotintrip

Um zu begreifen, warum Sie rauchen, ist es wichtig, die Gehirnaktivitäten zu verstehen, die damit verbunden sind. Wenn Sie verstehen, wie das Gehirn einer normal gesunden Person arbeitet, die weder Drogen nimmt, noch raucht, werden Sie die Auswirkungen, die das Manipulieren des Systems hat (durch Zugabe von Tabak), leichter erkennen.

Die Komplexität des Gehirns eines erwachsenen Menschen ist atemberaubend. Es ist so fein eingestellt, dass sein Aufbau und seine Arbeit kaum zu beschreiben sind. Dennoch haben Jahrzehnte der Forschung einige der wichtigsten Datenautobahnen im Gehirn erfolgreich identifiziert. Das menschliche Gehirn wiegt nicht viel mehr als ein Kilo, aber was für ein Kilo das ist!

Ihr Gehirn enthält zehn bis vierzehn Milliarden Nervenzellen, Neuronen, die Zahl der Verbindungen, Synapsen, zwischen diesen Zellen wird auf sieben Billionen geschätzt. Die Möglichkeiten des Informationsflusses sind schier endlos.

Neuronen kommunizieren untereinander durch elektronische und chemische Signale. Sobald ein Aktionspotenzial (eine elektrische Welle) die Nervenzelle erreicht, depolarisiert es die Zellmembran, wodurch eine Flut von Kalium- und Natriumionen durch spezielle Kanäle in der Zellmembran ausgeschüttet wird. Als Nächstes werden chemische Pakete von Neurotransmittern über den synaptischen Spalt zum nächsten Neuron in der Kette geschickt, wo sie die Rezeptoren an der Oberfläche reizen. Stellen Sie sich diesen Vorgang als effiziente Wassereimerkette auf mikroskopisch kleinem Niveau vor. Vergleichen Sie Abbildung 4.1 für eine Illustration des Vorgangs.

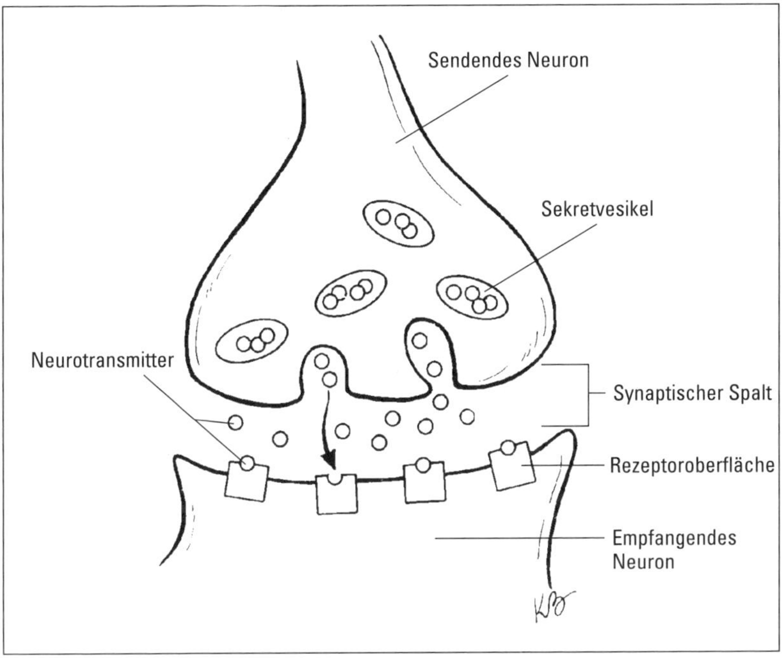

Abbildung 4.1: Wie Neuronen kommunizieren

Es ist bereits jede Menge über diese Neurotransmitter gesagt worden, und es wird auch noch viel mehr über sie gesagt werden. Auch wenn die wichtigsten Neurotransmitter – Acetylcholin, Serotonin, Norepinephrin und Dopamin – ständig in irgendeiner Zeitschrift erwähnt werden, gibt es noch einige andere, die ergänzende Funktionen wahrnehmen und wahrscheinlich die Wirkung der besser bekannten abschwächen beziehungsweise verstärken.

Nikotin beeinflusst Neurorezeptoren. Seine starke Wirkung auf Acetylcholinrezeptoren ist bekannt und es gibt viele Belege dafür, dass es auch die Dopaminrezeptoren beeinflusst. Dopaminrezeptoren wiederum sind in das gehirneigene Belohnungssystem eingebunden, die Endorphine. Nikotin und andere süchtig machende Substanzen sind vielleicht deshalb so gewohnheitsbildend, weil sie in das Belohnungssystem des Gehirns eingreifen. Und wenn das Gehirn sich gut fühlt, möchte es, dass es so bleibt.

Zigarettenrauch besteht nicht nur aus Nikotin. Tabakqualm enthält Hunderte weiterer Chemikalien.

Neueste bildgebende (das Gehirn während seiner Arbeit beobachtende) Forschungen haben ergeben, dass Tabakrauch neben Nikotin weitere psychoaktive Chemikalien enthalten könnte. Sie haben auch gezeigt, dass einige dieser Chemikalien Einfluss darauf nehmen, wie wir uns fühlen oder verhalten. Eine Vielzahl von Chemikalien, die das Nikotin auf der Reise im Zigarettenrauch begleiten, haben eine große Wirkung auf das Gehirn und das Verhalten.

Rauchen, bis der Arzt kommt

Während Sie der Wahrheit darüber näherkommen, warum Sie rauchen, wollen Sie sich mit so vielen Argumenten wie möglich dagegen wappnen, jemals wieder anzufangen. Probieren Sie die Argumente in diesem Abschnitt aus und sehen Sie, ob sie zu Ihnen passen.

Erinnern Sie sich an Ihren ersten Zigarettenzug? Er war wahrscheinlich nicht sehr angenehm. Haben Sie je erlebt, wie es ist, nach langer Abstinenz wieder zur Zigarette zu greifen? In solchen Momenten haben Sie sich wahrscheinlich gefragt: »Warum tue ich das? Das ist doch verrückt!« Die Hustenanfälle, das nach Luft schnappen, der bittre Geschmack, die empfindlichen Schleimhäute in Mund, Hals und Lunge, die dem giftigen Eindringling ausgesetzt sind – wozu das Ganze?

Ärzte begegnen Menschen mit chronischen Lungenkrankheiten recht häufig. Diese Menschen sitzen vielleicht im Rollstuhl, sind ans Bett gefesselt oder brauchen eine Sauerstoffmaske. Viele andere Raucher schleppen sich von Ort zu Ort, ausgelaugt schon von der geringsten Anstrengung. Eine Runde um den Block, ganz abgesehen von ein paar Treppenstufen, kann für Menschen, deren Lungen nicht länger mitmachen, zu einer unerträglichen Belastung werden. An einem Lungenemphysem zu leiden – eine chronische Krankheit, die durch das Rauchen verursacht wird – macht es nach und nach immer schwerer auszuatmen. Es ist, als laufe man mit einer Eisenbrust durch die Gegend, die sich nicht länger flexibel hebt und senkt und freies Ausatmen erlaubt.

Pulmonologen (Lungenheilkundler) kennen eine Vielzahl Wege, Ihre Lungenfunktion zu testen. Sie hören Ihre Lunge nicht nur mit dem Stethoskop ab, sondern können die Kapazität, das Fassungsvermögen und andere funktionale Parameter Ihrer Lunge messen, indem sie Röntgenaufnahmen, CATs, MRIs und Lungenfunktionstests machen. Einige dieser Tests beinhalten das Einatmen verschiedener Gase, um zu messen, wie viel Sie einatmen und ausatmen können und wie effizient Ihre Lunge dabei ist, die Gase aus den Kapillaren in das umgebende Gewebe zu entlassen.

Ich hoffe, Sie erreichen den Punkt nie, an dem das Rauchen Ihrer Gesundheit ernsthafte Schäden zugefügt haben wird.

Wenn Sie wegen eines Hustens, aufgrund von Schmerzen oder wegen eines Atemproblems beunruhigt sind, konsultieren Sie einen Arzt.

Teil II

Endlich aufhören und den Absprung wagen

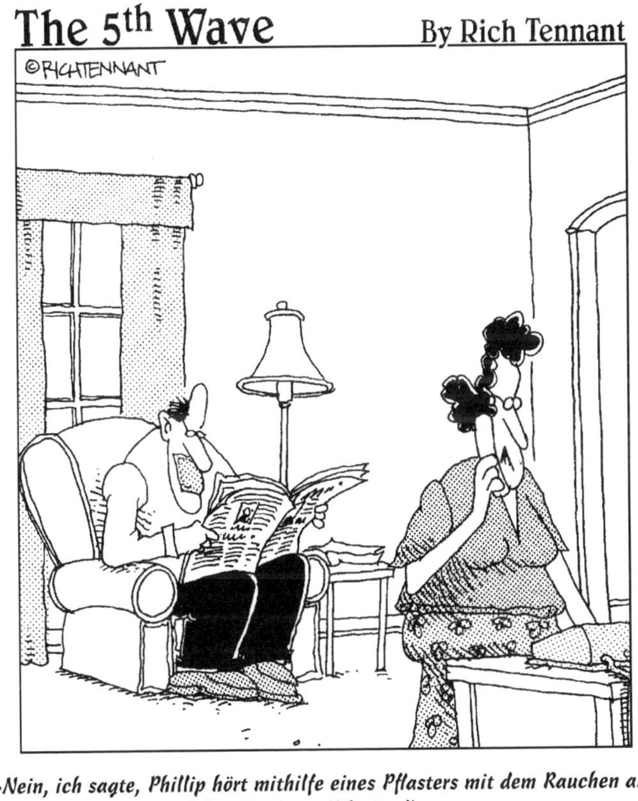

»Nein, ich sagte, Phillip hört mithilfe eines Pflasters mit dem Rauchen auf, nicht mit einem Nikotinpflaster.«

In diesem Teil ...

Dieser Teil hilft Ihnen, in einen ausführlichen Dialog mit sich selbst zu treten. Schauen Sie sich Ihren Tabakkonsum ganz genau an und entscheiden Sie, ob Sie so weitermachen wollen. Wenn Sie sich erst einmal dafür entschieden haben, mit dem Rauchen aufzuhören, ist es sehr wichtig, die neuesten und effektivsten Werkzeuge (Methoden) zur Hand zu haben, die auf dem Markt sind. Es geht nicht nur darum, Nein zum Rauchen zu sagen, und es muss keine Sache sein, die Sie mit grimmiger Entschlossenheit und geballten Fäusten durchziehen. Viel wesentlicher ist der gut informierte, aktive und anhaltende Gebrauch der Aufhörhilfen. Medizinische Behandlungen, wie die Nikotinersatzmitteltherapie oder die Einnahme des Mittels Bupropion, können die Nikotinentzugssymptome auf ein erträgliches Maß verringern. In diesem Teil stelle ich Ihnen die Waffen vor, die Ihnen im Kampf um Ihren Körper und Ihre Gesundheit zur Verfügung stehen.

Mit einer schlechten Angewohnheit brechen

5

In diesem Kapitel

- Mit Ihrer Angewohnheit kurzen Prozess machen
- Nein sagen zu Wenn und Aber
- Die Brücken abbrechen: Einer schlechten Angewohnheit den Laufpass geben

Rauchen ist viel mehr als nur eine schlechte Angewohnheit. Es ist ein Lebensstil der auf Dutzenden Entscheidungen basiert, die Sie jede Stunde treffen. Diese Entscheidungen beeinflussen Sie heute und spielen eine wesentliche Rolle, was Ihre zukünftige Gesundheit und Ihr Wohlbefinden betrifft. Mit dem Rauchen aufzuhören, ist nicht nur die Entscheidung, den Zigaretten endgültig den Rücken zuzukehren, sondern auch die vielen Angewohnheiten abzulegen, die es begleiten.

Sie können Ihren Lebensstil auf Dutzende, wenn nicht Hunderte Arten darauf abstellen, die ununterbrochene Versorgung mit Tabak zu gewährleisten. Diese Anpassungen erstrecken sich auf alle Bereiche. Von der Kleidung, die Sie tragen, bis hin zu den Orten, an denen Sie Ihre Zeit verbringen. Es ist sehr wahrscheinlich, dass viele Ihrer Entscheidungen tatsächlich auf das Rauchen zurückzuführen sind. Das ist ein Merkmal der Tabakabhängigkeit. Wenn Sie realisieren, dass die Entscheidungen darüber, wie Sie Ihr Leben führen, alle durch das Rauchen diktiert werden, werden Sie Ihren Lebensstil vielleicht infrage stellen. Die Kontrolle über Ihr Leben zurückzugewinnen, indem Sie mit dem Rauchen aufhören, bedeutet, dass Ihnen mehr Zeit, mehr Energie und mehr Möglichkeiten zur Verfügung stehen werden.

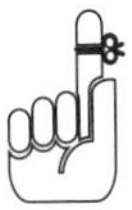

Es ist auch eine Entscheidung, das Rauchen nicht aufzugeben. Wenn Sie auf Ihr Leben zurückblicken, bleibt Ihnen nur die Erkenntnis, dass die Zukunft früher oder später doch zur Realität wird. Sie können nicht einfach denken, dass Sie die Chance aufzuhören irgendwann schon noch bekommen werden. Das Heute speist sich aus Ereignissen und den Entscheidungen, die wir gestern getroffen haben. Worüber Sie hier und jetzt nachdenken und wie Sie sich entscheiden, legt fest, wie Ihre Realität morgen aussehen wird.

Der Blick in den Spiegel: Eine Analyse Ihrer Rauchgewohnheiten

Ihr Verhalten wird von einem fantastischen Aufgebot chemischer und physiologischer Prozesse gesteuert. Das Studium dieser biologischen Prozesse zeigt, dass Abhängigkeit, Krankheit und Gesundheit einem Muster folgen. Viele Kreaturen sind tagsüber besonders aktiv. Fütterungs- und Paarungszeiten folgen oft einem phasenweisen, vorhersehbaren Muster, das den Verlauf eines Tages oder einer Jahreszeit umfasst. Ihr Rauchverhalten kann ebenfalls aus dem Blickwinkel der Verhaltensforschung analysiert werden.

Hunger kann physischer, emotionaler und/oder spiritueller Natur sein. Wenn Sie ein kontinuierliches Verlangen nach Nahrung oder Nikotin in der Magengegend spüren, ist es möglich, dass dieser Hunger von parallelen Veränderungen in Ihrer Gehirnchemie begleitet wird. Ich sage damit nicht, dass Sie ein Medikament brauchen (obwohl Nikotinersatzmittel Sie bei Ihrem Entschluss, das Rauchen aufzugeben, unterstützen können, vergleichen Sie Kapitel 8). Ich sage damit, dass Körper und Geist beständig und konsequent sind. Stellen Sie sich vor, wie die Chemie in Ihrem Gehirn sich neu einstellt, während die Tabakchemikalien allmählich aus Ihrem Körper verschwinden.

Es gibt klar erkennbare Muster des Rauchens. Sie sind vielleicht ein Gelegenheitsraucher oder Sie rauchen regelmäßig. Viele Raucher rauchen ein- bis zweimal in der Stunde. Vermutlich meinen Sie nicht einmal, dass Sie einem Muster folgen, wenn es ums Rauchen geht. Für einen Beobachter hingegen ist der Zeitpunkt, zu dem Sie sich eine anzünden, so vorhersagbar wie Ebbe und Flut. Sich einzugestehen, dass Sie ein Sklave Ihrer Zigarettenroutine sind, kann ein großer Ansporn sein, endlich aufzuhören.

Eine interessante und ernüchternde Übung ist, ein großes Blatt mit den Stunden des Tages zu versehen und festzuhalten, wann Sie rauchen. Jedes einzelne Mal. Die Tabelle 5.1 ist ein Beispiel, das Sie benutzen können. Sie machen einfach ein Kreuzchen dort, wo sich Zeit und Zigarettenkonsum decken. Wie viele Zigaretten haben Sie am Montag geraucht? Dienstag? Den darauffolgenden Montag? Sie werden überrascht sein, wie sehr sich die Zahlen gleichen.

Je mehr Zeit und Energie Sie darauf verwenden, Ihre Gewohnheit einzuschätzen, desto größere emotionale und intellektuelle Distanz schaffen Sie zu ihr. Sie werden einen Punkt erreichen, an dem mit der Gewohnheit fortzufahren aus einem oder mehreren Gründen für Sie nicht länger akzeptabel ist.

	Mo	Di	Mi	Do	Fr	Sa	So
7.00							
8.00							
9.00							
10.00							
11.00							
12.00							
13.00							
14.00							
15.00							
16.00							
17.00							
18.00							
19.00							
20.00							
21.00							

Tabelle 5.1: Das Rauchertagebuch

Lesen Sie sich die folgenden Statements durch und denken Sie darüber nach, wie viele davon auf Sie zutreffen. In welchem Ausmaß sind Sie ein Raucher wie aus dem Lehrbuch? In welchem Ausmaß motiviert die Tatsache, so vorhersehbar zu sein, Sie dazu, das Rauchen aufzugeben?

✔ Ich rauche jeden Tag.

✔ Ich denke daran, eine zu rauchen, kurz nachdem ich aufgewacht bin.

✔ Nach dem Essen oder zum Kaffee brauche ich eine Zigarette.

✔ Ich habe Fremde schon um eine Zigarette gebeten.

✔ Menschen, die mir nahestehen, haben mir empfohlen aufzuhören.

✔ Ich werde wütend, wenn Leute mir nahelegen, weniger zu rauchen.

✔ Ich habe einen Raucherhusten.

✔ Ich rauche lieber als fast alles andere.

✔ Ich mache mir Gedanken darüber, wie viel Geld ich für Zigaretten ausgebe.

✔ Ich habe schon mal versucht aufzuhören.

✔ Mir gefällt es nicht, wie wenig ich meinen Tabakkonsum unter Kontrolle habe.

Wenn Sie einen dieser Punkte bejahen, haben Sie ein Zigarettenproblem. Sie sind tabakabhängig. Wenn Sie sich immer noch unsicher sind, ob Sie abhängig sind, versuchen Sie, für eine Woche aufzuhören. Wenn Sie das Rauchen nicht vermissen, wenn die Woche vergeht, ohne dass Sie eine Zigarette angerührt haben, sind Sie vielleicht nicht abhängig. Unterbrechen Sie Ihren Lauf jetzt bloß nicht. Wenn Sie es geschafft haben, für einen Tag oder eine Woche aufzuhören, bleiben Sie dabei!

Gelegenheitsraucher gibt es nicht

Rauchen gehört nicht zu den Dingen, die man ab und zu tut. Wenn Sie schon einmal versucht haben aufzuhören, wissen Sie das. Wenn es so wäre, hätten Sie es längst geschafft, das Rauchen aufzugeben.

Ihr Körper gewöhnt sich nie wirklich an das Rauchen. Er hält eine Menge aus, aber er hat seine Grenzen. Nach einer endlichen Zeit, in der er dem Tabak ausgesetzt wird, bricht er im wahrsten Sinne des Wortes zusammen. Die gute Nachricht ist, dass Ihnen Ihr Körper oftmals Warnsignale gibt, bevor er komplett zusammenbricht. Zum Beispiel entwickeln Sie vielleicht einen Raucherhusten, bevor Sie schwerwiegende Atemprobleme bekommen.

Rufen Sie sich die Zeiträume ins Gedächtnis, in denen es Ihnen gelungen ist, eine Weile nicht zu rauchen. Vielleicht sind Sie so lange ohne Zigarette ausgekommen, dass Sie den Unterschied spüren konnten, als Sie wieder angefangen haben. Erinnern Sie sich, wie beißend die erste Zigarette geschmeckt hat?

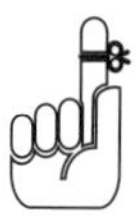

Gelegenheitsraucher gibt es nicht. Trennen Sie sich von dieser Vorstellung. Tabak greift die empfindlichen Schleimhäute von Mund, Hals, Lungen und Magen-Darm-Trakt an, egal wie lange Sie schon rauchen oder wie viele Zigaretten am Tag.

Vielleicht war das Rauchen lange Zeit Ihr Weg, mit Stress umzugehen. Einer der ersten Schritte, sich nicht länger selbst im Weg zu stehen und den ungesunden Lebensstil eines Rauchers endlich hinter sich zu lassen, ist, ihn als solchen zu erkennen. Rauchen Sie

- obwohl Sie es ganz oft nicht wollen?
- trotz ständiger Entschlüsse, damit aufzuhören?
- obwohl man Ihnen rät, es zu lassen?
- anstatt etwas zu essen oder Sport zu treiben?
- anstatt sich zu entspannen oder über etwas nachzudenken?
- eine Zigarette nach der anderen?
- und hassen sich danach dafür?

- ✔ und zwingen sich, nicht darüber nachzudenken?
- ✔ und reden es klein?

Stimmen Sie zu, dass Rauchen Ihr Leben wesentlich prägt? Für die meisten Menschen ist die Entscheidung zu rauchen keine freiwillige.

Tabak zu konsumieren erfordert alle möglichen persönlichen Zugeständnisse und Anpassungen. Zum Beispiel muss man sicherstellen, dass man alle erforderlichen Accessoires hat (Streichhölzer, Feuerzeug, Aschenbecher), Kleidung trägt, die Platz für ein Päckchen bietet, und im Vornherein herausfinden, ob dort, wo man hingeht, das Rauchen erlaubt ist. Der Trend geht dahin, dass Rauchen an öffentlichen Orten verboten wird. Dadurch wird das Leben der Raucher immer beschwerlicher. Und wer will im Leben schon zusätzlichen Ballast mit sich schleppen?

Vielleicht sind diese Worte und Gefühle neu für Sie. Vielleicht glauben Sie, dass Rauchen keine große Sache ist. Folgen Sie dem Rauch eines Zigarettenzuges.

Sie zünden eine Zigarette an und inhalieren. Das ultrahocherhitzte Tabakblatt brennt und Hunderte chemischer Komponenten wandern durch das aufgerollte Blatt, wobei sie an Konzentration zunehmen, während Sie einatmen. Die weiße Wolke, die inzwischen so dicht ist, dass sie bei jedem neuen Zug braune Spuren auf dem Filter hinterlässt, trifft auf Ihre Zunge, Ihre Wangen und den hinteren Rachenraum, bevor sie sich die Luftröhre hinunter auf den Weg zu den Bronchien macht. Dort geben die Zellen Ihrer Schleimhautoberfläche jedes Mal ihr Bestes, um die fiesen Partikel abzustoßen, aber sie können keine Wunder vollbringen. Selbst mit der Absonderung von Sekret, Husten und der wiederholten Ausatmung des Rauchs, bleibt ein signifikanter Teil zurück. Dieser Rauch bedeckt die Lungenoberfläche und wird schließlich von den Zellen absorbiert. Die Substanzen reizen die Zellen so sehr, dass sie vernarben. Manche Zellen verändern sich krankhaft, einige werden zu Krebszellen. Glücklicherweise erkennt Ihr Körper die veränderten Zellen als Gefahr und frisst sie auf.

Manchmal geht die Sache nicht so gut aus und die veränderten Zellen setzen sich fest und gedeihen. Dann haben Sie ein echtes Problem.

Wollen Sie sich das wirklich weiter antun? Wollen Sie sich wirklich weiter von Ihrem Körper entfremden?

Weit verbreitete Muster erkennen

Es existiert eine Anzahl recht erkennbarer Muster, die das Rauchen betreffen. Ich kenne einige Leute, die sich zwei oder drei Zigaretten in der Stunde anmachen. Vielleicht kennen auch Sie solche Leute, Menschen, die tatsächlich zwei bis drei Päckchen pro Tag rauchen. Vielleicht sind Sie einer davon. Je mehr Sie rauchen, desto größer wird die Herausforderung des Entzugs sein.

Ein typisches Konsummuster beinhaltet, ein Päckchen pro Tag zu rauchen. Viele Menschen rauchen in Gesellschaft, an Abenden, auf Veranstaltungen und an den Wochenenden. Wer dem Club gerade erst beigetreten ist, stellt fest, dass die Anzahl der gerauchten Zigaretten mit der Zeit wächst. Gelegenheitsraucher erreichen normalerweise den Punkt, an dem sie genug haben, sie erreichen einen stabilen Konsum.

Wie auch immer Ihr Konsummuster aussieht, es ist exzessiv, unnötig und ungesund. Belehrend genug für Sie? (Ich schätze, Sie könnten sagen, dass ich versuche, den Funken in Ihnen zu entzünden.)

Das Aufholen

Obwohl der Tabakkonsum von Menschen, die regelmäßig rauchen, sich auf einem ziemlich stabilen Level einpendelt, kann Ihr Körper aus dem Takt gebracht werden, wenn Sie einmal längere Zeit nicht rauchen. Sie erleben dann womöglich eine Entwöhnungsphase, in der Sie über das Ziel hinausschießen und versuchen, Ihren unzureichenden, schwankenden Nikotinspiegel durch erhöhte Dosen wieder auszugleichen. Das nächste Mal, wenn Sie länger als geplant keine geraucht haben, beobachten Sie, ob Sie mehr rauchen oder tiefer inhalieren, um den Rückstand wieder aufzuholen.

Herausfinden, was bisher schiefgelaufen ist

Dies ist vielleicht das erste Mal, dass Sie versuchen aufzuhören, oder es ist das vierzehnte. Lassen Sie sich nicht entmutigen, Millionen Menschen auf der ganzen Welt haben erfolgreich mit dem Rauchen aufgehört. Die meisten von ihnen haben mehrere Anläufe gebraucht.

Lassen Sie nicht zu, dass das, was Sie über andere Menschen lesen oder hören, die rückfällig geworden oder beim ersten Mal gescheitert sind, Sie runterzieht. Statistiken sind aus individuellen Erfahrungen zusammengesetzt. Viele Menschen haben es geschafft, beim ersten Versuch aufzuhören. Vielleicht gehören Sie schon bald dazu!

Nur weil Sie in der Vergangenheit vergebens versucht haben, mit dem Rauchen aufzuhören, bedeutet das nicht, dass Sie dieses Mal keinen Erfolg haben werden. Die meisten Menschen, die es geschafft haben, versuchten es ein halbes Dutzend Mal, bis es endlich klappte. Betrachten Sie Ihre Erfahrung mal von der anderen Seite: Wenn Sie früher schon mal mit dem Rauchen aufgehört haben, ob für zwei Tage oder zwei Monate, haben Sie doch schon bewiesen, dass Sie es können. Sie haben diese Phase ohne Tabak überlebt. Ausgestattet mit einem Endlich-Schluss-Plan (vergleiche Kapitel 10) und allen zurzeit verfügbaren Informationen und Hilfen sind Ihre Chancen, es zu schaffen, sehr viel besser.

Allgemeine Auslöser erkennen – und die speziellen, die Sie jedes Mal wieder rückfällig werden lassen

Was hat Ihren letzten Rückfall ausgelöst? Wenn Sie sich die speziellen Auslöser (Trigger) ins Gedächtnis zurückrufen können, die Sie wieder haben anfangen lassen, können Sie sich besonders vor ihnen in Acht nehmen. Allgemeine Rückfall-Auslöser sind:

- ✔ **Zu glauben, dass Sie die Gewohnheit ausgetrickst haben**. Sie hatten vielleicht das Gefühl, dass Sie es schaffen würden nur eine einzige Zigarette zu rauchen. Kurz darauf haben Sie sich gesagt, dass eine mehr ja nicht schaden könne. Spätestens bei der dritten Zigarette waren Sie so abhängig wie zuvor.

- ✔ **Das Dramatisieren**. Sie sind schwach geworden und haben entgegen Ihrer festen Vorsätze eine Zigarette oder mehr geraucht. Sie haben sich so schuldig gefühlt, dass Sie verzweifelt die Hände in die Luft geworfen haben und im Grunde genommen aufgegeben haben. »Dann kann ich jetzt genauso gut meinen Spaß haben«, ist der Text zu dieser selbstmitleidigen Jammermelodie.

- ✔ **Stress ausgesetzt zu sein**. Etwas geschieht in Ihrem Leben und Sie reagieren mit Panik darauf. Sie fühlen sich ganz klein und kehren zu einer früheren Einstellung zurück: »Ich muss jetzt eine rauchen.« Tatsächlich müssen Sie das ganz und gar nicht. Eine zu rauchen verstärkt den Stress nur noch. Sie müssen dann nicht nur mit dem fertig werden, was gerade in Ihrem Leben passiert, sondern mit zusätzlichen Stressfaktoren, wie einem beschleunigten Herzschlag, Husten und dem bitteren Geschmack nach Rauch in Ihrem Mund. Das höchst unerfreuliche Gefühl des Selbstverrats sei gar nicht erst erwähnt.

Ernest Hemingway prägte den Ausdruck »grace under pressure« (auch in den schwersten Momenten würdevoll zu handeln) als Definition von Mut. Als jemand, der versucht, das Rauchen aufzugeben, sind auch Sie ein Held im Hemingwayschen Sinne. Der auf Nietzsche zurückgehende Ausspruch »Was mich nicht umbringt, macht mich stark« könnte ebenfalls passen. Oder Sie finden, dass Nietzsche ein wenig übertreibt. Außerdem wird es Sie nicht annähernd umbringen, mit dem Rauchen aufzuhören. Zigaretten dagegen können Sie töten.

- ✔ **Sich zu entspannen**. Im Urlaub zu sein, oder das Wochenende zu genießen, ist die perfekte Ausrede, nach einem Drink oder einer Zigarette zu greifen. Falsch. Betrachten Sie einmal genauer, worum es beim Entspannen geht. Ihr Haar im Wind wehen zu lassen und alle Sorgen zu vergessen, hat damit zu tun, die kühle Brise im Gesicht zu spüren, die Rosen zu riechen und was Sie sonst noch runterholt und dazu führt, dass Sie sich gut fühlen. Zigaretten holen Sie nicht runter. Sie sind ein Aufputschmittel, das Ihren Pulsschlag erhöht und Ihren Blutdruck nach oben treibt, was dazu führt, dass sich Ihr Lebensfaden viel schneller von der Spule wickelt. Sie rauben Ihnen Lebenszeit.

- **Anderen Leuten beim Rauchen zuzusehen.** Sie denken vielleicht: »Wenn die rauchen können, ohne dass es Konsequenzen für sie hat, warum nicht auch ich?« Dieser wehleidige Reflex stellt sich recht regelmäßig ein, wenn Sie gerade mit dem Rauchen aufgehört haben. Sie bemitleiden sich selbst, weil Sie etwas aufgeben mussten, das Sie gern getan haben. Denken Sie daran, dass es Ihnen nicht zum ersten Mal im Leben so geht. Sie mussten zum Beispiel das Krabbeln aufgeben, um laufen zu können. Oder das Brabbeln, um zu sprechen. Indem Sie das Rauchen aufgeben, nehmen Sie Abschied von einer Oralfixierung, die Sie wirklich nicht brauchen. Der Pfad Richtung Gesundheit und Heldentum beinhaltet, das Wohl des ganzen Körpers und des Geistes im Auge zu behalten. Dies tun Sie, indem Sie sorgfältig auf sich achtgeben: Sie suchen sich einen Sport, der Ihnen zusagt, Sie entwickeln neue Denkansätze, betrachten die Dinge mit anderen Augen und lernen neue Verhaltensweisen, die zu der Person passen, die Sie ab jetzt sein wollen.

- **Davon auszugehen, dass die Gesundheit eh ruiniert ist.** Sie haben vielleicht schon verstopfte Atemwege und müssen jeden Morgen erst einmal abhusten. Wenn Sie dieser Art Logik folgen, versuchen Sie sich womöglich davon zu überzeugen, dass der Schaden sowieso schon angerichtet wurde. Warum also sollten Sie das Rauchen nicht wenigstens genießen?

- **Es müde zu sein, müde zu sein.** Es stimmt, Zigaretten putschen Sie auf. Doch sich ab und an abgespannt und fertig zu fühlen, ist ganz normal. Ihre Energie fließt in Wellen. Jeder von uns erlebt über den Tag verteilt Hoch- und Tiefpunkte. Nach den ersten Wochen wird die Zigarettenabstinenz die abrufbare Menge in Ihrem Energiereservoir im großen Stil steigern.

Bupropion oder Zyban, ein Antidepressivum, hilft, die Müdigkeit in den Griff zu bekommen, die den Nikotinentzug begleitet. Sport, ein gesunder Schlafrhythmus und eine positive, zukunftsorientierte Einstellung tragen ebenfalls zu einem energiegeladenen Leben bei.

- **Der Versuch, das Gewicht zu kontrollieren.** Sie essen zu viel und haben eine Riesenangst davor zuzunehmen. (Vergleichen Sie auch Kapitel 12 für Details zur Verbindung zwischen Rauchen und Essen.) Sehen Sie sich um: Eine Vielzahl von Menschen, die nicht rauchen, schaffen es, schlank zu bleiben. Orale Befriedigung durch Zigaretten oder Essen sind nicht die einzigen Freuden im Leben. Sobald Sie sich anderen zuwenden, werden Sie bemerken, wie sich Ihr Wohlbefinden steigert und Sie mit einem neuen Körpergefühl belohnt werden.

- **Das Selbstbild zu bewahren.** Sie mögen es, wie Sie auf andere wirken, wenn Sie rauchen. Rauchen, sagen Sie sich, ist cool. Spulen Sie das Bild ein paar Jahre vor und fragen Sie sich, ob das immer so sein wird. Sie kennen den Anblick chronischer Raucher, wissen, wie sie husten. Sie haben die verräterischen Falten gesehen, die von ihrer Sucht zeugen.

Denken Sie an eine Zeit zurück, als es mit dem Aufhören nicht funktioniert hat. Wo waren Sie? Was haben Sie in dem Moment gemacht, als Sie rückfällig wurden und eine geraucht haben? Wer war bei Ihnen? Menschen, Ort und Aktivitäten können ebenfalls Auslöser sein. Kommt Ihnen irgendeine der folgenden Ausreden bekannt vor?

- ✔ Ich wurde zu nervös.
- ✔ Ich war unausstehlich.
- ✔ Ich konnte nicht schlafen.
- ✔ Ich schlief zu viel.
- ✔ Ich konnte mich nicht konzentrieren.
- ✔ Ich konnte meinen Job nicht mehr anständig machen.
- ✔ Ich war im Urlaub.
- ✔ Ich habe mir eine Pause gegönnt und eine geraucht.

Tricksen Sie sich das nächste Mal nicht mehr mit diesen Ausreden selbst aus.

Es gibt Belege dafür, dass es die Chancen erhöht, nicht rückfällig zu werden, wenn Hilfen wie Beratungsgespräche, Arztbesuche, Nikotinersatzmittel oder Bupropion in Anspruch genommen werden. Vergleichen Sie Kapitel 8 für mehr Informationen über Nikotinersatzmitteltherapien.

Vergangene Rückschläge positiv sehen

Wenn Sie zuvor versucht haben, mit dem Rauchen aufzuhören, und es nicht geschafft haben, lag das wahrscheinlich an einer Vielzahl von Gründen. Versuchen Sie jedoch, Ihre bisherigen Anstrengungen nicht als Scheitern zu begreifen. Während Sie nicht rauchten, kämpften Sie auf der guten Seite. Die Idee dahinter ist, dass Sie vielleicht die Schlacht verloren haben, aber den Krieg immer noch gewinnen können.

Vielleicht entmutigen Sie die Statistiken. Sie haben gehört, wie viele Versuche aufzuhören die Menschen unternehmen. Sie kennen Mark Twains zynischen Satz zu diesem Thema? »Es ist ganz leicht, sich das Rauchen abzugewöhnen. Ich hab's schon hundert Mal geschafft.« Statistiken und demografische Untersuchungen lassen sich auf vielerlei Weise interpretieren. Die Zahlen in Ihrer Hand lassen sich von verschiedenen Seiten betrachten. Ja, viele Menschen schaffen es nicht auf Dauer, die Finger von den Zigaretten zu lassen. Aber Millionen von Menschen haben mit dem Rauchen aufgehört. Sie können einer von ihnen sein.

Waren Sie gut auf das Aufhören vorbereitet? Sie brauchen einen Endlich-Schluss-Plan, einen Kalender, in dem Sie jeden Moment jedes Tages Ihrer ersten Woche ohne Zigarette festhalten (vergleichen Sie auch Kapitel 10). Ein kritischer Punkt Ihrer Planung ist die knallharte Entscheidung, dem Aufhören die höchste Priorität in Ihrem

Leben einzuräumen. Mit dem Rauchen aufzuhören, verdrängt alles andere, das zu diesem Zeitpunkt in Ihrem Leben vor sich geht. Wenn Sie nicht rauchen, aber sich schrecklich, müde, aufgedreht, gereizt oder sonst wie fühlen, sind Sie immer noch auf der Erfolgsspur. Sie müssen bereit sein, zwei oder drei Tage, an denen Sie sich lausig fühlen, gegen ein lebenslanges freies Atmen einzutauschen.

Dinge, die viel wert sind – wie Gesundheit oder Würde – bekommt man nicht geschenkt. Mit dem Rauchen aufzuhören, ist harte Arbeit. Aber sie macht sich bezahlt!

Verlieren Sie Ihre Angst, verlieren Sie Ihre Warzen: Die Kraft der Hypnose und des positiven Denkens

Das Magazin *Developmental and Behavioral Pediatrics* berichtete 1994, dass R. B. Noll behauptete, er könne sechs von sieben Patienten von ihren Warzen heilen, bei denen alle anderen Behandlungsmethoden bisher fehlgeschlagen waren. Die Warzen waren zwar kurzfristig verschwunden, dann aber wiedergekehrt. Diese Neuigkeit war spektakulär. Nolls Patienten erhielten zwischen zwei und neun Hypnosesitzungen, sowie ein Training, das ihre Fähigkeit zu visualisieren verstärkte. Damit sollte das Immunsystem unterstützt werden, sodass die Warzen nicht wiederkamen.

Studien, die Hypnosepatienten mit Patienten verglichen, die keine Behandlung erfuhren, stellten fest, dass die Hypnosepatienten mehr Warzen loswurden. Noch interessanter ist, dass Warzenträger, die mit einem Placebo (Zuckerpille, die Behandlung vortäuscht) behandelt wurden, besser abschnitten als jene ohne Behandlung.

Daraus schließe ich, dass Hypnose – die Macht der Suggestion – tatsächlich das Immunsystem beeinflusst. Die Kraft des Geistes ist kein Witz. Büchereien sind voll mit Büchern über die Kraft des positiven Denkens. Denken Sie sich gesund, den perfekten Lebenspartner her oder ein paar Millionen. Ein paar Menschen gelingt das tatsächlich. Auf die richtige Spur gebracht, kann der Geist Welten unvorstellbarer Schönheit erschaffen. Wird er vernachlässigt, kann er sich gegen sich selbst richten und Schiffbruch erleiden.

Ohne in Extreme verfallen zu wollen, es könnte möglich sein, die gleiche beeindruckende Energie, die Warzen zerstört oder ein Meisterwerk schafft, zu nutzen, um sich von Ängsten zu befreien – oder vom Tabak! In diesem Moment können Sie aufgeben und sich der Angst geschlagen geben, ein Leben ohne Zigaretten führen zu müssen. Oder Sie werden diese unschönen Warzen und schlechten Freunde wie Tabak los, indem Sie sich auf Ihr Ziel konzentrieren, sich schlau machen, meditieren und/oder sich die Kraft des positiven Denkens zunutze machen.

Die Angst vor dem Versagen überwinden

Sie kennen sicher Menschen, die darauf verzichtet haben, etwas aus ihrem Leben zu machen, die ihre Träume nicht gelebt haben, aus Angst, sie könnten versagen. Die Angst vor dem Versagen ist so etwas wie seelischer Krebs. Sie wollen wachsen, etwas erreichen, jemand sein, aber Ihre Angst und innere Blockade stehen Ihnen im Weg.

Auch Gewohnheiten verbauen einem den Weg. Die übliche Weise, Dinge anzugehen, kann ein großes Hindernis sein. Der Mensch ist ein Gewohnheitstier, heißt es so schön. Entsprechend schwer ist es, neue Verhaltensweisen zu lernen.

Haben Sie Angst davor zu versagen? Fragen Sie sich selbst, ob Sie ein Perfektionist sind. Gehen Sie eine Sache nur dann an, wenn Sie sich genauestens darüber informiert haben und sicher sind, ein optimales Resultat zu erzielen? Haben Sie kurze Versuche hinter sich, mit dem Rauchen aufzuhören? Haben Sie sich selbst eingeredet, dass Sie es niemals schaffen würden?

Ein anderer Ansatz, das Aufhören zu betrachten, ist, dass jeder tabakfreie Augenblick ein Erfolg ist. Jeder rauchfreie Moment ist ein Moment, der Ihren Lungen und dem Rest Ihres Körpers Zeit zu heilen gibt. Jeder Moment, in dem Sie das Rauchen vermeiden, ist ein erfolgreicher Moment.

Anstatt zur Zigarette zu greifen, greifen Sie zum Telefon und rufen einen Freund an oder schnappen sich die Schlüssel und machen einen Spaziergang.

Ein praktizierender Okkultist, den ich kenne, beschreibt das Praktizieren des Entsagens als Grundstein der Selbstbestimmung. Glücklicherweise braucht sich das Entsagen für unsere Zwecke nur auf das Rauchen zu beziehen! Aber natürlich ist es ein großes NEIN, das Sie sich da sagen müssen. Wenn Sie Nein zu sich sagen, ist das eine bedeutende Leistung. Der Okkultist würde sagen, es sei eine magische Leistung. Sie ersetzen Instinkt und blindes Gewohnheitsverhalten durch einen bewussten Entschluss. Sie werden unzählige Momente wie diesen erleben. Jedes Mal, wenn Sie entscheiden, sich um etwas zu bemühen, das Ihnen am Herzen liegt, jedes Mal, wenn Sie beschließen, starre Denkmuster zu durchbrechen und ungewohnte Gefühle zuzulassen, schwimmen Sie gegen den Strom und bewegen sich auf neue Ufer zu. Wie es ist, der alten Gewohnheit nachzugeben und eine zu rauchen, wissen Sie bereits. Wenn Sie Ihr Verhalten ändern, werden Sie sich selbst ändern.

Am Ende des Tages möchten Sie spüren, dass Sie für eine gute Sache gekämpft haben. Sie möchten spüren, dass Sie alles getan haben, um sich gut zu fühlen, ein gutes Leben zu führen, gut auf Körper und Geist achtzugeben. Warum? Diese Frage ist keine rhetorische. In der Natur geht es immer darum, das meiste aus dem Leben herauszuholen. Vögel, Hunde und Pflanzen sorgen dafür, dass es so viel Licht, Futter und angenehme Gefühle in ihrem Leben gibt wie nur möglich. Warum sollte es für Sie anders sein?

Angst kann Sie komplett blockieren. Lassen Sie nicht zu, dass sie Ihnen im Weg steht. Analysieren Sie Ihre Angst. Fassen Sie Ihre Angst vor dem Aufhören in Worte. Haben Sie Angst davor

- ✔ etwas Neues auszuprobieren?
- ✔ nicht mehr zu einer Gruppe von Rauchern zu passen?
- ✔ sich anderen erklären zu müssen?
- ✔ an Entzugserscheinungen zu leiden?
- ✔ nicht zu wissen, wohin mit Ihren Händen?
- ✔ nicht zu wissen, was Sie mit Ihrer Zeit anstellen sollen?
- ✔ sich unwohl zu fühlen, wenn Sie unter Menschen sind?
- ✔ wenig Energie zu haben?
- ✔ Angst zu haben?

Präsident Franklin Delano Roosevelt hat einmal gesagt: »Das Einzige, was wir fürchten müssen, ist die Furcht selbst.« Wenn Sie mit dem Rauchen aufhören, ist das, was Ihnen mit am meisten im Weg steht, die Vorstellung vom Aufhören selbst. Sie fragen sich vielleicht: »Wie soll ich ohne Zigarette damit fertig werden?« oder »Ich habe immer eine Zigarette nach dem Essen geraucht.« Ohne Zweifel fallen Ihnen noch viele weitere reflexartige Gedanken wie diese ein.

Was ist im Zusammenhang mit dem Aufhören Ihre schlimmste Angst? Ist sie wirklich so schlimm? Sie haben vielleicht Angst davor, wie Sie sich fühlen werden, wenn Sie erst einmal aufgehört haben zu rauchen. Die Vorstellung, die Sie sich davon machen, kann schlimmer sein, als die Erfahrung selbst.

Das Schlimmste (oder Beste), was passieren kann, wenn Sie es nicht schaffen, auf Dauer mit dem Rauchen aufzuhören, ist, dass Sie es noch einmal versuchen können!

Denken Sie über andere gute Entscheidungen nach, die Sie in Ihrem Leben getroffen haben. Vielleicht haben Sie beschlossen, welchen Job Sie annehmen oder wo Sie leben wollen. Sie haben vielleicht überlegt, ob Sie heiraten sollten oder nicht, oder waren der noch viel schwierigeren Entscheidung ausgesetzt, *wen* Sie heiraten sollen. Ihr Leben ist eine Sammlung von Entscheidungen, manche davon fallen leicht, andere nicht. Wenn Sie am Morgen aufstehen, entscheiden Sie, welche Socken Sie anziehen. Vielleicht entscheiden Sie in diesem Moment sogar, wie Sie sich an diesem Tag fühlen werden.

Wenn Sie einen Tag ohne Zigarette wählen, entscheiden Sie sich für die Gesundheit und gegen die Angst. Gesundheit und Angst sind nicht miteinander vereinbar.

Die Gesundheitsrisiken des Rauchens

6

In diesem Kapitel

- Eine Prise Luft: Wie die Atmung funktioniert
- Die Risiken: Organ für Organ
- Welchen Gesundheitsrisiken setzen Sie sich aus?
- Den Schaden beheben

Jeder Atemzug frischer Luft ist angereichert mit gesundem, lebensspendendem Sauerstoff, Stickstoff und anderen Gasen. Dagegen ist jeder Zigarettenzug voller giftiger Chemikalien und Gase, zu denen Teer, Kohlendioxid und krebserregende Kohlenwasserstoffe gehören.

Sie wissen sicher bereits, dass Rauchen nicht gut für Sie ist – die Tatsache lässt sich schlecht ignorieren. Aber wenn Sie trotzdem noch rauchen, obwohl Sie wissen, wie schädlich es ist, hilft es Ihnen vielleicht zu erfahren, welche konkreten Schäden der Rauch in Ihrem Körper anrichtet. Die Details zu kennen, ist vielleicht genau das, was Sie brauchen, um unverzüglich mit dem Rauchen aufzuhören. In diesem Kapitel erläutere ich die Gesundheitsrisiken des Rauchens und vermittle Ihnen die Informationen, die Sie brauchen, um Ihr persönliches Gesundheitsrisiko einschätzen zu können.

Die Atmung, eine Miniatur-Entlüftungsanlage

Zu verstehen, wie die Atmung funktioniert, hilft Ihnen dabei, potenzielle Stolpersteine und Probleme zu erkennen. (Das Rauchen verursacht die meisten dieser Probleme, wie Sie sehen werden.)

Das Atmen ist ein wundersamer Prozess, der ständig stattfindet, sogar, wenn Sie schlafen. Die meisten Erwachsenen atmen zwölf- bis zwanzigmal in der Minute, Kinder atmen normalerweise schneller. Die Tatsache, dass das Atemsystem seine Leistung so unauffällig erbringt, dass wir es die meiste Zeit kaum wahrnehmen, ist ein Beweis seiner unglaublichen Komplexität und Effizienz.

Der Job des Bronchialbaums (er wird so genannt, weil die Trachea, die Bronchien und Bronchiolen aussehen, wie die verzweigten Äste eines auf dem Kopf stehenden

Baumes, siehe auch Abbildung 6.1) ist es, frische, saubere, mit Sauerstoff angereicherte Luft in unsere Lungen zu pumpen und die verbrauchte Luft auszustoßen, welcher der Sauerstoff entzogen wurde und die nun voller Kohlenmonoxid ist. Der Körper kombiniert den Sauerstoff mit Wasser und Nährstoffen, die er der Nahrung entzieht, um Energie zu gewinnen und neue Zellen herzustellen. Bei diesem Prozess, der in hundert Millionen Zellen in jedem Organ Ihres Körpers rund um die Uhr abläuft, entsteht als Abfallprodukt Kohlendioxid.

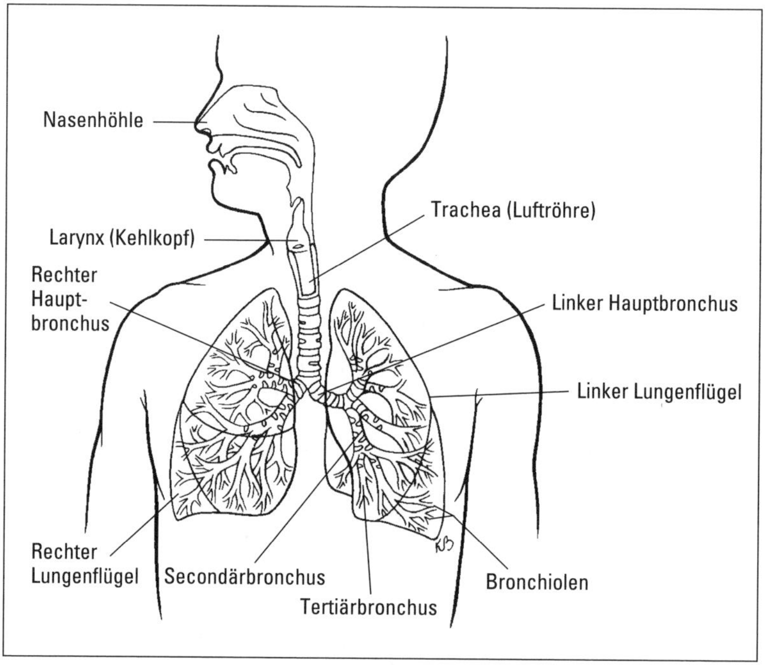

Abbildung 6.1: Ein gesundes Atmungssystem mit all seinen Teilen

Interessanterweise funktioniert die Atmung der Pflanzen genau umgekehrt. Sie nehmen das Kohlendioxid auf und geben Sauerstoff ab. Darum ist es so wichtig, die Wälder zu retten. Sie sind von elementarer Bedeutung für das Überleben unseres Planeten. Bäume und Pflanzen ersetzen den Sauerstoff, den wir einatmen!

Die Lungenflügel (Sie haben zwei davon, auf jeder Seite Ihrer Brusthöhle einen) entsorgen außerdem Schadstoffe und andere Substanzen, die dem Körper schaden könnten. Zum Beispiel wird Alkohol teilweise durch die Lungen ausgeschieden. Deshalb kann man oft erkennen, ob jemand getrunken hat – sein Atem riecht nach Alkohol. Kohlenmonoxid, ein wichtiger Giftstoff in Tabakrauch, wird auch von den Lungen aufgespalten.

Die Lunge besteht aus einer beinah ins unendliche verzweigten Reihe Röhren, Röhrchen und winzigen Luftsäckchen. Der größere Bronchialast verzweigt sich in die feineren Bronchiolen, die wiederum in den gasgefüllten Alveolen (Lungenbläschen) enden (siehe Abbildung 6.2). Die Lungeninnenwände sind feucht und auf der Oberfläche mit einem sehr stark ausgebildeten Netzwerk aus feinsten Äderchen, den Kapillaren, überzogen. In diesen Alveolarkapillaren findet der Sauerstoff-Kohledioxid-Austausch statt.

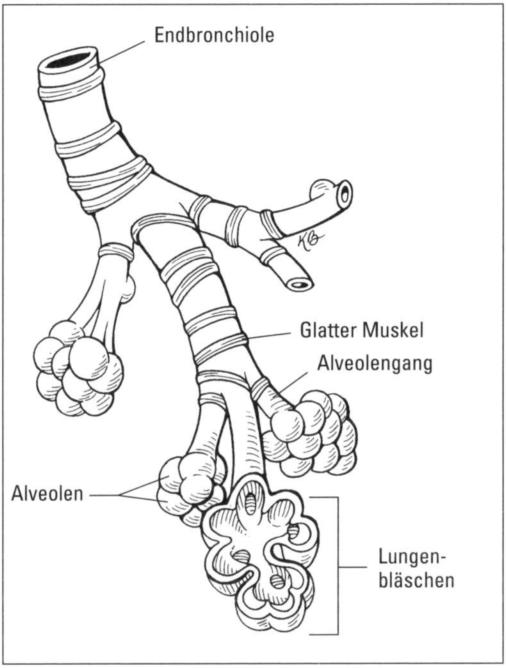

Abbildung 6.2: Die Bronchiolen enden in winzigen Luftsäckchen, die Alveolen (Lungenbläschen) genannt werden

Ein weiteres elementares Merkmal Ihrer Lungen, dessen man sich bewusst sein sollte, ist ihre natürliche Elastizität. Aufgrund spezieller proteinhaltiger Fasern, die über den gesamten Atemtrakt verteilt sind, sind die Lungen sehr flexibel und halten ein ganzes Leben dem Ein- (Ausdehnen) und Ausatmen (Zusammenziehen) stand. Nur wenige Maschinen, die der Mensch erfunden hat, arbeiten so zuverlässig und über einen so langen Zeitraum hinweg, ohne kaputt zu gehen.

Zur Atmung tragen auch das Zwerchfell (der Muskel, der Ihren Brustkorb von Ihrer Bauchhöhle trennt) und die Rippenmuskulatur bei. Wenn diese Muskeln sich ausdehnen, strömt Luft aus den oberen Atemwegen (der Nase, dem Mund und dem Rachen) in die Lunge. Wenn Sie ausatmen, entspannen sich dieselben Muskeln, das Volumen Ihrer Brusthöhle verringert sich und die Luft strömt wieder aus.

Die Luft strömt auf ihrem Weg zu und aus den Lungen durch mehrere anatomische Bereiche. Es lohnt sich, diese Körperteile zu kennen, da der Tabakrauch sie angreift. Die Luft passiert Ihre Nase und Ihren Mund und strömt in die Luftröhre, die vor Ihrer Speiseröhre sitzt, die von Ihrem Mund in den Magen führt. Die Luft strömt an Ihren Stimmbändern vorbei (die in Ihrem Kehlkopf sitzen) und erreicht schließlich die Bronchien.

Der Sauerstoff dringt durch die Membranen der Alveolen in die Kapillargefäße der Lunge. Auf die gleiche Weise dringen Kohlenstoffdioxid und andere Gase wie das Kohlenmonoxid aus den Kapillaren zurück in die Alveolen und von dort aus in die Bronchiolen und zurück in die Luft.

Sobald der Sauerstoff den Blutkreislauf erreicht hat (über die haarfeinen Kapillargefäße der Lunge) verbindet er sich mit dem Hämoglobin der roten Blutkörperchen, die den Sauerstoff über den Blutkreislauf in alle Teile des Körpers transportieren, wo er schließlich freigesetzt und für den Zellaufbau verwendet wird.

Die Auswirkungen des Rauchens auf das Atemsystem

Das Atemsystem wird durch das Rauchen am meisten geschädigt. Zum Beispiel sind Raucher sehr viel stärker als Nichtraucher gefährdet, Krebs und andere Krankheiten im Kopf und Nackenbereich zu bekommen. Ich hoffe die folgende Liste, die nur einige der Schäden aufführt, die das Rauchen dem Atemsystem zufügen kann, wird dazu beitragen, dass Sie das Rauchen ein für alle Mal aufgeben.

- ✔ **Lungenkrebs**: Millionen von Menschen sterben an Lungenkrebs. Vergleichen Sie auch den Abschnitt »Zigaretten und Krebs: Ein Traumpaar« weiter unten in diesem Kapitel, um mehr über diese schreckliche Krankheit zu erfahren.

  Chronische Veränderungen der Lunge, die durch jahrelanges Rauchen entstehen, sind zum Beispiel *Kavitation* (der Kollaps der Alveolen in große, unwirksame Sackgassen, die den adäquaten Gasaustausch reduzieren), erhöhte Schleimbildung, Tumorbildung und *Emphyseme* (Lungenaufblähung). Emphyseme resultieren aus der Zerstörung der Alveolen und reduzierter Elastizität der Bronchiolen, die wiederum die Fähigkeit verringert auszuatmen. Menschen mit Emphysemen können einatmen, aber nicht angemessen ausatmen. Abbildung 6.3 zeigt die verschiedenen schädigenden Einwirkungen des Rauchens auf die Lunge.

- ✔ **Zahnfleischentzündung**: Gingivitis, eine Zahnfleischentzündung, ist weit verbreitet unter Rauchern. Sie wird wie die meisten Krankheiten des Atemtrakts, denen

Raucher zum Opfer fallen, durch ständigen Kontakt mit Teer und anderen Toxiden aus dem Tabakrauch verursacht, die das Zahnfleisch irritieren.

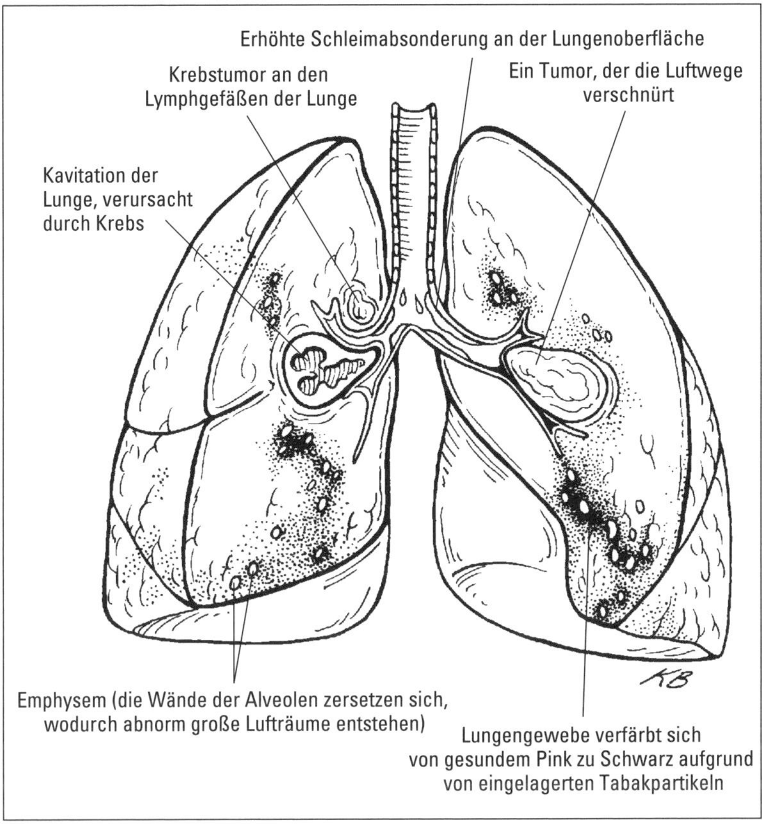

Abbildung 6.3: Das Rauchen leistet große Zerstörungsarbeit in den Lungen, verursacht Krebs, Emphyseme und andere Probleme.

- ✔ **Kehlkopfkrebs**: Die Chancen, dass die Person mit der künstlichen Stimme (dem künstlichen Kehlkopf), die Ihnen aufgefallen ist, seinen oder ihren Kehlkopf aufgrund einer Krebserkrankung verloren hat, sind groß. Kehlkopfkrebs steht ganz oben auf der Trefferliste der zigaretteninduzierten Krankheiten.
- ✔ **Chronische, obstruktive Lungenerkrankung**: Auch bekannt als chronische Bronchitis oder Lungenemphysem. Sie ist sehr schwer zu behandeln und nicht rückgängig zu machen. Am effektivsten hält man ihr Fortschreiten auf, indem man das Rauchen aufgibt. Bronchitis ist eine Entzündung der empfindlichen Schleim-

häute, die die Bronchien umgeben. Sie führt zu Irritationen, Schmerzen, Husten und der vermehrten Schleimbildung. Lungenemphyseme besitzen ein ähnliches Kaliber. Sie bedeuten einen fortschreitenden Verlust der Elastizität des Lungengewebes. Ein Mensch mit Emphysem kann einatmen, hat aber immer größere Probleme auszuatmen. Als Folge blähen sich die Alveolen und das Lungengewebe auf, weiter und weiter, und erzeugen dadurch größere aber weniger effektive Räume für den Luftaustausch. Menschen mit Emphysemen kämpfen wortwörtlich um jeden Atemzug und manche gelangen sogar an den Punkt, an dem sie Sauerstoffflaschen benötigen. Sie haben vielleicht einige dieser unglücklichen Gestalten gesehen, die für immer von einem grünen Sauerstoffkanister begleitet werden, der das Leiden lindert, aber nicht beendet.

- ✔ **Asthma**: Asthma ist eine Krankheit, die oft in der Kindheit auftritt und mit dem Verkrampfen oder Verengen der Bronchien und Bronchiolen zu tun hat. Auf diese Weise wird die Menge an Luft reduziert, die aufgenommen werden kann. Rauchen verschlimmert unterschwelliges Asthma und kann bei denjenigen, die an der Krankheit leiden, Asthmaanfälle auslösen. Asthma kann lebensbedrohlich sein. Wenn Sie je eine an Asthma leidende Person gesehen haben, die nach Luft schnappte, wissen Sie, wovon ich rede. Glücklicherweise sind Arzneimittel auf dem Markt, die normalerweise schnell wirken und den Patienten Erleichterung verschaffen.
- ✔ **Kohlenmonoxidvergiftung:** Kohlenmonoxid ist ein farbloses, geruchloses Gas, das unter anderem in Automobilabgasen und Zigaretten vorkommt. Sie wollen Kohlenmonoxid nicht einatmen, weil es mit Sauerstoff konkurriert. Das erstaunliche Molekül Hämoglobin ist ein Sauerstoffträger in roten Blutkörperchen. Es transportiert den Sauerstoff von Ihren Lungen in den Rest Ihres Körpers. Wenn Sie rauchen oder Kohlenmonoxid auf andere Weise ausgesetzt sind (zum Beispiel in einem nicht durchlüfteten Wagen), bindet das Kohlenmonoxid sich überaus gerne an das Hämoglobin und der Sauerstoffgehalt in Ihrem Blut fällt dramatisch. Falls Sie je zu viele Zigaretten in zu kurzer Zeit geraucht haben, sind Sie vielleicht einem akuten Sauerstoffmangel ausgesetzt gewesen, verursacht durch eine Überdosis Kohlenmonoxid. Kohlenmonoxidvergiftung kann tödlich sein.
- ✔ Abbildung 6.4 zeigt, wie rote Blutkörperchen erfreut auf den Sauerstoff und unzufrieden auf das Kohlenmonoxid reagieren.

Der Schaden, den das Rauchen den Lungen und Bronchien zufügt, wächst über die Jahre. Wenn Sie durch das Rauchen krank werden, ist diese Krankheit das Resultat einer lang anhaltenden und wiederholten Verletzung Ihres hochempfindlichen Lungengewebes. Die gute Nachricht ist, dass Ihre Lungen und Bronchien sofort damit beginnen, sich selbst zu heilen, sobald Sie mit dem Rauchen aufhören. Der beste Zeitpunkt, mit dem Rauchen aufzuhören, ist der, bevor irgendein irreversibler Schaden (zum Beispiel ein Emphysem) eingetreten ist.

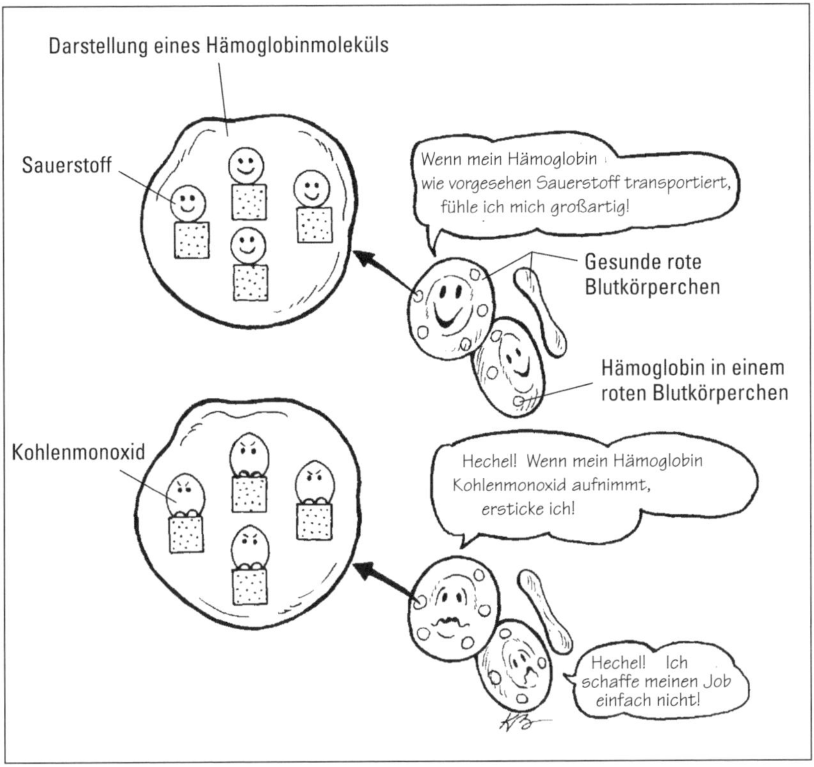

Abbildung 6.4: Kohlenmonoxid raubt Ihren Blutkörperchen den Sauerstoff.

Die Gesundheitsrisiken des Tabaks ausräuchern

An diesem Punkt Ihrer Mission, das Rauchen aufzugeben, haben Sie bestimmt verstanden, dass Tabak in jeglicher Form Ihrer Gesundheit schadet, genau wie Ihrem Portemonnaie und Ihrem allgemeinen Wohlbefinden. Auch wenn sich viele Menschen über die offensichtlichen, negativen Konsequenzen des Rauchens im Klaren sind – Dauerhusten, gelbe Fingerspitzen, Raucheratem, Lungenerkrankungen –, ist vielen nicht bewusst, welch weitreichende Auswirkungen der Tabakkonsum auf den Rest ihres Körpers hat. Dieser Abschnitt beschreibt einige der Auswirkungen. Lesen Sie weiter … und hören Sie mit dem Rauchen auf!

Rauch zieht in Ihre Augen (und Ihren Mund, das Herz, die Lunge ...)

Die physischen und medizinischen Konsequenzen des Rauchens sind zahlreich und das Ausmaß und die Schwere der durch das Rauchen verursachten Erkrankungen sind schockierend. Mehr als 140 000 Menschen sterben in Deutschland jedes Jahr an den Folgen des Rauchens. Schätzungsweise weitere 3000 sterben, da sie Passivrauch ausgesetzt waren.

Raucher werden krank und sterben außerdem früher als Nichtraucher. Laut Weltgesundheitsorganisation stirbt die Hälfte der Raucher, die als Teenager angefangen haben, an den Folgen des Tabakkonsums.

Krebs ist eine der schlimmsten Auswirkungen des Rauchens auf den Körper. Organe, die in direkten Kontakt mit dem Tabakrauch kommen – der Hals, die Lunge und die Speiseröhre – werden am wahrscheinlichsten vom Krebs befallen. Hier sind noch einige andere Nebenwirkungen, die Sie wahrscheinlich am eigenen Leib spüren werden, wenn Sie mit Ihrer Gewohnheit fortfahren. (Wenn Sie sie nicht schon erlebt haben.)

- Ihre Finger und Fingernägel verfärben sich mit schwarz-gelben Flecken, die nicht abgeschrubbt werden können.
- Ihr Atem nimmt den Geruch der Zigarette oder Zigarre an, die Sie rauchen, oder den nach altem, kalten Rauch.
- Mit der Zeit altert Ihre Haut rapide. Sie bekommen vermehrt tiefe Falten, Krähenfüße und Sorgenfalten.
- Ihr Zahnfleisch und Ihre Zähne leiden an wiederkehrenden Krankheiten, darunter Gingivitis (schmerzhaft geschwollenes und blutendes Zahnfleisch), ein wichtiges Element der nicht so schönen Tabakseite. Die Zähne verfärben sich in den unwillkommenen Schattierungen von senfgelb bis dunkelbraun. Verfärbte Zähne sind ein soziales Handicap.
- Chronische Raucher entwickeln mitunter eine tabakindizierte Amblyopie, eine Erkrankung, die parallele Augenbewegungen erschwert.
- Rauchen kann Magen-Darm-Geschwüre verursachen oder verschlimmern oder dafür sorgen, dass sie wiederholt auftreten.
- Zigaretten werden in Zusammenhang mit dem Entstehen von Osteoporose in Verbindung gebracht, einer Krankheit, die die Knochen schwächt und schwinden lässt. Sie wird oft mit älteren Menschen assoziiert.

- ✔ Raucherinnen über 35 Jahre, die die Pille nehmen, sind einem größeren Risiko ausgesetzt, einen Herzinfarkt, Schlaganfall oder ein Blutgerinnsel zu erleiden.
- ✔ In den Vereinigten Staaten von Amerika wird die Hälfte aller Schlaganfälle mit dem Rauchen in Verbindung gebracht.
- ✔ Die peripher arteriosklerotische Gefäßerkrankung ist eine ernst zu nehmende Erkrankung, die Schmerzen, Taubheitsgefühle und Durchblutungsstörungen in den Beinen verursacht. Sie kann zu Infektionen führen und sogar Amputationen nötig machen. Das Rauchen ist Hauptrisikofaktor für das Entstehen mancher Typen von peripher arteriosklerotischer Gefäßerkrankung.
- ✔ Wenn Sie übergewichtig sind oder einen hohen Blutdruck haben oder Diabetes, verschlimmert das Rauchen diese Zustände noch und kann zu ernsthafteren Symptomen und/oder einem stärkeren Bedarf an Behandlungen führen.
- ✔ Mindestens in einem von acht Fällen wird zu hoher Blutdruck durch das Rauchen verursacht.
- ✔ Babys von rauchenden Müttern sind einem höheren Risiko ausgesetzt, an plötzlichem Kindstod zu sterben oder untergewichtig geboren zu werden.
- ✔ Kinder von rauchenden Müttern haben öfter Asthma, Mittelohrentzündungen und Erkältungen.

Rauchen ist außerdem einer der Hauptrisikofaktoren bei Herz-Kreislauf-Erkrankungen. Dazu gehören Herzerkrankungen, Schlaganfälle, Bauchaortenaneurysmen und Durchblutungsstörungen der Extremitäten. Herz-Kreislauf-Erkrankungen sind die Todesursache Nummer Eins in der westlichen Welt. Je mehr Sie rauchen, desto größer ist Ihr Risiko in irgendeiner Form daran zu erkranken.

Rauchen ist eine der Hauptursachen für Herzinfarkte. Studien zeigen, dass Ihr Risiko, an einem Herzinfarkt zu sterben, in direktem Zusammenhang damit steht, wie tief Sie inhalieren, wie lange Sie schon rauchen und wie viele Zigaretten pro Tag Sie rauchen. Raucher bekommen beinah doppelt so oft einen Herzinfarkt wie Nichtraucher.

Krankenversicherungen verteilen die Kosten – in diesem Fall die Kosten einer schlechten Angewohnheit, die zu schlechter Gesundheit führt – auf alle Versicherten, Nichtraucher eingeschlossen.

Zigaretten und Krebs: Ein Traumpaar

Zigarettenrauch enthält Dutzende Karzinogene (krebsverursachende, chemische Komponenten), wie zum Beispiel Nitrosamine, Aldehyde und aromatische Kohlenwasserstoffe. Urinproben von Rauchern, denen Mikroben in Laborversuchen ausgesetzt wurden, haben bei diesen Organismen genetische Mutationen verursacht. Karzinogene interagieren mit dem genetischen Material (DNA) der Zellen und verursachen dadurch Mutationen im genetischen Code, was zur Entstehung von abnormen Zellen beiträgt, unter denen sich auch Krebszellen finden.

Entgegen der jahrzehntelangen Kampagnen der Zigarettenindustrie gibt es keinen Zweifel daran, dass Rauchen Lungenkrebs verursacht, der als Todesursache die Krebsstatistiken anführt. Experten schätzen, dass neunzig Prozent der Lungenkrebserkrankungen durch Rauchen verursacht werden.

Für einen Raucher ist die Wahrscheinlichkeit, an Lungenkrebs zu erkranken, 12- bis 22-mal höher als für einen Nichtraucher. Je mehr Sie rauchen (die Zahl der Zigaretten, die Tiefe des Inhalierens und die Anzahl der Jahre, die Sie rauchen, mit einbezogen), desto größer ist die Wahrscheinlichkeit, an Lungenkrebs zu erkranken. Die statistische Größe von Lungenkrebserkrankungen ist gewissermaßen vorhersagbar. Studien zeigen, dass die Zahl der Erkrankungen dramatisch zunimmt, wenn die Zahl der Raucher in einer Bevölkerung wächst. Die gute Nachricht ist, dass Aufklärungskampagnen der Gesundheitsbehörden helfen. Studien haben die positive Wirkung bestimmter Präventionsprogramme nachgewiesen.

Lungenkrebs ist nicht der einzige Krebs, der durch das Rauchen verursacht wird. Auch Kehlkopfkrebs tritt für gewöhnlich als Folgeerscheinung des Rauchens auf. Das Erkrankungsrisiko erhöht sich noch, wenn man über einen langen Zeitraum viel Alkohol trinkt. Das Rauchen führt außerdem zu Mundkrebs, Speiseröhrenkrebs (vier von fünf Fällen sind durch das Rauchen verursacht), Nierenkrebs und Blasenkrebs. Bis zu einem Drittel der Todesfälle bei Bauchspeicheldrüsenkrebserkrankungen sind auf das Rauchen zurückzuführen. Raucher haben ein signifikant höheres Risiko an Bauchkrebs zu erkranken, an Gebärmutterhalskrebs (Frauen) und an Leukämie.

Wenn Sie mit der Angst vor Krebs leben und darunter leiden, weil Sie immer noch rauchen, sind Sie realistisch! Sie bekommen von mir die genausten und aktuellsten Informationen, von denen viele wirklich ernüchternd sind. Das Gute daran ist, dass Sie die neu gewonnenen Erkenntnisse in sofortiges Handeln umsetzen können. In dem Moment, in dem Sie das Rauchen aufgeben, beginnt Ihr Körper, sich selbst zu reinigen und zu reparieren. Sie können den Heilungsprozess unterstützen, indem Sie viel Sport treiben, sich ausreichend Ruhepausen gönnen, gesund ernähren und das praktizieren, was man mentale Hygiene nennt. Das richtige Denken führt zu einer gesunderen Lebensführung.

Wenn Sie wegen eines körperlichen Problems oder Symptoms besorgt sind, einem hartnäckigen Husten, einem dauernden Fieber oder Unwohlsein, suchen Sie bitte unbedingt Ihren Arzt auf. Wenn Sie keinen Arzt haben, suchen Sie sich einen! Wenn Sie krank sind, ist der beste und schnellste Weg, gesund zu werden, die Ursache zu diagnostizieren und zu behandeln.

Was Nikotin mit Ihrem Körper anstellt

Innerhalb von Sekunden nach dem ersten Zigarettenzug steigen Ihre Herzfrequenz, Ihr Blutdruck und Ihre Atemfrequenz an. Ihr Körper schüttet sofort Adrenalin aus, das ihn auf einen Kampf oder die Flucht vorbereitet. Die stimulierende Wirkung von Nikotin ist vergleichbar mit einer Stressreaktion. Alle Körpersysteme werden in Alarmbereitschaft versetzt. Sie bleiben physisch auf höchste Alarmstufe programmiert, mit erhöhter Herzfrequenz und erhöhtem Blutdruck, solange Sie rauchen und einige Stunden danach, bis das Nikotin Ihren Körper verlassen hat.

Wie Sie sich vorstellen können, ist eine ständige Stressreaktion schlecht für den Körper. Die fortwährende Ausschüttung von Adrenalin, Cortisol und anderen Stresshormonen, überlasten das Immun- und andere Systeme. Sie brauchen Pausen von diesen Phasen der Anspannung, Wachsamkeit und extremer Alarmbereitschaft.

In größeren Mengen und länger angewandt, hat Nikotin einen beruhigenden Effekt. Es geht so weit, dass große Mengen giftig sein können und Übelkeit, Erbrechen und Zittern auslösen. Hohe Dosen Nikotin können sogar tödlich sein. Insektizide werden aus Komponenten hergestellt, die ähnlich wirken wie Nikotin. Es sind Fälle schwerer Vergiftung bekannt, in denen Kleinkinder und Kinder aus Versehen Tabak verschluckt hatten.

Nikotin hat weitere, sofortige Wirkungen. Sie erinnern sich wahrscheinlich an die ersten ein oder zwei Male, als Sie versuchten zu rauchen, weil Sie wahrscheinlich husten mussten oder sich erbrochen haben oder Ihnen einfach kotzübel war. Übelkeit ist ein direkter Effekt des Nikotins.

Eine bis zwölf Stunden nach der letzten Zigarette erleben Dauerraucher die ersten Nikotinentzugssymptome. Diese Symptome behinhalten:

- ✔ Gereiztheit
- ✔ Müdigkeit
- ✔ Stimmungsschwankungen
- ✔ Schlaflosigkeit oder Hypersomnie (Bedürfnis nach zu viel Schlaf)
- ✔ Konzentrationsprobleme
- ✔ Kopfschmerzen

- Erhöhter Appetit
- Angstzustände
- Depressionen
- Schwankende Energielevel

Interessanterweise ähneln viele dieser Symptome denen, die durch Depressionen und andere Formen von seelischen Erkrankungen hervorgerufen werden. Dies könnte erklären, warum Bupropion manchen Rauchern den Ausstieg aus der Sucht erleichtert. Vergleichen Sie auch Kapitel 8, um mehr über Bupropion (Zyban) und andere Therapien zu erfahren, die Nikotinentzugssymptome lindern.

Das persönliche Gesundheitsrisiko einschätzen

»So schlimm kann Rauchen gar nicht sein«, ist eine typische Reaktion auf die Konfrontation mit den weitreichenden und erschreckenden gesundheitlichen Konsequenzen des Tabakkonsums. Aber Antirauchbotschaften als autoritären Zwang abzuwehren – die ältere Generation, die der jüngeren wieder einmal erzählt, was sie zu tun hat – ist ein Fehler. Die Motivation hinter Antiraucherkampagnen ist schlicht und einfach, Leben zu retten.

Ihr Gesundheitsrisiko basiert auf Ihren Antworten auf folgende Fragen:

- Rauchen Sie?
- Inhalieren Sie?
- Denken Sie darüber nach, weniger zu rauchen?
- Stört es Sie, wenn andere Leute Sie auffordern, mit dem Rauchen aufzuhören?
- Rauchen Sie am Morgen als Erstes eine Zigarette?
- Gibt es Momente, in denen Sie wortwörtlich eine Meile für eine Zigarette laufen – oder zehn Meilen fahren – würden?

Wenn Sie Ja auf eine dieser Fragen geantwortet haben, müssen Sie mit dem Rauchen aufhören! Eigentlich hatte ich sagen wollen, dass Sie ernsthaft in Erwägung ziehen müssen, mit dem Rauchen aufzuhören. Aber was soll das? Die Wahrscheinlichkeit, dass Sie sowieso seit einiger Zeit darüber nachdenken, ist hoch, sonst würden Sie dieses Buch nicht lesen.

Wenn Sie sich Ihre speziellen Rauchgewohnheiten ansehen, bekommen Sie einen genaueren Eindruck von Ihrem persönlichen, durch das Rauchen verursachten Gesundheitsrisiko. Ihr Risiko, eine der unzähligen Krankheiten und Gesundheitsprobleme zu bekommen, wächst mit:

- der Länge der Zeit, die Sie schon rauchen
- der Anzahl der Zigaretten, die Sie pro Tag rauchen
- der Tatsache, wie tief Sie bei jedem Zug inhalieren

Wenn Sie bereits Gesundheitsprobleme haben, wie Bluthochdruck, Fettleibigkeit Asthma, Diabetes oder Magengeschwüre, ist es sehr wahrscheinlich, dass das Rauchen diese verstärkt. Ihr Arzt kann Ihnen helfen, Ihre persönliche Situation einzuschätzen, und Ihnen sagen, was Sie zur Verbesserung Ihrer Gesundheit tun können.

Die inspirierende Nachricht ist: Je länger Sie Nichtraucher sind, desto größer ist die heilende Wirkung auf Ihren Körper und desto mehr repariert er sich selbst. Nach fünf bis zehn Jahren ohne Zigaretten, ist Ihr Risiko, an einer Vielzahl dieser Krankheiten zu erkranken, mit dem eines Nichtrauchers vergleichbar.

Aufhören, solange Sie einen Vorsprung haben

Wenn Sie gerade erst mit dem Rauchen angefangen haben oder noch nicht besonders lange rauchen, haben Sie einen Vorsprung in diesem Rennen. Es ist einfacher für Ihren Körper wieder den Zustand herzustellen, in dem er war, bevor Sie mit dem Rauchen angefangen haben. Und die Erholung wird schneller vonstatten gehen. Wenn Sie nur ab und zu rauchen, an Wochenenden oder auf gesellschaftlichen Veranstaltungen, sind Sie in einer besonders beneidenswerten Position: Sie sind (noch) nicht wirklich abhängig. Wenn Sie tatsächlich nur ab und zu rauchen und glauben, dass Sie nicht abhängig sind, probieren Sie doch mal aus, wie Sie sich fühlen, wenn Sie das nächste Mal keine rauchen, wenn Sie sich normalerweise eine anzünden würden.

Es gibt Belege dafür, dass manche Lungenfunktionen (die Fähigkeit Ihrer Lunge, sich auszudehnen, ordentlich ein- und auszuatmen) mit der Zeit zurückkehren, wenn Sie mit dem Rauchen aufhören. Alle Systeme in Ihrem Körper, das Kreislaufsystem, das Immunsystem (weiße Blutkörperchen) und das Lymphsystem (Teil Ihres körpereigenen Verteidigungssystems), wechseln in den Aufräummodus und entfernen und verschlingen so viele Tabaktoxide und beschädigte Zellen wie möglich.

Wenn man den Statistiken Glauben schenkt, wird es Ihr Leben um circa fünf Jahre verlängern, wenn Sie um die 65 sind und jetzt mit dem Rauchen aufhören. In derselben Studie, die im *The American Journal of Public Health* erschienen ist, heißt es, dass diejenigen, die mit dem Rauchen aufhören bis sie 35 sind, durchschnittlich sieben bis achteinhalb Jahre länger leben, als diejenigen, die weiterrauchen. Mit dem Rauchen aufzuhören, bedeutet darüber hinaus, dass Sie im Laufe Ihres Lebens weniger Atemwegsinfektionen haben werden. Erzählen Sie mir, dass weniger Erkältungen und Grippe zu bekommen kein schlagendes Argument für das Aufhören ist! Ebenso senken Frauen, die aufhören, bevor sie schwanger werden oder in den ersten drei Monaten der

Schwangerschaft, das Risiko, eine Fehlgeburt zu erleiden oder ein untergewichtiges Baby zu bekommen auf das Niveau von Nichtraucherinnen.

Falls Sie vor Kurzem aufgehört haben, ist das fantastisch. Nutzen Sie Ihre neu gewonnene Freiheit vom Tabak und schlagen Sie dem Verlangen und den Versuchungen »nur eine zu rauchen« die Tür ins Gesicht. Sie müssen besonders aufpassen und sich in Bescheidenheit üben, wenn Sie gerade erst aufgehört haben und sich fühlen, als könnten Sie der Sucht ins Gesicht lachen und ab und zu eine rauchen.

Wie man über den Alkohol sagt: »Ein Drink ist zu viel und tausend sind nicht genug.«

Die ersten Schritte

7

In diesem Kapitel

- Die Verbindung zum Tabak kappen
- Kalter Entzug
- Neinsagen Schritt für Schritt
- Die Belohnungszigarette durch eine gesündere Belohnung ersetzen
- Ihre Hassliebe zum Tabak beenden

Traditionelle Methoden, mit dem Rauchen aufzuhören, schließen den kalten Entzug, das allmähliche Reduzieren der Zigarettenmenge und das Ersetzen der Zigarette durch andere, gesündere »Belohnungen« ein. In diesem Kapitel werden Sie es einfach tun. Ich stelle Ihnen die Alternativen vor, damit Sie entscheiden können, welcher Weg der beste für Sie ist. Aber denken Sie nicht zu lange darüber nach. Wie heißt es so schön: Carpe Diem, nutze den Tag. Es gibt viele Wege, es zu schaffen. Das Wichtigste ist, mit dem Rauchen aufzuhören, und zwar schnell. Planung ist wichtig, aber in die Gänge zu kommen, ist es auch. Zeit, das Rauchen aufzugeben!

Aufhörzeit!

Man ist sich allgemein einig, dass es das Beste ist, den Ausstieg so sorgfältig und genau zu planen wie möglich. Sie wollen vermeiden, aus einer Laune heraus mit dem Rauchen aufzuhören, weil Sie nicht kurzfristigen Impulsen nachgeben sollten und nicht wollen, dass der Impuls aufzuhören von dem Impuls eine zu rauchen gefolgt wird.

Dem Impuls, eine zu rauchen nachzugeben, ist Gift für Körper und Seele. Tun Sie es nicht!

Streichen Sie es sich rot im Kalender an. Der Tag, an dem Sie mit dem Rauchen aufhören, ist ein besonderer Tag. An diesem Tag drehen Sie das Rad der Zeit zurück. Sie erhalten die Kontrolle über Ihr Leben zurück und beginnen frei zu atmen. Ihr Körper und Ihre Zellen fangen an, sich von den angehäuften Toxiden des Tabaks zu befreien und erneuern sich mit Lebenskraft, Energie und Sauerstoff.

Ein Schlüssel zum erfolgreichen Aufhören ist, sich auf den Tag zu freuen, an dem Sie das Rauchen aufgeben. Nicht länger zu rauchen, ist eine hervorragende Wahl. Es ist eines der größten Geschenke, das Sie sich selbst machen können.

Verabschieden Sie sich von der Nostalgie

Als Raucher, der gerade dabei ist aufzuhören, werden Sie alle möglichen nostalgischen Gefühle für die Gewohnheit entwickeln, die Sie aufgeben (Sie werden es sogar bereuen). Ein Schlüssel zum Erfolg ist, Ihre Verbindung zum Tabak nicht zu romantisieren. Wenn ich an meine langjährigen Erfahrungen mit dem Tabakblatt zurückdenke, fällt mir Folgendes ein. Kommt es Ihnen bekannt vor?

Zigaretten waren meine Retter in der Not. Wenn ich versuchte, einen Gedanken zu fassen oder eine Sache anzugehen, wenn ich hungrig oder müde war oder einsam oder wütend, griff ich zur Zigarette. Genau wie Sie gehörte ich dem Club der Zigarettenjünger an. Ich war Mitglied der beinah universellen »Haste mal Feuer?«-Gesellschaft. Oft fiel mir Rauchen leichter als Essen. Ich belohnte mich mit einer Zigarette dafür, Sport gemacht zu haben.

Andererseits hatte ich mehr Tabaktraumas als ich zählen kann. Richtige Nikotinalbträume. Einmal rauchte ich, in Greenwich Village, zwei Zigaretten hintereinander, wurde von Schwindelgefühlen erfasst und fiel auf dem Bürgersteig in Ohnmacht. Toll! Ich kann nicht sagen, wie viele weitere Male ich mir trotz des brennenden Gefühls, das der ätzende Rauch in meinen Atemwegen hinterließ, eine angezündet habe.

Menschen sind eine der wenigen, wenn nicht die einzige Art, die von ihrem natürlichen Verhalten abweicht, um sich selbst zu schaden. Wann haben Sie das letzte Mal einen Leoparden oder Orang-Utan mitten in der Nacht zur nächsten Tanke fahren sehen, um sich ein Päckchen Luckys zu besorgen? Ich rauchte, wenn ich krank war. Ich rauchte, sobald ich aufgewacht war. Wenn ich heute daran zurückdenke, frage ich mich, wie ich meinen Körper so grausam behandeln konnte. Kaum war ich wach, Bang!, verpasste ich Herz und Lungen mit einem halben Dutzend guter, tiefer Züge eine Abreibung. Am Morgen danach blickte ich auf überquellende Aschenbecher, Aschehäufchen und kleine Friedhöfe ausgedrückter Kippen, halb gerauchter Zigaretten und lippenstiftverschmierter Filter.

Brauchten Sie jemals so verzweifelt eine Zigarette, dass Sie eine dieser alten Kippen gegriffen und tatsächlich angezündet haben? Erinnern Sie sich an den Geschmack? Zur Hälfte gerauchte Zigaretten haben einen so hochkonzentrierten Teer- und Nikotingehalt, dass schon ein Zug Schwindel und Übelkeit auslösen kann. Und dann gibt es da noch die ersten Zigaretten nach Phasen, in denen man aufgehört hatte. Diese Zigaretten schmecken besonders schlecht. Sie sind wiederholte, physische Manifestationen des Gedankens: »Wie kann ich mir das nur antun?«

Eine weitere, äußerst unangenehme Erfahrung für einen Raucher ist herauszufinden, dass jemand Lungenkrebs hat. Es ist entweder jemand, den man kennt oder ein Prominenter. Wenn jemand, den Sie kennen, Lungenkrebs hat, ist es besonders schlimm. Wenn es ein Promi ist, ist es ebenfalls schlimm, weil man darüber nachdenkt, dass die großartige Karriere dieser Person wegen so einer dämlichen und unnötigen Angewohnheit vielleicht vorbei ist.

Sie müssen kein Arzt sein, um Zeuge der verheerenden Auswirkungen einer Lungenkrankheit zu werden.

Während Sie lesen, nachdenken und Ihre Erfahrungen mit anderen diskutieren, werden Sie viele Momente der Reue, Wut, Frustration und sogar Trauer erleben. Wenn Sie Menschen kennen, die durch das Rauchen ernsthaft erkrankt sind, sind solche Gefühle sicher da und können hervorbrechen.

Loslassen

Loszulassen kann einer der größten und beängstigendsten Schritte sein, die Sie in Ihrem Leben machen. Wir sind es gewöhnt, Dinge auf eine bestimmte Art und Weise zu tun. Sie gewöhnen sich daran, eine bestimmte Anzahl von Zigaretten zu einer bestimmten Tageszeit zu rauchen. Sie gewöhnen sich schnell an den Geschmack, den Rhythmus und das Gefühl, sich eine anzuzünden. Es ist eine Art Tanz, ein Ritual, das Streichholz zu entflammen und die Zigarette anzuzünden. Die Zigarette (oder Pfeife oder jedes andere Tabakprodukt) wird ein fester Bestandteil Ihres Lebens. Egal, zu welcher Tages- oder Nachtzeit, Sie denken darüber nach, eine zu rauchen. Zigaretten sind Ihr ständiger Begleiter, ob zur Schule oder Arbeit oder zu Hause.

Veränderungen sind schwer. Wissenschaftler, die Veränderungsprozesse untersuchen, haben festgestellt, dass sogar positive Veränderungen – wie zum Beispiel eine Beförderung, ein Umzug in eine schönere Wohnung oder eine Heirat – Stress auslösen können. Gewohnheiten haben etwas Beruhigendes, egal, wie destruktiv sie auf lange Sicht sein mögen. Manche Menschen entwickeln feste Muster selbstzerstörerischen Verhaltens. Die Erklärung für dieses Verhalten kann in der Vergangenheit liegen … oder es gibt keine Erklärung dafür. In jedem Fall neigen Sie und ich und die meisten Menschen, die wir kennen, dazu, an alten Verhaltensmustern festzuhalten, seien sie auch noch so angestaubt oder schal.

Es ist wichtiger, eine schlechte Angewohnheit abzulegen, als zu verstehen, warum Sie zu ihr neigen.

Unglücklicherweise trifft das Sprichwort »Ein gebranntes Kind scheut das Feuer« nicht immer zu. Sehen Sie sich nur ungesunde und unglückliche Beziehungen an. Warum halten Menschen an Beziehungen fest, die sie so unglücklich machen? Warum wiederholen Menschen Dinge immer und immer wieder, die nicht gut für sie sind? Warum ist der Himmel blau? (Meine Fragen sind eigentlich nicht rhetorisch gedacht.)

Langzeitmuster selbstzerstörerischen Verhaltens sind weit verbreitet und definitiv nicht auf das Rauchen begrenzt. Menschen schaden sich selbst mit allen möglichen Dingen, die sich zunächst gut anfühlen. Gehen Sie es Schritt für Schritt durch. Denken Sie von Anfang bis Ende darüber nach, eine zu rauchen. Vielleicht überrascht es Sie, wie viele Argumente und Strategien Ihnen einfallen, um die Tatsache zu verdrängen, dass Sie etwas tun, das schlecht für Sie ist.

Wenn Sie mit dem Rauchen aufhören, lösen Sie sich aus einer Abhängigkeit. Sie trennen sich von einem alten und vertrauten Weg, die Dinge anzugehen. Anstatt in Gedanken wegzulaufen, sich überfordert zu fühlen oder zu dem Schluss zu kommen, dass Sie es nicht schaffen können und werden, mit dem Rauchen aufzuhören, betrachten Sie die einzelnen Komponenten Ihrer Bindung, die physischen, emotionalen und geistigen.

- **Physisch**: Der physische Aspekt ist die geringste Ihrer Sorgen, da Sie das Nikotin aus der Zigarette vorübergehend durch ein Nikotinersatzmittel substituieren können, um die Entzugserscheinungen zu lindern. (Vergleichen Sie Kapitel 8 zu mehr Informationen über Nikotinersatzmitteltherapien.)
- **Emotional**: Die emotionale Komponente ist als psychologischer Entzug beschrieben worden. Das Gefühl des Verlustes, der Entbehrung und der Nostalgie (unter anderem) stellt sich ein, wenn Sie das Rauchen aufgeben. Diese starken Verlustgefühle sind zu erwarten. Für viele Menschen ist die Zigarette ein ständiger Begleiter, ein Freund, der immer für sie da ist, bei dem man sich jederzeit darauf verlassen kann, dass er bestimmte Gefühle in einem wach ruft. Wer wäre nicht traurig über den Verlust eines solchen Freundes?
- **Geistig**: Die geistige Komponente ist nachhaltiger und komplexer. Sie hängen an der Idee, dass sie eine Zigarette wollen und brauchen, besonders zu bestimmten Zeiten. Das nennt man Verlangen. Verlangen ist keinesfalls an das Rauchen gebunden. Sie erleben es jeden Tag. Sie treffen ständig Entscheidungen über Dinge, die Sie anderen Dingen vorziehen. Manches Verlangen ist schwach und vergeht schnell, zum Beispiel die Entscheidung, welche Sendung Sie sich im Fernsehen anschauen wollen. Auf der anderen Seite sind Sie vielleicht gerade Shoppen und entscheiden, dass Sie eine Sache unbedingt haben *müssen*, egal was sie kostet.

Das Verlangen nach einer Zigarette liegt am äußersten Ende des Spektrums, besonders, wenn Sie schon einige Zeit keine geraucht haben. Sie geraten an den Punkt, an dem es Ihnen schwerfällt, an etwas anderes zu denken. Der Drang nimmt Sie in die Mangel, stachelt Sie an, bis Sie ihm schließlich nachgeben.

Oder vielleicht geben Sie nicht nach. Der erste Schritt ist, Ihrem Verlangen nach einer Zigarette nicht nachzugeben. Es ist großartig zu erfahren, wie es sich anfühlt, etwas zu trotzen, das sich wie ein Instinkt oder Reflex anfühlt. Sigmund Freud hat mal gesagt, dass das Ziel der Psychoanalyse sei, das Es (unkontrollierte, unbewusste Triebe) durch das Ich zu ersetzen. Für ihn war das Ich der reife, vernünftige Antrieb des Geistes. Ich bin kein großer Freud-Fan. Tatsächlich halte ich das Meiste von dem, was er gesagt hat, für Unsinn. Nichtsdestotrotz ist es immer besser, die eigenen Triebe und Wünsche zu kontrollieren, als von den Wünschen (nach einer Zigarette) kontrolliert zu werden. Es ist besser, das Steuer in der Hand zu halten.

Seien Sie kein Sklave des Nikotins. Es ist besser, etwas zu tun, weil Sie beschlossen haben, es zu tun. Rauchen, zu viel essen oder was auch immer, ist etwas, das sich anfühlt, als habe es Sie in der Hand. Je mehr Kontrolle Sie über Ihr Leben haben, desto besser werden Sie sich fühlen und umso mehr Dinge werden laufen, wie Sie es wollen. Ihr Leben im Griff zu haben, macht Sie nicht zu einem steifen, humorlosen Spießbürger. Die Kontrolle zu haben bedeutet, dass Sie viel mehr Einfluss darauf nehmen, was Sie tun, wie Sie sich fühlen, wohin Sie gehen, warum Sie Dinge tun und wann Sie sie tun (oder auch nicht) … das Rauchen eingeschlossen.

Klar, für mich ist es einfach zu sagen, dass das Aufhören befreiend ist. Ich habe schließlich vor Jahren aufgehört. Aber ich schleudere Ihnen nicht einfach ein paar Phrasen entgegen. Wenn Sie nicht darüber nachdenken müssen, Zigaretten zu kaufen, den üblen Mundgeruch zu überdecken, Ausflüchte zu finden oder sich bei sich selbst zu entschuldigen, setzen Sie eine Menge Zeit, Geld und Energie frei, die Sie für so viele andere lebensbejahende Aktivitäten verwenden können.

Die Zeit und Energie, die Sie sparen, müssen Sie übrigens nicht in mehr Sport oder andere gesunde Aktivitäten investieren. Sie können damit anstellen, was Sie wollen. Schlafen Sie mehr! Grübeln Sie weniger! Beschäftigen Sie sich auf eine Art und Weise, die nicht dazu führt, dass Sie im Krankenhaus landen.

Genug gepredigt. Mit dem Rauchen aufzuhören, ist ein ernsthaftes Bestreben. Es ist so herausfordernd und wichtig für Ihr Überleben wie das Aufgeben jeder anderen ungesunden Bindung. Wenn Sie schon mal eine explosive Beziehung geführt haben, aus der Sie sich befreien konnten, wissen Sie wovon ich spreche.

Retten Sie sich selbst, denn die Zukunft ist real. Wenn Sie für das Heute leben, was tun Sie dann morgen?

Das Rauchen begraben

Weil es ein gewaltiger Schritt im Leben ist, das Rauchen aufzugeben, ein gewaltiger Schritt vorwärts, möchten Sie diesen Meilenstein vielleicht mit einer Zeremonie feiern. Rituale eignen sich sehr gut dafür, die Meilensteine im Leben zu würdigen. Sie zeichnen Anfänge und Enden emotional aus. Im Folgenden finden Sie ein paar Vorschläge, die vielleicht Ihrem Verständnis von Ritualen entsprechen:

- ✔ Nehmen Sie Ihr Zigarettenpäckchen und vergraben Sie es in der Erde. Wenn Sie möchten, sprechen Sie ein Gebet, um für Ihr Vorhaben um Hilfe zu bitten. Sie können auch eine Rede auf Ihre schlanken, runden Freunde halten, die nun von Ihnen gegangen sind.
- ✔ Zählen Sie, wie viele Zigarettenwerbungen, Poster und Accessoires mit Logos Sie heute gesehen haben. Denken Sie über diesen Propagandakrieg nach. Wollen Sie sich wirklich noch länger einer Gehirnwäsche unterziehen lassen?
- ✔ Zünden Sie ein Streichholz an und sehen Sie zu, wie es abbrennt. Denken Sie über die Energie der Flamme nach und wie sie zum Guten oder Schlechten eingesetzt werden kann. Ein Feuer kann ein Heim erwärmen oder eine köstliche Suppe ... oder eine Zigarette voller Giftstoffe entzünden.
- ✔ Suchen Sie sich eine Sportart aus. Experimentieren Sie. Versuchen Sie, ein paar Runden zu laufen oder statten Sie dem Fitnessstudio um die Ecke einen Besuch ab. Heute ist der erste Tag Ihres neuen Lebens, und es gibt keinen besseren Weg, ihn zu beginnen, als sich eine gesundheitsfördernde Aktivität wie Sport zu suchen.

Wenn Sie an Ihre Rauchertage zurückdenken, stellen Sie sich den Tabak nicht als rosa Wolke vor. Erinnern Sie sich lieber an ein paar richtig üble Momente, die Sie als Raucher hatten. Erinnern Sie sich an Ihre erste Zigarette. Erinnern Sie sich daran, wie es sich anfühlte, während einer Erkältung zu rauchen. Erinnern Sie sich, wie es war, zu viel zu rauchen und sich hundeelend zu fühlen. Das ist die Welt, die Sie hinter sich lassen. Ein Glück, dass Sie sie los sind!

Die Idee des Rituals ist verführerisch, weil es schön ist, auf diese Weise mit etwas abzuschließen. Sie fühlen sich wirklich, als verschlössen Sie damit die Tür vor diesem Lebensstil. Andererseits sollten Sie vermeiden, sich zu lange in Erinnerungen zu verlieren, weil zu viele Erinnerungen an das Rauchen starkes Verlangen danach auslösen können. Seien Sie kreativ und aktiv. Das Ziel ist, so beschäftigt zu sein, dass Sie durch das Verlangen nicht abzulenken sind.

Bitte einmal tief Luft holen

Sie geraten womöglich an den Punkt, an dem Sie in Klischees ersticken. Tief Luft zu holen, ist so ein Beispiel. Wenn Sie jedoch genauer hingucken, ist das Prinzip des tief Luftholens etwas ganz Neues und Frisches. Daran ist nichts Triviales.

Weise Männer des Ostens hatten einen Namen für den Atem, sie nannten ihn Prana. Dieser Ausdruck bedeutet mehr als nur Atem. Er bedeutet außerdem Lebensenergie. Die Idee ist, dass man sich mit jedem Atemzug, besonders wenn man bewusst einatmet, mit der Seele des Lebens und der Energie füllt. Die Wurzel des Wortes Inspiration lässt sich auch auf die Idee des Atmens zurückführen. Ein Atemzug ist Inspiration.

Kontrollierte Atmung kann eine Energiequelle für den Geist sein, das Herz, das Leben. Ich versuche nicht, Sie mit weiteren Klischees zu bombardieren. Sie können mit konzentriertem Atmen und Denken sehr bedeutungsvolle Orte erreichen, wie Sie in Kapitel 9 erfahren werden.

Jetzt stellen Sie sich das Gegenteil vor. Was ist das Gegenteil von Inspiration, kontrolliertem Atmen, dem Empfangen von Energiewellen, Prana, Erneuerung? – Tabak, genau! Wären Sie lieber eine wandelnde Tabakreklame für eine der großen Tabakkonzerne oder der Meister eines Königreiches der Ruhe und Kraft? Es ist Ihre Entscheidung.

Ohne auskommen: Die Cold-Turkey-Methode

Wenn Sie über den Ausdruck Cold Turkey nachdenken, fällt Ihnen vielleicht ein geschlachteter Vogel ein, der zum Dinner mit Cherrytomaten und Cranberries verspeist wird. Oder der Ausdruck ruft Ihnen Bilder bemitleidenswerter Drogenabhängiger ins Gedächtnis, die sich zitternd in der Ecke eines Raumes aneinanderdrängen, mit Augen, die aus dem Kopf quellen, während sie um ein Gramm ihrer Droge betteln. Sie haben bestimmt Bilder, Filme oder Reportagen über Abhängige, Junkies und andere arme Seelen gesehen, die einen kalten Entzug durchstehen mussten, um von ihren Drogen loszukommen. Normalerweise sind diese extremen Szenarien mit Heroin oder anderen Opiatdrogen verbunden, aber auch der Tabakentzug kann seine hässliche Fratze zeigen.

Mit dem Rauchen aufzuhören, wird Sie nicht umbringen. Es wird Ihr Leben retten. Aber eine Weile lang wird es sich anfühlen, als würde es Sie umbringen! Ich garantiere Ihnen jedoch, dass das nicht passieren wird. Sie können aufhören, Millionen Menschen haben es bereits getan und Millionen weitere werden es noch tun.

Um das Unwohlsein zu lindern, das durch die Entzugserscheinungen auftritt, versuchen Sie folgende Techniken:

- ✔ Meditation
- ✔ Sport
- ✔ Unterstützung bei Hilfsgruppen suchen
- ✔ so viel wie möglich über gesunde Lebensführung lernen, damit Sie das ganze Ausmaß dessen schätzen können, was Sie für sich tun
- ✔ eine Nikotinersatzmitteltherapie anwenden (vergleichen Sie Kapitel 8)

Ist ein Cold Turkey oder kalter Entzug – von einem Moment auf den anderen komplett mit dem Rauchen aufzuhören – das Richtige für Sie? Die meisten Methoden beinhalten den totalen Verzicht. Wenn Sie einen stufenweisen Ausstieg wählen, zum Bespiel die erste Zigarette von Tag zu Tag etwas später zu rauchen, setzen Sie sich dem Risiko aus, in alte, gewohnte Verhaltensmuster zu verfallen. Der beste und wahrscheinlich einzige Weg herauszufinden, ob die Cold-Turkey-Methode für Sie funktionieren wird, ist, sie auszuprobieren. Ich kenne viele Leute, die auf diese Weise aufgehört haben, ohne Therapie oder Nikotinersatzmittel. Sie haben einfach aufgehört. Wenn Sie feststellen, dass Sie schlichtweg nicht Nein sagen können, ist das okay. Es gibt schließlich viele Hilfsmittel und -quellen für Sie. Ein Versuch kann nicht schaden, aber geben Sie auf keinen Fall auf, wenn es für Sie nicht funktioniert. Wenn die Cold-Turkey-Methode nichts für Sie ist, wird eine der anderen zu Ihnen passen.

Schritt für Schritt weniger rauchen

Viele Menschen greifen zur Reduktionsmethode, um mit dem Rauchen aufzuhören, das heißt, sie reduzieren ihren Zigarettenkonsum schrittweise. Von welchem Level aus auch immer Sie starten – ein Päckchen Zigaretten am Tag, dreizehn Pfeifenladungen, zwei Zigarren, eine Dose Kautabak – diese Menge reduzieren Sie Schritt für Schritt. Es gibt keine geheimnisvolle, magische Formel, die festlegt, um wie viel Prozent Sie Ihren täglichen Tabakkonsum am besten zurückschrauben (wenngleich viele Experten den kompletten Verzicht empfehlen). Von Mal zu Mal weniger zu rauchen, ist vernünftig. Wenn Sie ein Päckchen am Tag rauchen, versuchen Sie in der nächsten Woche achtzehn Zigaretten am Tag zu rauchen, dann eine Woche lang sechzehn am Tag und so weiter.

Diese schrittweise Abnahme kommt Ihnen vielleicht zu langsam vor. Ich bin nicht die Sittenpolizei, sondern Ihr Berater! Ihr Körper und Geist wissen es am besten. Sie werden starken Widerstand von der »Gefühlsseite« Ihres Gehirns erhalten, es wird Ihnen zurufen: »Rauch mehr! Rauch mehr!« Aber der kognitive, rationale Teil Ihres Gehirns kann und sollte gewinnen. Halten Sie durch. Bleiben Sie hart und Sie werden etliche Lebensjahre hinzugewinnen. Ein weiteres, gar nicht hoch genug einzuschätzendes Resultat eines Lebens ohne Tabak ist die gesteigerte Lebensqualität, die Sie erfahren werden.

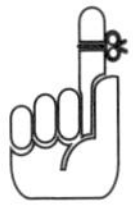

Es kommt nicht darauf an, wie Sie aufhören. Wenn es darum geht, mit dem Rauchen aufzuhören, heiligt der Zweck die Mittel.

Variieren Sie Ihre Nikotinroutine

Die Befürworter von Alternativen zur Alles-oder-nichts-Methode schlagen oft vor, dass man als ersten Schritt in Richtung totalen Ausstieg seine Nikotinroutine abwechslungsreicher gestaltet. Andere bestehen darauf, dass man ganz mit dem Rauchen aufhören muss und Punkt. Wieder andere haben erlebt, dass der schrittweise Ausstieg für sie funktioniert hat. Der Witz dabei ist, dass wir nicht genau wissen, warum manche Methoden für bestimmte Menschen funktionieren und für andere nicht.

Die Idee hinter dem Variieren der Nikotinroutine ist, Sie aus dem Verhaltensschema zu lösen, jeden Tag zur gleichen Zeit die gleiche Menge auf die gleiche Art zu rauchen. Wenn Sie sich Ihre erste Zigarette des Tages in dem Moment anzünden, in dem Sie aus dem Bett steigen, dann warten Sie eine Weile, bevor Sie Ihre erste rauchen. Wenn Sie nach jeder Mahlzeit eine rauchen, verzögern Sie die Zigarette nach dem Abendessen um eine halbe Stunde und beobachten Sie, wie sich das anfühlt.

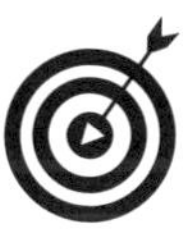

Bringen Sie Ihre Routine durcheinander. Je öfter Sie die starren Regeln durchbrechen, desto wahrscheinlicher ist es, dass Sie sich mit dem Rauchen an sich genauer auseinandersetzen. Ein tolles Beispiel ist, jeden Tag länger damit zu warten, sich die erste Zigarette anzuzünden. Irgendwann fragen sich viele Raucher, warum sie sie überhaupt noch anzünden.

Ihre Nikotinroutine zu variieren, ermöglicht Ihnen, sich von einem Gewohnheitstier in … was auch immer Sie wollen zu verwandeln!

Das eine aufgeben und etwas anderes dafür bekommen

Eine Aussage, die einem in der Suchttherapie und Trauerbewältigung häufig begegnet (weil sie wahr ist!), ist, dass man einen Ersatz braucht, um von einer Abhängigkeit loszukommen. Sie (und ich und der Typ am Nebentisch) brauchen einen Ersatz, wenn wir etwas aufgeben, das für uns wesentlich ist. Ernsthaft. Wenn Sie einen wichtigen Menschen verlieren, begegnet Ihnen vielleicht ein anderer. Oder Sie ersetzen diese Person mit dauerhaftem Kummer und Schmerz. Genauso schwer ist es, sich von einer

Gewohnheit zu verabschieden. Wenn Sie Tabak aufgeben, gewinnen Sie Gesundheit. Oder Zufriedenheit. Oder Glauben. Oder ein sonniges Gemüt. Oder eine Vorliebe für Selleriestangen, das Sammeln von Antiquitäten oder sonst irgendetwas. Der Punkt ist, der Mensch ist ein Gewohnheitstier.

Also, überlegen Sie sich zwei oder drei spezielle Dinge – Belohnungen –, die sofort den Platz des Tabaks einnehmen. Zum Beispiel könnten Sie beschließen, dass Sie für jeden Tag, den Sie nicht rauchen, zehn Euro für neue Kleider oder ein persönliches Training im Fitnessstudio ausgeben.

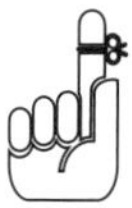

Es gibt Tausende Ersatzbelohnungen für Tabak.

Sie brauchen etwas, auf das Sie Ihre Energie und Ihre Motivation konzentrieren können. Ihre Leidenschaft. Zugegeben, es klingt ein wenig seltsam: Leidenschaft, für Tabak? Viele Menschen sind leidenschaftliche Raucher. Versuchen Sie, dieser Leidenschaft den Rücken zu kehren und ein Objekt zu finden, das Ihrer Begierde würdiger ist.

Zehn absurde Methoden, vom Tabak loszukommen

- ✔ Sich an ein feststehendes Objekt ketten.
- ✔ Sich gegen Tabak impfen lassen (eigentlich gar nicht so weit hergeholt).
- ✔ Übel riechende Giftstoffe über die Zigaretten träufeln.
- ✔ Medizin studieren.
- ✔ Bei einer Bronchoskopie dabei sein.
- ✔ Bei einer Lungen-OP zusehen.
- ✔ Sich einer Sekte anschließen, die das Rauchen verbietet.
- ✔ Jedes Mal, wenn Sie sich eine anzünden, einen Zehn-Euroschein zerreißen.
- ✔ Das Geld, das Sie in diesem Monat für Zigaretten ausgeben würden, einer Organisation spenden, für die Sie nichts übrig haben.
- ✔ Eine Zigarre statt einer Zigarette inhalieren.

Mit den Veränderungen umgehen lernen, die Sie durchmachen werden

Während Sie von einem Stadium, in dem Sie Ihre eigene Abhängigkeit nicht wahrhaben wollen, zu dem überwechseln, in dem Sie sich bewusst entscheiden, das Rauchen aufzugeben, machen Sie Veränderungen auf den verschiedensten Ebenen durch. Sie können physischer, emotionaler, finanzieller, sozialer und geistiger Natur sein. Manche dieser Veränderungen sind schmerzhaft und verlangen Ihnen viel ab, die meisten dieser Veränderungen jedoch sind positiv und begrüßenswert! Sie haben eine Menge, worauf Sie sich freuen können, wenn Sie von der Planung zum tatsächlichen Aufhören übergehen.

Die körperlichen Veränderungen treten kurz-, mittel- und langfristig ein. Die sofortigen Veränderungen, die auf das Ende des Tabakkonsums folgen, können Depressionen, Angstzustände, Unruhe, Zitterigkeit, gesteigerter Appetit und fehlende Energie sein. Manche Menschen beschreiben, dass sie sich wie elektrisiert fühlen oder elektrisiert und müde zugleich. Dies sind die durchschnittlichen, zu erwartenden Symptome, an denen viele Menschen leiden, wenn sie mit dem Rauchen aufhören.

Emotionale Veränderungen sind zum Beispiel erhöhte Wachsamkeit (oder erhöhte Müdigkeit), Reizbarkeit und sogar Depressionen und Angstzustände. Ein Grund zu rauchen ist, Ihre Stimmung im Griff zu haben und zu kontrollieren, wie Sie sich fühlen. Wenn Sie mit dem Rauchen aufhören, versetzt das der emotionalen Aktivität in Ihrem Gehirn einen Rückschlag, Sie fühlen dann womöglich das genaue Gegenteil von dem, was Sie fühlen, wenn Sie sich eine Zigarette anzünden. Die emotionalen Veränderungen sind meist vorübergehend. Nach ein paar Wochen werden Sie sich besser fühlen, wacher, lebendiger und eher in der Lage sein, mit Stress umzugehen. Kapitel 11 versorgt Sie mit vielen Informationen darüber, welchen Einfluss das Rauchen und das Aufgeben des Rauchens auf Ihre Emotionen hat.

Die finanziellen Veränderungen, die das Aufhören begleiten, sind überaus erfreulich. Sie sparen täglich gut vier Euro, wenn Sie ein Päckchen pro Tag rauchen. Wenn Sie auf teure kubanische Zigarren stehen, sparen Sie noch viel mehr. Sie haben die Befriedigung, mehr Geld ausgeben zu können und zu wissen, dass Ihre Entscheidung, mit dem Rauchen aufzuhören, dieses Extrageld in Ihre Kasse gespült hat.

Innere Einstellungen, die zum Erfolg führen

Ein Bericht im *Archives of General Psychiatry* führt an, dass bestimmte Hirnregionen, die für das Suchtempfinden zuständig sind, aktiv werden, wenn sie Tabak ausgesetzt sind. Als jemand, der das Rauchen aufgeben will, ist es Ihr Job, damit zu beginnen, andere Regionen in Ihrem Gehirn zu aktivieren, indem Sie sich mit diesen Gedanken belohnen:

- ✔ Mit dem Rauchen aufzuhören, erfordert jede Menge Mut und Stärke. Sie sind ein Held! Die Hälfte aller Raucher versucht jedes Jahr, aufzuhören, aber nur ein kleiner Teil hat Erfolg damit. Ihr Heldentum nährt sich aus Ihrem Willen, auf die kurzfristige Belohnung zu verzichten und sich ernsthaft mit den zukünftigen Folgen der Entscheidungen auseinanderzusetzen, die Sie heute treffen.

- Als jemand, der beschlossen hat, das Rauchen aufzugeben, sind Sie ein leuchtendes Beispiel und Hoffnungsträger für andere. Viele Menschen überlegen aufzuhören. Sie werden in Ihnen ein Beispiel dafür sehen, was man mit Willenskraft, innerer Stärke und Entschlossenheit alles erreichen kann.

- Die Trennung vom Tabak ist die Entscheidung für das Leben. Ihnen ist eine ungeheuer komplizierte Maschine geschenkt worden, Ihr Körper, die ein Leben lang halten soll. Wenn Sie auf ihn achtgeben, stehen die Chancen gut, dass er das auch für Sie tut. Stellen Sie sich das beeindruckende Zusammenspiel von Zellen, Blutgefäßen, Lymphdrüsen, Organen und Gewebe vor. Es gleicht einer Symphonie. Und Sie sind der Dirigent dieses Orchesters aus Milliarden Musikern. Sie befinden sich auf einer Reise, die Sie an viele Orte führen kann. Wohin sie geht, hängt zu einem gewissen Grad von den richtungsweisenden Entscheidungen ab, die Sie jeden Moment treffen. Sie spielen eine aktive Rolle bei der Entscheidung, wohin Sie gehen und was Sie tun.

- Visualisieren Sie die Gefühle und Gedanken, die in Ihnen aufsteigen, während Sie die Hürde des ersten Tages ohne Zigarette nehmen. Höchstwahrscheinlich werden Sie feststellen, dass ein großer Teil des Unbehagens daher rührt, dass Sie sich unter ständigen Erfolgsdruck setzen. Mit anderen Worten, denken Sie sich aus der Erfolgsschublade heraus. Sich die ganze Zeit Sorgen zu machen – wie zum Beispiel »Was mache ich, wenn ich aufgegessen habe?« oder »Wie soll ich es schaffen, mein Lernpensum zu bewältigen?« – kann Sie in den Wahnsinn treiben.

Bewältigen Sie einen Moment nach dem anderen. Egal, was passiert und wie hibbelig Sie sich fühlen, denken Sie daran, dass Ihre Lungen zu retten und ein neues, rauchfreies Leben zu beginnen, gerade das Wichtigste für Sie ist. Wenn alles andere, was Sie während dieser ersten tabakfreien Tage zu erreichen versuchen, den Bach runtergeht, ist es eben so. Das biegen Sie später wieder gerade. Aber irreversible Schäden an Ihrer Gesundheit lassen sich nicht wieder geradebiegen.

- Sie sind ein Späher einer gefährlichen Expedition in das Land der Gesundheit. Sie haben diesen Pfad seit Jahren nicht beschritten. Jeden Moment kann Sie ein Tiger anspringen oder ein Feuer speiender Drache sich Ihnen in den Weg stellen und versuchen, Sie zur Umkehr zu bewegen. Oder vielleicht auch nicht. Was immer passiert, Sie tragen eine große und wunderbare Verantwortung.

- Sie sind in einem Land, in dem kein Tabak existiert. Sie sind mit einer Zeitmaschine in die Vergangenheit gereist – oder in eine nebulöse Zukunft – oder Sie sind ein Reisender in die Tiefen des Alls. Es ist ein wundervolles Abenteuer. Sie brauchen keine Zigarette.

Die Trennung vom Tabak

In einer Episode der Fernsehshow »Lass es, Larry!«, in der sich Seinfeld-Erfinder Larry David selbst spielt, sieht Larry das Bild eines kürzlich verstorbenen Freundes und reagiert sehr befremdlich. Er ist fasziniert von dem Shirt, das der Tote trägt. Während alle anderen kopflos durch die Gegend rennen und sich vor Verzweiflung und Schmerz auf die Brust hämmern und die Haare ausreißen, beschäftigt Larry nur ein Gedanke: »Wie komme ich an das T-Shirt?«.

Leider ist es für uns andere nicht so einfach. Trennung und Verlust sind hart zu knackende Nüsse. Fragen Sie ein Neugeborenes, das man von seiner Mutter trennt. Fragen Sie jemanden, der sich kürzlich von seinem Partner getrennt hat. Fragen Sie jemanden, der aufgehört hat zu rauchen!

Wissenschaftliche Studien haben ohne jeden Zweifel bewiesen, dass neugeborene Säugetiere, die frühzeitig von ihrer Mutter getrennt werden, sich nicht nur schlechter entwickeln, sondern tatsächlich sterben. Auch Menschenkinder, die nicht genug Aufmerksamkeit und Zuwendung bekommen, können Defekte davontragen, die an Hirnschäden erinnern.

Diejenigen, die gerade eine Trennung oder Scheidung durchmachen, fühlen sich oft genug auch hirngeschädigt. »Mir wurde der Boden unter den Füßen weggezogen«, erzählte mir ein 49-jähriger Tierarzt. »Ich kam monatelang einfach nicht darüber hinweg. Ich schätze, ich war so daran gewöhnt, nach Hause zu kommen, meine Kinder zu sehen, an die ganze Alltagsroutine, dass es keine Rolle spielte, wie unglücklich alle waren. Es tut einfach verdammt weh.«

Ein anderer Mann, ein Diplomat einer Lateinamerikanischen Botschaft, stimmte zu, dass es für ihn am schlimmsten war, die Kinder nicht mehr jeden Abend zu sehen. »Wenn man daran gewöhnt ist, sie jeden Abend zu sehen, sie ins Bett zu bringen, sie zu berühren und sie auf die Stirn zu küssen, und es dann nicht mehr tun kann, bringt es dich um. Es hat mich umgebracht. Ich bin ein Wrack.«

Keiner von beiden ist über seinen Verlust hinweg.

Trennung und Scheidung sind Begriffe, die auch für Ihre Beziehung zu Tabak eine Rolle spielen. Die Trennung von einer wie auch immer gearteten, langjährigen Beziehung löst eine Anzahl psychologischer Warnsignale aus, die Ihren Körper und Ihr Gehirn in erhöhte Alarmbereitschaft versetzen. Es ist eine Reaktion, die 24 Stunden am Tag für die Ausschüttung von Stresshormonen sorgt.

Die Lösung? Denken Sie außerhalb der gewohnten Muster. Einsamkeit ist weitverbreitet. So seltsam es auch klingen mag, Sie sind wirklich nicht allein. Eine andere Motivation ist eine gute Gesundheit. Eine großartige Motivation ist, sich seine Würde zu bewahren. Wenn Sie in dem Wissen, dass Sie sich mindestens so gut behandeln, wie Sie ein Kind oder einen Hund behandeln würden (würden Sie einem Dreijährigen eine Zigarette anbieten?), voller Stolz in den Spiegel blicken können, fühlt sich das fantastisch an.

8 Nikotinersatzmitteltherapien

In diesem Kapitel

- Tabak durch eine sichere Nikotinvariante ersetzen
- Wie Nikotinersatzmittel aus der Apotheke Ihnen helfen können
- Der Nutzen von Nikotininhalatoren, Nikotinnasensprays und Lutschtabletten
- Verschreibungspflichtige Nikotinersatzmittel
- Die Entzugserscheinungen mit Bupropion (Zyban) lindern
- Das Kombinieren von Nikotinersatzmitteln und Bupropion (Zyban)

In diesem Kapitel werden apotheken- und verschreibungspflichtige Nikotinersatzmittel vorgestellt. Sie sind hilfreiche Werkzeuge bei der Rauchentwöhnung. Obwohl diese Nikotinersatzmittel Nikotin enthalten, sind sie viel weniger schädlich als Tabak und werden Ihnen auf lange Sicht weniger gesundheitliche Schäden zufügen als Zigaretten oder andere Tabakprodukte. Effiziente Methoden der Rauchentwöhnung beinhalten für gewöhnlich eine Vielzahl von unterstützenden Maßnahmen und Werkzeugen, darunter Nikotinersatzmittel, Medikamente, die Entzugssymptome lindern, wie Bupropion und Gesprächstherapien.

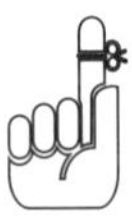

Wenn Sie beschließen, ein Nikotinersatzmittel einzusetzen, insbesondere ein apothekenpflichtiges, lesen Sie sich auf jeden Fall die Packungsbeilage sorgfältig durch und folgen Sie der darin enthaltenen Gebrauchsanweisung. Falsch angewandt beziehungsweise bei der falschen Person haben diese Produkte ernst zu nehmende Nebenwirkungen.

Nikotinersatzmittel ins rechte Licht rücken

Ein Nikotinersatzmittel ist genau das, wonach es sich anhört: ein Mittel, das dazu da ist, das Nikotin zu ersetzen, das Sie normalerweise durch das Rauchen erhalten. Wenn Sie zu einem Nikotinersatzmittel greifen, beugen Sie Nikotinentzugserscheinungen vor und behandeln sie. Aber Sie rauchen nicht! Das ist einer der großen Vorteile dieser Art von Therapie; Sie minimieren die unangenehmen Entzugserscheinungen, ohne dafür eine rauchen zu müssen. So sind Sie nicht länger den irritierenden und krankheitsauslösenden Suchtstoffen und dem beißenden Rauch ausgesetzt.

Die Einnahme von Ersatzmitteln beschränkt sich nicht auf die Behandlung von Tabakabhängigkeit. Tatsächlich ist eine der Hauptstützen in der Suchttherapie die medizinisch überwachte Abgabe von Substanzen oder Medikamenten, die weniger schädlich sind als die Droge, von deren Abhängigkeit es loszukommen gilt.

Wozu Nikotinersatzmittel? Wenn Sie ein Gewohnheitsraucher sind und von einem Tag auf den anderen mit dem Rauchen aufhörten, würden Sie an unangenehmen Nikotinentzugserscheinungen leiden, die Sie bei der Arbeit, zu Hause oder in der Schule beeinträchtigen könnten. Das könnte dazu führen, dass Sie sich sofort wieder der einen Sache zuwenden, von der Sie loskommen wollten. Diese Entzugserscheinungen beinhalten:

- ✔ Müdigkeit
- ✔ Hyperaktivität
- ✔ Angstzustände
- ✔ innere Unruhe
- ✔ Konzentrationsprobleme
- ✔ Depressionen
- ✔ Reizbarkeit
- ✔ ununterbrochenes Nachdenken über das Rauchen
- ✔ Zerstreutheit
- ✔ Fressattacken

Nikotinersatzmittel sind gesünder als Tabak, weil Sie mit ihrer Einnahme auf Hunderte giftige Inhaltsstoffe des Tabakrauchs (das Nikotin ausgenommen) verzichten. Nikotinersatzmittel enthalten darüber hinaus sehr viel geringere Mengen der Nebenprodukte der Tabakverbrennung. Dazu gehören insbesondere freie Radikale und feinste Partikel polyaromatischer Kohlenwasserstoffe, die schädlichen Einfluss auf das Zellwachstum nehmen und Krebs verursachen können. Außerdem versorgt das Nikotinersatzmittel Ihren Körper in regelmäßigen Abständen mit einer austarierten Menge an Nikotin. Genau zu wissen, wie viel Nikotin Sie einnehmen, erleichtert es Ihnen, die Menge allmählich zu reduzieren.

Zurzeit weiß man noch nicht, ob ein Nikotinersatzmittel wirksamer ist als das andere. Genauso wenig weiß man, ob eines von ihnen mehr Nebenwirkungen hat, als die anderen. Was man aber weiß, ist, dass es kein Patentrezept gibt, das für jeden funktioniert. Jedoch wurde in einer Studie der Universitätsklinik Tübingen nachgewiesen, dass eine Kombination aus Nikotinpflaster und Nasenspray bei stark abhängigen Rauchern größeren Erfolg erzielte, als die Anwendung des Pflasters allein.

Es gibt kein Allheilmittel für eine erfolgreiche Entwöhnung. Nikotinersatzmittel helfen, aber Sie werden vermutlich Ihren Lebensstil ändern und andere Hilfsmittel in Anspruch nehmen müssen, wie zum Beispiel eine Gesprächs- oder Gruppentherapie, um auf Dauer Nichtraucher zu bleiben.

Erfolgsraten im Vergleich

Das letzte Wort über die beste Methode, mit dem Rauchen aufzuhören, ist noch lange nicht gesprochen. Generell gesagt, sind die Erfolgsaussichten jedoch höher, je mehr Werkzeuge Sie kombinieren und je besser Sie informiert sind. Mit dem Rauchen aufzuhören, ist eine große Herausforderung. Viele Menschen brauchen mehrere Anläufe, bis es klappt.

Werden Sie nicht zum Opfer der Angst vor der Statistik. Nur weil das Aufhören vielen Menschen sehr schwerfällt, heißt das nicht, dass es Ihnen auch so gehen wird.

Gleichzeitig ist es nicht erwiesen, ob es besser ist, von Heute auf Morgen ganz aufzuhören – die sogenannte Cold-Turkey-Methode – oder schrittweise den Tabakkonsum zu reduzieren. Unterschiedliche Menschen, unterschiedliche Methoden, schätze ich. Es gibt viele mögliche Ansätze für einen Reduktionsplan. Sie könnten zum Beispiel Ihre erste Zigarette des Tages von Tag zu Tag später rauchen. Wenn Sie diese Methode konsequent durchführen, kommen Sie früher oder später zu dem Punkt, an dem Sie erst zum Mittagessen oder am Nachmittag eine rauchen. Ist es erst einmal so weit, fragen Sie sich vielleicht, warum Sie sich überhaupt noch eine anzünden! Andere Leute ziehen den Alles-oder-Nichts-Ansatz vor. Aus den Augen, aus dem Sinn. Ich wünschte, es wäre so einfach. Sie entscheiden sich vielleicht dafür, Zigaretten komplett aus Ihrem Leben zu verbannen, aber die Wahrscheinlichkeit ist hoch, dass Sie andere beim Rauchen beobachten und das Verlangen nach einer Zigarette spüren.

An diesem Punkt kommen die Nikotinersatzmittel ins Spiel. Ihre Anwendung vereinfacht alles. Wenn Sie ein Nikotinersatzmittel benutzen, ein Pflaster, Kaugummi, Inhalator oder Spray, dürfen Sie nicht gleichzeitig rauchen. Punktum. Die Cold-Turkey-Methode ist dann automatisch Ihre Wahlmethode. Wobei Sie mit den Nikotinersatzmitteln eher eine Art »lauwarmen Turkey« erleben, da sie die Entzugssymptome signifikant lindern.

Statistiken zeigen, dass einer von acht Menschen es schafft, ohne medizinische Hilfsmittel für mindestens sechs Monate mit dem Rauchen aufzuhören. Zwischen einem Viertel und einem Drittel der Raucher jedoch, die Bupropion oder ein Nikotinersatzmittel anwenden, schafft es für mindestens ein halbes Jahr, mit dem Rauchen aufzuhören. Es kristallisiert sich also heraus, dass die Erfolgsraten steigen, wenn ein Nikotinersatzmittel oder Bupropion eingesetzt wird. Wenn Sie Hilfsangebote wie Einzel- oder Gruppentherapien nutzen, erhöht das Ihre Erfolgschancen zusätzlich.

Auf der sicheren Seite mit Nikotinersatzmitteln

Da Nikotinersatzmittel in jeglicher Form die Einnahme von Nikotin unterstützen, müssen Sie gewisse Vorsichtsmaßnahmen beachten:

- Wenn Sie eine medizinische Vorgeschichte haben, die eine Herzkrankheit, Kreislaufprobleme, Brustschmerzen, Bluthochdruck, Schilddrüsenprobleme oder Diabetes umfasst, sprechen Sie Ihre Aufhörstrategie mit Ihrem Arzt ab.
- Benutzen Sie keine Nikotinpflaster, wenn Sie ernst zu nehmende Herzprobleme haben. Ihr Arzt kann Ihnen sagen, ob Nikotinersatzmittel für Sie infrage kommen.
- Wenn Sie schwanger sind, halten Sie Rücksprache mit Ihrem Gynäkologen, bevor Sie Nikotinersatzmittel anwenden.
- Nehmen Sie keine Nikotinersatzmittel, wenn Sie wissen, dass Sie noch nicht bereit sind, das Rauchen aufzugeben.

Denken Sie daran: Nikotin ist eine starke Droge, die Einfluss auf die Gehirnaktivität nimmt. Wenn Sie zu viel Nikotin einnehmen, egal wodurch, werden Sie eine Nikotinüberdosis erleiden. Eine zu große Menge jeder Droge, die das zentrale Nervensystem beeinflusst, kann eine toxische Reaktion hervorrufen.

Ein Nikotinersatzmittel anzuwenden und weiterzurauchen, führt dazu, dass Sie sich eine Überdosis Nikotin verpassen. Dasselbe kann Ihnen passieren, wenn Sie mehrere Nikotinersatzmittel miteinander kombinieren und die empfohlene Tagesdosis überschreiten. Falls Sie je zu viele Zigaretten auf einmal geraucht haben, wissen Sie wie sich eine Nikotinvergiftung anfühlt.

Eine Nikotinvergiftung kann folgende Symptome auslösen:

- Schwindel
- Übelkeit
- Benommenheit
- unregelmäßige Herzschläge oder Herzrasen
- Erstickungsgefühle
- akute Angstzustände

Dein Freund und Helfer - Das Nikotinpflaster

Das Nikotinpflaster ist ein weit verbreitetes Nikotinersatzmittel. Sie erhalten Pflaster verschiedener Anbieter in Ihrer Apotheke. Das Nikotin wird über das Pflaster auf die Haut übertragen und langsam von ihr absorbiert. So gelangt es in Ihre Blutbahn. (Zigaretten versorgen den Körper am schnellsten mit Nikotin. Innerhalb von Sekunden nach der Inhalation erreicht das Nikotin Ihren Blutkreislauf und dadurch Ihr Gehirn. Mit dem Pflaster dauert es etwas länger.) Eine konstante, wenn auch geringe Menge Nikotin wird über den ganzen Tag verteilt an Ihren Körper abgegeben. Wenn Sie rauchen, schwankt der Nikotinpegel in Ihrem Körper sehr: Er schießt in die Höhe, wenn Sie rauchen, und fällt in der Zeit zwischen zwei Zigaretten stark ab. Ein fallender Nikotinpegel jedoch löst Entzugserscheinungen aus. Das Pflaster verhindert das Auftreten dieser Entzugserscheinungen, indem es den Körper mit einem gleichbleibenden Nikotinvorrat versorgt, während Sie es tragen.

Sie platzieren das Pflaster an einer sauberen, trockenen Stelle Ihrer Haut, zwischen dem Nacken und der Taille. Vermutlich werden Sie es am angenehmsten finden, es irgendwo auf Ihrem Arm anzubringen.

Das Pflaster gibt seinen Nikotinvorrat entweder über 16 oder 24 Stunden verteilt ab. Das 16-Stunden-Pflaster ist am besten für Raucher geeignet, die wenig oder in Maßen rauchen (bis zu einem Päckchen am Tag), und hat den Vorteil, dass es den Körper während des Schlafs nicht mit Nikotin versorgt. Wenn Sie ein starker Raucher sind (mehr als ein Päckchen pro Tag), ist das 24-Stunden-Pflaster besser für Sie geeignet. Der mögliche Nachteil des 24-Stunden-Pflasters ist, dass es Albträume, Schlaflosigkeit und Schlafstörungen auslösen kann.

Außerdem gibt es die Pflaster in unterschiedlichen Stärken. Die Hersteller bieten meist drei Abstufungen an: eine für Wenigraucher (ein halbes Päckchen pro Tag oder weniger), eine für moderate Raucher (bis zu einem Päckchen pro Tag) und eine für starke Raucher (mehr als ein Päckchen pro Tag). Grundsätzlich beginnen Sie mit dem Pflaster, das zu Ihnen passt, und tragen es sechs Wochen lang jeden Tag. Dann wechseln Sie zu der Nikotinstärke, die eine Stufe darunterliegt, und tragen das Pflaster zwei Wochen lang. Die letzten zwei Wochen nehmen Sie ein Pflaster der schwächsten Stärke. Lesen Sie die Informationen der Hersteller zu den spezifischen Produkten genau durch, um sicherzugehen, dass Sie die Pflaster richtig und sicher anwenden.

Die empfohlene Anwendungsdauer liegt zwischen drei und fünf Monaten. Manche Menschen haben das Pflaster über einen kürzeren Zeitraum, wie sechs oder acht Wochen, erfolgreich angewandt. Je nachdem, wie Sie sich dabei fühlen, können Sie Ihre Nikotindosis alle vier Wochen weiter senken und ein Pflaster verwenden, das eine geringere Dosis abgibt.

Achten Sie darauf, einen Arzt zu konsultieren, bevor Sie das Nikotinpflaster anwenden, wenn eines der folgenden Krankheitsbilder auf Sie zutrifft:

- Sie haben Bluthochdruck, der nicht durch ein Medikament behandelt wird.
- Sie nehmen Medikamente gegen Depressionen.
- Sie nehmen Medikamente wegen Ihres Asthmas.
- Sie sind herzkrank.
- Sie leiden an Palpitation oder einer anderen Form eines unregelmäßigen Herzschlags.
- Sie hatten einen Herzinfarkt.
- Sie sind schwanger.

Rauchen Sie nicht und konsumieren Sie keinerlei andere Tabakprodukte, während Sie das Nikotinpflaster anwenden. Das Nikotin aus der Zigarette oder anderen Tabakprodukten verursacht zusammen mit dem Nikotin aus dem Pflaster einen besorgniserregend hohen Nikotinspiegel im Blut. Zu viel Nikotin kann Herzrasen auslösen, den Blutdruck dramatisch verändern, Angstzustände auslösen und weitere Probleme hervorrufen.

Sie fragen sich vielleicht, ob das Nikotinpflaster irgendwelche Nebenwirkungen hat. Jedes Medikament besitzt Nebenwirkungen. Die hauptsächlichen Nebenwirkungen, auf die man bei dem Pflaster achten sollte, sind Schwindelgefühle, Herzrasen oder Herzrhythmusstörungen, Schlaflosigkeit, Übelkeit, Erbrechen, Kopfschmerzen und Hautreizungen. Wenn bei Ihnen irgendwelche dieser Symptome auftreten, konsultieren Sie sofort einen Arzt.

Bei manchen Menschen lassen die Hautirritationen und das Jucken nach, wenn sie die Marke des Nikotinpflasters wechseln. Schlafstörungen können behandelt werden, indem man vom 24-Stunden-Pflaster zum 16-Stunden-Pflaster wechselt. Außerdem kann es gegen unerwünschte Nebenwirkungen helfen, die Stärke des Pflasters zu reduzieren.

Das Nikotinpflaster ist nur ein Hilfsmittel. Sie müssen trotzdem weiter an Ihrer Einstellung zum Rauchen arbeiten und alle anderen Strategien nutzen, die Ihnen zur Verfügung stehen, um davon loszukommen.

Behalten Sie folgende Punkte im Hinterkopf, wenn Sie das Nikotinpflaster anwenden:

- Sie können mit dem Pflaster baden und schwimmen.
- Benutzen Sie nie mehr als ein Pflaster gleichzeitig.
- Lassen Sie weder Kinder noch Tiere das Pflaster berühren oder anlecken.
- Wenn das Pflaster, das Sie tragen, abfällt, applizieren Sie ein neues.

- ✔ Bemühen Sie sich, das Pflaster jeden Tag zur gleichen Zeit anzubringen, damit der Nikotinspiegel im Blut keinen Schwankungen unterworfen ist.
- ✔ Rauchen Sie nicht, während Sie das Pflaster benutzen.

Das Verlangen mit Nikotinkaugummi zermalmen

Nikotinkaugummi ist ein beliebtes Nikotinersatzmittel. Es ist einfach anzuwenden und gibt regelmäßig gleichbleibende Mengen Nikotin in die Blutbahn ab. Der Kaugummi ist mit Nikotin vollgepumpt, das langsam abgegeben wird, aber schnell von der gut durchbluteten Mundschleimhaut absorbiert wird. Wie beim Pflaster ist auch hier die Idee, die Kaugummimenge, die Sie kauen, langsam zu reduzieren, bis Sie ihn nicht mehr brauchen.

Nikotinkaugummi gibt es in den Stärken von zwei und vier Milligramm. Die Hersteller empfehlen, dass starke Raucher (25 oder mehr Zigaretten pro Tag) und diejenigen, die direkt nach dem Aufwachen eine rauchen, die Vier-Milligramm-Streifen nehmen. Wenn Sie weniger als 25 Zigaretten am Tag rauchen, wählen Sie die Zwei-Milligramm-Variante.

Ursprünglich hatte der Kaugummi einen pfeffrigen Geschmack. Inzwischen gibt es ihn in verschiedenen Geschmacksrichtungen. Wenn Sie den Geschmack wahrnehmen, platzieren Sie den Kaugummi für ein paar Minuten zwischen Wange und Kiefer. Wenn der Geschmack nachlässt, kauen Sie wieder. Zu diesem Zeitpunkt ist das meiste Nikotin aus dem Kaugummi verschwunden und Sie können sich seiner entledigen.

Die Hersteller schlagen vor, den Kaugummi folgendermaßen anzuwenden, vergleichen Sie auch die Packungsbeilage:

- ✔ Hören Sie mit dem Rauchen auf, bevor Sie den Nikotinkaugummi anwenden.
- ✔ Essen und trinken Sie mindestens 15 Minuten vor, während und nach dem Kauen nichts, insbesondere nichts Säurehaltiges, wie Kaffee, Tee, Saft oder Limo. Manche Nahrungsmittel und Getränke absorbieren das Nikotin des Kaugummis und verhindern, dass es in Ihren Blutkreislauf gerät.
- ✔ Kauen Sie den Kaugummi nicht so, wie Sie es mit normalem Kaugummi machen. Der beste Weg ist, ihn mit Unterbrechungen zu kauen, in denen das Stück zwischen Ihrer Wange und Ihrem Kiefer klemmt. Auf diese Weise kann das Nikotin aus dem Kaugummi in die Kapillaren Ihrer Wange strömen und von dort in Ihre Blutbahn.
- ✔ Die meisten Menschen brauchen bis zu 15 Kaugummis pro Tag, um den Nikotinentzugserscheinungen vorzubeugen. Wenn Sie an besonders starken Symptomen

leiden, können Sie einen zusätzlich kauen. Aber konsumieren Sie nicht mehr als 20 Stück innerhalb von 24 Stunden.

- ✔ Versuchen Sie ungefähr einen Monat lang jeden Tag die gleiche Menge Kaugummi zu kauen. Nach einem Monat reduzieren Sie die Anzahl der Kaugummis, die Sie am Tag kauen, um einen pro Tag. Nach ungefähr drei Monaten können Sie mit dem Gebrauch ganz aufhören.
- ✔ Behalten Sie im Hinterkopf, dass Sie kauen, um die Nikotinentzugserscheinungen zu lindern. Wenn Sie keine Entzugserscheinungen spüren, brauchen Sie in dem Moment auch nicht zu kauen.

Das Gute am Nikotinkaugummi ist, dass Sie mehr Kontrolle über die Nikotinmenge haben, die Sie konsumieren. Sie können nach einem festgelegten Muster kauen oder immer dann, wenn Ihnen danach ist. Normalerweise reichen ein oder zwei Kaugummis alle ein bis zwei Stunden.

Weil der Kaugummi Nikotin enthält, eine Droge, hat sein Konsum auch Nachteile und kann Nebenwirkungen auslösen. Dazu gehören die folgenden:

- ✔ Halsschmerzen
- ✔ Übelkeit
- ✔ ein unangenehmer Geschmack im Mund
- ✔ müde oder schmerzende Kiefermuskulatur

Beachten Sie, dass einige Konsumenten dazu neigen, am Nikotinkaugummi kleben zu bleiben. Und damit meine ich nicht, dass er unter Ihren Schuhsohlen klebt! Einige Menschen, die sich erfolgreich das Rauchen abgewöhnt haben, kauten den Kaugummi ein Jahr oder länger, nachdem sie mit dem Rauchen aufgehört hatten. Die meisten Ärzte empfehlen einen maximalen Anwendungszeitraum von sechs Monaten.

Halten Sie Nikotinkaugummi von Kindern fern!

Nikotinlutschtabletten auf dem Prüfstand

Nikotinlutschtabletten funktionieren wie Nikotinkaugummi. Sie geben eine geringe Menge Nikotin ab, während Sie sie lutschen. Auch sie gibt es in Zwei- und Vier-Milligramm-Versionen. Ein Weg, die richtige Dosierung zu bestimmen, ist zu überlegen, wie viel Zeit zwischen Ihrem Erwachen und der ersten Zigarette des Tages vergeht. Wenn Sie normalerweise sofort nach dem Aufstehen eine rauchen, wird angenommen, dass Sie Ihren Nikotinspiegel im Blut am Morgen schnell in die Höhe treiben müssen (nach einer langen Nacht Nikotinentzug). Wenn Sie eher ab und zu rauchen und weniger vorhersagbar, können Sie vermutlich eine Lutschtablette mit geringerem Nikotinanteil anwenden.

Wenn Sie Nikotinlutschtabletten benutzen, stellen Sie sicher, dass sie nicht in die Hände von Kindern geraten.

Sie nehmen die Lutschtabletten über einen Zeitraum von zwölf Wochen ein und reduzieren die Menge Schritt für Schritt. Es gibt keine in Stein gemeißelte Einnahmeregel, aber es wird empfohlen, die ersten sechs Wochen eine Lutschtablette alle ein bis zwei Stunden zu konsumieren. Dann reduzieren Sie für die nächsten drei Wochen auf eine alle zwei bis vier Stunden und schließlich auf eine alle vier bis acht Stunden für die letzten drei Wochen. Wie viele Nikotinlutschtabletten Sie einnehmen, hängt davon ab, wie Sie sich fühlen. Aber überschreiten Sie das empfohlene Maß nicht. Vielleicht stellen Sie fest, dass Sie den Entzug geschafft haben, bevor die zwölf Wochen um sind, und entscheiden, den Gebrauch früher einzustellen. Lesen Sie die Packungsbeilage, um sich über die empfohlene Tagesdosis zu informieren.

Genau wie beim Kaugummi ist es wichtig, dass Sie die Lutschtablette ihre Wirkung entfalten lassen. Behalten Sie sie mindestens 20 Minuten im Mund. Kauen Sie nicht darauf herum oder schlucken Sie sie nicht hinunter. Die Tablette wirkt am besten, wenn Sie vermeiden, etwas zu essen oder zu trinken, direkt bevor und nachdem Sie sie gelutscht haben.

Beachten Sie die folgenden Regeln, wenn Sie Nikotinlutschtabletten benutzen:

- ✔ Essen oder trinken Sie mindestens 15 Minuten nichts, bevor Sie die Tablette einnehmen. Essen und Getränke stören die Aufnahme des Nikotins.
- ✔ Rauchen Sie nicht, während Sie die Tabletten anwenden. Wenn Sie es trotzdem tun, riskieren Sie eine Nikotinvergiftung zu erleiden.

Ariva ist eine mit Tabak vollgepumpte Lutschtablette, die nicht als Entwöhnungshilfe hergestellt wurde, sondern für Raucher, die sich in einer rauchfreien Umgebung aufhalten. Da die Gefahr besteht, dass Kinder sie mit Süßigkeiten verwechseln, seien Sie vorsichtig, wenn Sie dieses Produkt irgendwohin mitnehmen, wo Kinder anwesend sind.

Das Gespräch mit dem Arzt: Verschreibungspflichtige Mittel

Es ist in jedem Fall ratsam, mit Ihrem Arzt über Ihre Entscheidung, das Rauchen aufzugeben, und Ihre geplante Vorgehensweise zu sprechen. Er oder sie kann Ihnen vielleicht Ratschläge geben, die auf Ihrem Gesundheitsstatus basieren. Ihr Arzt ist die optimale Autorität, wenn es darum geht zu entscheiden, wie viel Sport und welche Art Ernährungsumstellung Ihr Körper gesunderweise bewältigen kann, während Sie Ihren Entschluss, mit dem Rauchen aufzuhören, in die Tat umsetzen. Ihr Arzt kann Sie darüber hinaus sinnvoll beraten, welche Arten von Nikotinersatzmitteln in Ihrem Fall am besten geeignet sind, insbesondere, wenn es sich um verschreibungspflichtige handelt. Er kann Sie außerdem über mögliche Wechselwirkungen zwischen Nikotin, Bupropion und anderen Medikamenten, die Sie gerade einnehmen, aufklären.

Nikotinspray

Wie viele andere Spraydosierer, zum Beispiel Asthmaspray, hat das Nikotinspray ein Mundstück, über das ein feiner Sprühnebel aus Nikotin in die Mundhöhle gelangt. Die empfindliche Mundschleimhaut ist mit einer Vielzahl von Kapillaren ausgestattet, die die Medizin im Nu absorbieren. Am Anfang können bis zu 16 Sprühstöße pro Tag angewandt werden, aber nach zwei bis drei Monaten sollte der Gebrauch schrittweise reduziert worden sein. Es wird empfohlen, das Nikotinspray nicht länger als sechs Monate anzuwenden.

Der Vergleich zwischen Nikotinspray und Nikotinpflaster zeigt, dass beide ungefähr gleiche Ergebnisse bei der Rauchentwöhnung erzielen. Der psychologische Vorteil des Sprays jedoch ist, dass es dem Gefühl des Zigaretterauchens näher kommt. Es ist ein Objekt, das man nimmt und sich zwischen die Lippen steckt. Sie werden nicht nur mit Nikotin versorgt, sondern simulieren in gewisser Weise die Handlung, sich eine anzustecken.

Nikotinnasenspray

Nikotinnasenspray ist ein praktisches, sehr leicht anzuwendendes Nikotinversorgungssystem. Sobald das Nikotin die empfindlichen Nasenschleimhäute erreicht, wird es sehr schnell absorbiert. Wenn Sie es so anwenden, wie es empfohlen wird, hilft es Ihnen dabei, Schritt für Schritt Ihren täglichen Nikotinbedarf zu senken, ohne irgendwelche unangenehmen Nikotinentzugserscheinungen zu entwickeln. Anwender des Nasensprays sind sehr zufrieden mit diesem Produkt, weil es das Verlangen nach Nikotin und andere Entzugssymptome beinah auf der Stelle abschaltet.

Jeder Sprühstoß enthält ein Milligramm Nikotin. Das ist die Menge, die Sie durch das Rauchen einer Lightzigarette einnehmen würden. Die empfohlene Dosis liegt zwischen 8 und 40 Sprühstößen pro Tag. Sie benutzen das Spray ungefähr drei Monate lang. Zwei Monate, nachdem Sie mit der Anwendung begonnen haben, reduzieren Sie die Dosis von Tag zu Tag. Informieren Sie sich über die Details der schrittweisen Reduzierung der Dosen, indem Sie den Beipackzettel des Herstellers lesen.

Da es so einfach anzuwenden ist, entwickeln manche Leute eine Nikotinnasensprayabhängigkeit. Wenden Sie es möglichst nur drei Monate und auf keinen Fall länger als sechs Monate an. Nebenwirkungen können Halsschmerzen, Husten, Schnupfen, Nasenverstopfung, tränende Augen und Reizungen der Nasenschleimhäute sein. Wenn Sie Nasen- oder Atemwegsprobleme haben, zum Beispiel Polypen, Sinusitis, Allergien oder Asthma, konsultieren Sie Ihren Arzt und besprechen Sie den Einsatz der unterschiedlichen Nikotinersatzmittel mit ihm.

Die Geschichte von LaDonna

Als Resultat eines fortwährenden Tabakkonsums – wir sprechen hier über einen Extremfall, statistisch gesehen – machte LaDonna eine Reihe von niederschmetternden Erfahrungen. Ihre Fingerspitzen wurden vom Tabak so fleckig, dass die Leute im Restaurant sie zu meiden begannen und sich lieber an einen anderen Tisch setzten oder einen Stuhl weiterrutschten. Manchmal vielleicht unbewusst, zögerten andere oder lehnten es ganz ab, sich von ihr einen Teller oder das Besteck reichen zu lassen. So isolierte ihre Gewohnheit LaDonna immer mehr. Eines Tages, sie war schon an der Uni, kehrte sie in ihr Apartment zurück und bemerkte etwas Schwarzes in ihrem Auge. Sie drückte und rieb so lange mit ihrem vom Nikotin geschwärzten Finger daran herum, bis es rot wurde, juckte und zu tränen begann. Der Arzt in der Notaufnahme ermahnte sie streng, davon Abstand zu nehmen, ihr Auge noch einmal so zu malträtieren. Nach einer kurzen Rücksprache mit dem Krankenhausapotheker empfahl er ihr außerdem verschiedene Tabletten, und Waschemulsionen, zum Einweichen der Hände, die die schwarzen Flecken an ihren Fingerspitzen entfernen oder wenigstens bleichen würden.

Ein anderes Mal saß LaDonna mit Nelson und seinen Eltern beim Essen. Nelson, ein BWL-Student, den sie auf den Stufen des AStA-Gebäudes kennengelernt hatte, wollte sie seiner Familie vorstellen. Sie ahnte nicht, dass Nelsons vorwitzige zwölfjährige Nichte Caitlin ebenfalls da sein würde. Caitlin wollte sich gerade eine weitere Truthahnkeule einverleiben, als sie mit unverhohlenem Entsetzen die fleckigen Stumpen bemerkte, die einmal LaDonnas Fingerspitzen gewesen waren. Caitlin schnappte nach Luft, verschluckte sich und schleuderte die Keule von sich, als wäre sie ein glühendes Schüreisen. Ein schrecklicher Tumult entbrannte. Und das alles nur wegen der Zigaretten!

Medikamente zur Unterdrückung der Entzugssymptome (Bupropion)

Bupropion, auch Zyban genannt, ist ein atypisches Antidepressivum, das seit Jahren zur Behandlung von Depressionen und Angstzuständen eingesetzt wird. Wenn es angewandt wird, um diese Gemütsleiden zu behandeln, dauert es für gewöhnlich zwei bis vier Wochen, bis es zu wirken beginnt. Es heißt atypisch, weil es im Gegensatz zu vielen anderen Antidepressiva nicht den Serotoninspiegel im Gehirn zu beeinflussen scheint. Stattdessen erhöht es anscheinend die Dopaminausschüttung im Gehirn. Dopamin, ein Neurotransmitter, übernimmt eine wichtige Funktion im Belohnungssystem des Gehirns. Es ist, allgemein gesagt, ein Wohlfühlmolekül. Wissenschaftler glauben, dass Euphorie, die durch intensive sportliche Betätigung oder die Einnahme bestimmter Drogen ausgelöst wird, mit der Erhöhung des Dopaminspiegels im Gehirn zusammenhängt.

Manche Forscher glauben, dass die Dopaminaktivität im Gehirn irgendwie mit der Nikotinabhängigkeit zusammenhängt. Bupropion hilft, die Nikotinentzugssymptome zu lindern, indem es den Dopaminspiegel im Gehirn erhöht und damit die Aufgabe des Nikotins übernimmt.

Es gibt Menschen, die sich unwohl dabei fühlen, ein Antidepressivum einzunehmen, um das Verlangen nach Zigaretten zu reduzieren oder ganz auszuschalten. Bupropion unterdrückt jedoch nachgewiesenermaßen das Verlangen nach Nikotin. Auch wenn Sie nicht an einer Depression leiden, hilft es Ihnen, Ihren Zigarettenhunger zu lindern. Menschen mit einer manisch-depressiven Erkrankung (bipolarer Störung) sollten die Einnahme von Bupropion mit ihrem Arzt besprechen. Bupropion und andere antidepressiv wirkende Medikamente können bei Menschen mit einer bipolaren Störung eine Überreaktion hervorrufen.

Bupropion ist kein Nikotin, sondern es entfaltet seine gewünschte Wirkung im Kampf gegen die Tabakabhängigkeit, ohne auf ähnliche Mechanismen zurückzugreifen. Die Einnahme ruft bei den meisten Menschen keine Nebenwirkungen hervor, es können jedoch Kopfschmerzen, Übelkeit, Schwindelgefühl, Müdigkeit und Schlafstörungen auftreten. Der Wirkstoff wird am besten tagsüber eingenommen, um die Möglichkeit von Schlaflosigkeit auszuschließen. Bupropion kann bis zu sechs Monate und länger eingenommen werden, fragen Sie Ihren Arzt danach. Es macht nicht abhängig und kann ohne Entzugserscheinungen abgesetzt werden.

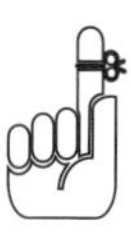

Konsultieren Sie Ihren Arzt, falls Sie weitere Medikamente einnehmen, da Bupropion Wechselwirkungen mit manchen anderen Wirkstoffen aufweist.

Die Kombination von Ausstiegshilfen

Die unterschiedlichen Ausstiegshilfen miteinander zu kombinieren ist das Beste, was man tun kann. Vor nicht allzu langer Zeit war alles, was den Menschen zur Verfügung stand, ihre Selbstdisziplin, motivierende Gespräche, das Einbläuen der Furcht einflößenden Fakten über das Rauchen und das Rumnörgeln ihrer Freunde und Familien. Jetzt haben Sie all das *und* die Nikotinersatzmittel wie das Pflaster oder den Kaugummi, plus Bupropion, falls Ihr Arzt die Anwendung des Medikaments in Ihrem Fall für eine gute Idee hält. Ich sage schon die ganze Zeit, je mehr Sie für das Aufhören tun, desto besser. Es geht darum, die verschiedenen Ausstiegshilfen zu kombinieren. Wenn Sie ein Nikotinersatzmittel anwenden, versorgen Sie sich mit einem konstanten Nikotinlevel, schließen so die Nikotinentzugserscheinungen aus und bekommen hoffentlich jede Menge mentaler Unterstützung von Selbsthilfegruppen oder Therapieangeboten, die Sie wahrnehmen.

Während unsere Möglichkeiten wachsen, Tabakabhängigkeit mit ausgeklügelten Techniken zu bekämpfen, lässt sich festhalten, dass die Zahl der Menschen steigt, die ihren Erfolg der Kombination verschiedener Nikotinersatzmittel verdanken. Zum Beispiel werden Sie womöglich entdecken, dass die Kombination aus Nikotinpflaster und Bupropioneinnahme für Sie besser funktioniert, als die Anwendung des einen ohne das andere. Auch hier gilt: Besprechen Sie sich ausführlich mit Ihrem behandelnden Arzt.

Einige sehr starke Raucher haben berichtet, dass für sie die Kombination eines 24-Stunden-Nikotinpflasters mit einem Nikotinkaugummi ab und an (bis zu vier Kaugummis pro Tag) sehr gut funktioniert.

Alternative Methoden der Rauchentwöhnung

9

In diesem Kapitel

- Weggefährten für die Reise ins rauchfreie Leben finden
- In die Tiefe gehen: Meditation und Gesundheit
- Sport, nicht Mord
- Mal was Neues ausprobieren: Akupunktur und Hypnose
- Das Aufhören als spirituellen Schritt nach vorn verstehen

Alternative Methoden können den Entschluss, mit dem Rauchen aufzuhören, ebenso begleiten wie die üblichen, weit verbreiteten Methoden, zu denen der kalte Entzug oder die Anwendung von Nikotinersatzmitteln zählen. Die beiden Ansätze können sich selbstverständlich auch ergänzen. Es sollte Ihr Ziel sein, Methoden für sich zu entdecken, die kombiniert miteinander an Wirkung gewinnen. So erreichen Sie Ihr persönliches Powermaximum. Sie können sich zum Bespiel einer Selbsthilfegruppe anschließen, ein Nikotinpflaster verwenden *und* das Meditieren erlernen, das in diesem Kapitel vorgestellt wird.

Die meisten Methoden, die in diesem Kapitel vorgestellt werden, werden nicht von den Krankenkassen finanziert. Informieren Sie sich bei Ihrer Krankenkasse, welche Therapieformen sie unterstützt und welche nicht.

A little help from your friends: Selbsthilfegruppen

Diskutieren Sie nicht zu viel über Selbsthilfegruppen, werden Sie Mitglied. Mein Rat lautet, nehmen Sie an Veranstaltungen verschiedener Gruppen teil. Hören Sie sich um und probieren Sie ein paar aus, um die Menschen zu finden, die zu Ihnen passen.

Das Prinzip einer Selbsthilfegruppe ist, kostenlose Treffen zu organisieren, bei denen Menschen mit ähnlichen Vorstellungen oder Zielen sich über ihre Erfahrungen austauschen können. Eine Selbsthilfegruppe tut genau das: Sie bietet Ihnen emotionale und intellektuelle Unterstützung, während Sie das Rauchen aufgeben. Falls Sie je einer Gruppe angehört haben, sei es aus therapeutischen Gründen, aufgrund religiöser

Zugehörigkeit oder während einer Dorfversammlung, wissen Sie, wie viel Kraft im Zusammenhalt liegt. Eine Gruppe von Menschen, die sich auf ein gemeinsames Ziel konzentriert, kann große Veränderungen in Gang setzen.

Die Nichtraucher-Initiative Deutschland e. V. ist ein Dachverband lokaler und regionaler Nichtraucherverbände mit über 3000 Mitgliedern. Über die Website `http://www.nichtraucherschutz.de` können Sie sich über Angebote in Ihrer Nähe informieren.

Natürlich gibt es noch viele weitere Angebote, wie Kurse, Workshops und Seminare zum Thema Nichtrauchen. Viele von ihnen sind kostenpflichtig. Auch hier kann es sinnvoll sein, zunächst mit Ihrer Krankenkasse Rücksprache zu halten.

Schließen Sie Gruppen nicht automatisch aus, die eine Gebühr erheben. Denken Sie darüber nach, wie viel der Tabak Sie kostet. Wenn Sie Erfolg mit dem Aufhören haben, wird Ihre Investition sich innerhalb kurzer Zeit ausgezahlt haben. Außerdem ist es vollkommen in Ordnung, etwas Geld in eine gesündere Zukunft zu investieren. Wenn ein Workshop oder ein Seminar Ihnen dabei hilft, mit dem Rauchen aufzuhören, nehmen Sie daran teil, auch wenn es etwas kostet.

Woher wissen Sie jedoch, dass ein spezieller Workshop der richtige für Sie ist? Sprechen Sie mit den Teilnehmern. Finden Sie heraus, wer in der Vergangenheit daran teilgenommen hat und welche Erfahrungen diese spezielle Person mit dem Kurs gemacht hat. Sprechen Sie mit dem Seminarleiter und fragen Sie ihn nach seinen Erfahrungen. Aber seien Sie skeptisch gegenüber Erfolgsstatistiken. Meiner Ansicht nach sagen das Gefühl der Seminarteilnehmer und das Engagement des Seminarleiters viel mehr über das Wesen des Seminars aus als jede Marketingkampagne.

Vielleicht sind Sie ein sehr zurückhaltender Mensch und scheuen die Vorstellung, sich so ins Rampenlicht zu begeben. Was andere mit Leichtigkeit bewältigen, kostet Sie große Überwindung. Auf der anderen Seite könnte es genau das Richtige für Sie sein, an diesem Punkt in Ihrem Leben neue soziale Kontakte zu knüpfen. Sie vollziehen einen großen Schritt. Sie trennen sich von einer üblen Sache und erfinden sich neu: neuer Atem (kein Scherz!), neuer Körper und hoffentlich eine neue, selbstbewusste Beziehung zum Rest der Welt.

Die meisten Menschen, die während eines Treffens mit Ihnen im Stuhlkreis sitzen, sind genauso nervös wie Sie und haben ebenfalls das Gefühl, alle Augen ruhten auf ihnen.

Einige Mitglieder der Selbsthilfegruppe haben bereits mit dem Rauchen aufgehört. Diese Leute können Sie in Ihrem Bemühen unterstützen, so viel wie möglich über diese schöne neue Welt der Würde und der Selbstachtung zu lernen. Sie haben richtig gehört: Würde und Selbstachtung. Wenn Sie den Zigaretten Adieu sagen, verabschieden Sie sich von einer üblen Angewohnheit, die Sie nicht nur Tausende von Euros gekostet hat, sondern auch jede Menge Selbstachtung. Jetzt können Sie sich selbst im Spiegel betrachten und anderen Menschen in die Augen sehen. Egal, was sonst noch in Ihrem Leben gerade passiert, Sie wissen, dass Sie im besten, eigenen Interesse handeln (zumindest, was das Nichtrauchen angeht).

Wenn Sie zu einem Treffen gehen, haben Sie vielleicht das Glück, dass eine Person oder mehrere Ihnen besondere Unterstützung anbieten. Je nachdem, wie das Gruppentreffen abläuft, ergibt sich vielleicht die Gelegenheit, den einen oder anderen zu bitten, für die ersten Wochen des Nichtrauchens Ihr Mentor zu werden. Das könnte bedeuten, für SOS-Anrufe mitten in der Nacht zur Verfügung zu stehen, aber meistens heißt es einfach, dass Sie sich für Notfälle im Besitz der Telefonnummer eines Gleichgesinnten wissen und das allein beruhigt schon.

Mithilfe von Hypnose aufhören

Vielleicht haben Sie schon daran gedacht, Hypnose auszuprobieren, um vom Tabak loszukommen. Die Versuchung, nach etwas Ausschau zu halten – Tabletten, eine Behandlung, eine suggestive Hypnose –, das Sie für immer von dem Verlangen nach Zigaretten befreit, ist nachvollziehbar. Die meisten Menschen sehnen sich nach einem Wundermittel, ob es nun um eine ungesunde Beziehung, Geldprobleme oder körperliche Beschwerden geht. Die Idee, dass eine magische Kugel oder ein geheimnisvolles Elixier alle Probleme beseitigt, die Sie seit Jahren quälen, ist in der Tat sehr verführerisch. Deshalb lässt sich die Anziehungskraft der Hypnose leicht nachvollziehen.

Keine Trance ist so tief wie die der Nikotinabhängigkeit.

Sie kennen vielleicht jemanden, der es mit Hypnose versucht hat und Erfolg damit hatte. Es sind schon seltsamere Dinge passiert! Noch seltsamer ist, dass die Frage, was Hypnose eigentlich ist und wie sie funktioniert, umso schwieriger wird je mehr man sich mit ihrer Geschichte auseinandersetzt. Die Hypnosepraxis hat sich in der kurzen Zeit, seit sie von Franz Mesmer erstmals eingeführt wurde, radikal verändert. Wissenschaftler verstehen bis heute sehr wenig davon und sind sich sehr uneins darüber, was eigentlich genau mit einer Person passiert, während sie in Trance ist.

Ohne mich zu sehr aufs Glatteis wagen zu wollen, würde ich sagen, dass es nicht immer nötig ist zu verstehen, wie oder warum etwas funktioniert, damit es funktioniert. Aber wenn man sich mit Leuten unterhält, die hypnotisiert wurden, sind ihre Erfahrungen damit, wie es war, was sich während der Trance in ihrem Kopf abgespielt hat und wie weit sie den Suggestionen des Hypnotiseurs zu folgen bereit waren, noch nicht einmal annähernd vergleichbar.

Nichtsdestotrotz versuchen viele Menschen mithilfe von Hypnose mit dem Rauchen aufzuhören. Einige von ihnen mit Erfolg. Wir werden nie wissen, ob es die Hypnose war, die sie zum Erfolg geführt hat. Vielleicht muss man das auch nicht wissen. Wenn Sie ein Therapieangebot wahrnehmen, ein Nikotinpflaster verwenden und Bupropion einnehmen, werden Sie auch nie erfahren, welches dieser einzelnen Dinge den entscheidenden Unterschied gemacht hat. Die Hauptsache ist, dass Sie mit dem Rauchen aufhören und dass Sie die Weichen auf Erfolgskurs stellen, je näher der Tag kommt, an dem Sie Ihr Vorhaben in die Tat umsetzen.

Medizinische Studien haben nicht nachweisen können, dass Hypnose eine besondere Unterstützung bei der Rauchentwöhnung böte. Wenn Sie jedoch bereit sind, jeden Tag ein wenig Zeit darauf zu verwenden, Ihre Aufmerksamkeit nach Innen zu richten und Ihre Energie auf dieses enorm wichtige Ziel zu konzentrieren, denken Sie über Selbsthypnose nach. Selbsthypnose beziehungsweise Autosuggestion ist eine Form der Meditation und ein weiterer Weg, zur Ruhe zu kommen, sich zu entspannen und ein tieferes und hoffentlich anhaltendes Verständnis der eigenen Person zu entwickeln.

Probieren Sie es mit Meditation und Autosuggestion

Stellen Sie sich einen wunderschönen Ort vor, den Sie beinah jederzeit aufsuchen können, ein Rückzugsort, der Sie von den Sorgen der Welt abschirmt, ein Hafen, der kein Fernsehen kennt, keine Zeitung, keine Schlagzeilen, keinen Stress. Stellen Sie sich vor, Sie könnten dort fast augenblicklich hingelangen, durch reine Willenskraft. Dank Meditation existiert dieser Ort wirklich … in Ihrem Geiste. Meditation kann viel bewirken!

Selbsthypnose und Meditation haben so viel gemeinsam, dass ich stellvertretend für beide auf die Meditation eingehe.

Meditation ist ein Passierschein ins Reich der Gelassenheit. Wie abgedroschen, sagen Sie jetzt vielleicht. Das verstehe ich. Ich gehöre auch nicht zu den Leuten, die ihr Leben in innerer Zwiesprache verbringen. Ich bin viel zu sehr damit beschäftigt, aktiv zu sein, jage Gedanken und Gefühlen hinterher und bin ständig in Bewegung. Trotzdem bin ich mir bewusst, dass Meditation ein wichtiger Bestandteil des Lebens ist.

Diese Behauptung muss ich näher ausführen. Was genau ist Meditation?

Auch wenn es vielleicht vage und sehr pauschal klingt, würde ich sagen, dass Meditation fast alles sein kann. Es gibt viele verschiedene Formen der Meditation, praktisch so viele Formen, wie es Typen auf diesem Planeten gibt. Ihre Arbeit kann Meditation sein. Ihrem Kind beim Spielen zusehen oder den Hund spazieren führen, kann Meditation sein. Sie können darin versunken sein, Ihren Garten zu pflegen. Für Ihre

Bedürfnisse – mit dem Rauchen aufzuhören – brauchen Sie eine Form der Meditation, die Sie überall anwenden können.

Es gibt nicht nur ein Rezept für erfolgreiches Meditieren oder den Ausstieg aus dem Rauchen. Probieren Sie verschiedene Ansätze aus und wenden Sie diejenigen an, die für Sie am besten funktionieren.

Klassische Meditation, zum Beispiel beim Yoga, zielt darauf ab, sich bewusst zu machen, »im Hier und Jetzt zu sein«. Wenn Sie tatsächlich ein Mensch sind, der den Moment lebt, brauchen Sie womöglich keine Meditationsübungen im klassischen Sinne. Nichtsdestotrotz werden Sie sich auf einer unglaublichen Reise wiederfinden, die Zeit, Geduld, Hingabe und Können erfordert, wenn Sie sich entscheiden, eine oder mehrere der vielen Yoga- oder Meditationsrichtungen auszuprobieren. Die korrekten Gedanken- und Körpertechniken lassen Sie sich am besten von erfahrenen Lehrern dieser Disziplinen beibringen.

Denken – meditieren – Sie über die Idee des »Brauchens« nach. Was brauchen Sie? Brauchen Sie wirklich eine Zigarette? Brauchen Sie ein weiteres Paar Schuhe? (Vielleicht tun Sie das wirklich!) Brauchen Sie einen Maserati? Während Sie Ihre wahren Gefühle und Ihr wahres Selbst allmählich schärfer wahrnehmen, gelangen Sie vielleicht zu einem vollkommen neuen Verständnis davon, was Sie wirklich brauchen.

Als Raucher wissen Sie bereits, wie Sie sich selbst hypnotisieren können. Tatsächlich haben Sie sich schon hypnotisiert. Jedes Mal, wenn Sie sich eine anzünden, versetzen Sie sich in Trance. Sie führen sozusagen eine posthypnotische Suggestion aus: *Ich werde mir eine Zigarette anzünden, auch wenn die ganze Welt mir sagt, dass es eine schlechte Idee ist.* Sie wechseln in einen tranceähnlichen Zustand, in dem Sie Ihre normalen Bedenken über Ihren Körper, Ihre Gesundheit und Ihre Zukunft abstellen.

Wenn Sie inhalieren, erreichen Sie einen Bewusstseinszustand, der entspannt und anregend zugleich ist. Das ist die Eigenschaft des Nikotins, hinter der wir alle her sind. Die gute Nachricht ist, dass Sie diesen Bewusstseinszustand auch durch Autosuggestion und Meditation erreichen können. Ich verspreche Ihnen nicht, dass es auf Anhieb klappt, aber wie bei jeder Übung wird es leichter, je mehr Geduld Sie aufbringen.

Der Weg, Ihre Atmung schätzen und kontrollieren zu lernen

Atem ist Leben. Das haben Sie sicher schon oft gehört – so oft, dass es wie ein Klischee klingt. »Hör auf zu rauchen!«, ist auch ein Klischee. Aber die Dinge des Lebens, die man oft für selbstverständlich nimmt – wie der Körper, der Atem und der Herzschlag –, können entweder wertvolle Verbündete sein oder uns die eigene Sterblichkeit und die eigenen Grenzen schmerzlich vor Augen führen.

Ein guter Anfang, sich seines Atems bewusst zu werden, ist, ihn erst einmal wertzuschätzen. Die Atmung ist eines der Wunder des Körpers, wenn sie funktioniert – was sie normalerweise tut, wenn man keinen Unfug mit ihr treibt. Es kommt jedoch zur Katastrophe, wenn sie ausfällt. Falls Sie je einen Grippeanfall hatten oder, noch schlimmer, eine Lungenentzündung, wissen Sie, wovon ich rede. Ein Dauerhusten ist nicht zum Lachen, er behindert die Sauerstoffversorgung des Körpers und des Gehirns. (Suchen Sie Ihren Arzt auf, wenn Sie einen solchen Husten haben sollten.)

Meditation umfasst Atemkontrolle, Entspannung und ein Gefühl des Schwebens. Das Ziel beim Meditieren ist, sich des eigenen Körpers bewusst zu sein, aber nicht der Umgebung. Sie konzentrieren sich auf Ihren Körper und Ihre Atmung, bis Sie sich langsam aber sicher weder des einen noch des anderen länger bewusst sind. Es gibt viele Belege dafür, dass Atemkontrolle, Bewusstseinskontrolle und Gelassenheit in gesunden Veränderungen des Kreislaufs und des Immunsystems resultieren.

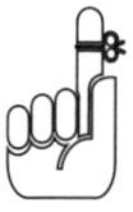

Atemkontrolle ist das Gegenteil von Rauchen. Mit der Atemkontrolle, die Sie durch das Meditieren erlangen, erhalten Sie die Kontrolle über Ihren Körper zurück.

Lernen loszulassen: Wie man meditiert

Meditation ist wie eine Einladung zu Ihrer ganz persönlichen Privatparty. Nehmen Sie sich fünf Minuten Zeit am Morgen und fünf Minuten, bevor Sie zu Bett gehen, um zu meditieren, um die Ewigkeit, die Sie geraucht haben, weg zu hypnotisieren. Es ist sinnvoll, zwei Wochen vor dem ersten zigarettenfreien Tag mit dem Meditieren zu beginnen, denn der Spaß beginnt erst dann, wenn Sie Ihren Geist und Ihren Energiefluss kontrollieren können. Dann stehen Ihnen, beziehungsweise Ihrem Geist, alle Türen offen.

Wenn Sie mit dem Meditieren beginnen, erscheint es zunächst vielleicht sehr mühsam. Der Trick ist, ein Spiel daraus zu machen. Finden Sie einen Weg, spielend mit dem Rauchen aufzuhören!

Vielleicht hilft es Ihnen, sich an einen ruhigen Ort zurückzuziehen. Eine Ecke in Ihrem Haus oder Ihrer Wohnung genügt dafür vollkommen. Suchen Sie sich einfach einen Ort, an dem Sie für zehn bis fünfzehn Minuten ungestört sind. Je nachdem, was für ein Typ Sie sind, können Sie das Meditationsritual durch unterschiedliche Accessoires aufpeppen. Räucherstäbchen und leuchtende Stoffe heben die Stimmung, sind aber nicht unbedingt notwendig.

Es kann helfen, die Meditation mit ein paar rituellen Handlungen einzuleiten, bevor Sie sich setzen. Sie können zum Beispiel eine Kerze anzünden, etwas neben sich stellen, das Ihnen viel bedeutet (zum Beispiel ein spezielles Foto), Ihren Stuhl nach Osten ausrichten, ein Räucherstäbchen anzünden, einen einfachen Satz sprechen, wie »Ich trete nun ein in mein Innerstes«, oder sich vorstellen, dass ein silberner Vorhang Sie von allem abschirmt, Sie nichts mehr sehen und hören.

Setzen Sie sich auf einen bequemen Stuhl und platzieren Sie die Handflächen nach oben gewendet auf den Armlehnen oder den Oberschenkeln. Schließen Sie Ihre Augen. Konzentrieren Sie sich auf Ihre Atmung. Lassen Sie sämtliche Gedanken mit Ihrem Atem fließen. Die Luft, die Sie einatmen, ist die Lebensenergie, die Sie antreibt. Fühlen Sie, wie sie Ihr Leben, Ihre Zellen mit Lebenskraft und positiven Gefühlen auflädt. Fühlen Sie, wie die Müdigkeit und der Stress aus Ihrem Körper gespült werden, während Sie ausatmen.

Lassen Sie Ihren Bauch (Ihr Zwerchfell) atmen, nicht Ihren Brustkorb. Zählen Sie bis vier, während Sie einatmen, halten Sie die Luft ebenso lange an und zählen Sie erneut bis vier, während Sie ausatmen. Wiederholen Sie den Vorgang. Atemkontrolle ist ein Schlüssel zur Meditation.

Ein weiterer Schlüssel ist die Abwesenheit störender Gedanken. Sie erreichen einen klaren Bewusstseinszustand, indem Sie alles loslassen, was Sie bedrückt. Während Sie so auf Ihrem Stuhl sitzen – und hoffentlich noch atmen – spüren Sie dem Gefühl in Ihren Zehen nach. Krümmen Sie sie. Beobachten Sie, wie es sich anfühlt, wenn Sie sie wieder entspannen. Nehmen Sie sich nun systematisch alle Muskelgruppen in Ihrem Körper vor, spannen und entspannen Sie sie. Beginnen Sie an den Zehen und arbeiten Sie sich bis zu Ihrer Schädeldecke hoch. Sobald Sie diese Übung gut beherrschen, wird Ihr Atem automatisch fließen, Ihr Körper sehr entspannt sein und Ihr Geist sehr leer, aber gleichzeitig hellwach. Wie nach einem Nikotinschub!

Je mehr Erfahrung Sie im Meditieren haben, desto leichter wird es, alle Gedanken und Gefühlen auf Knopfdruck auszuschalten, sogar den Gedanken: »Ich denke an nichts!« Sobald Sie den Kopf vollkommen befreit haben, können Sie fast alles erreichen, was Sie sich vornehmen.

Wenn es um Meditation geht, macht Übung den Meister. Innerhalb einer Woche können Sie Inspirierendes über sich selbst herausfinden.

Haben Sie den Punkt konzentrierter Gelassenheit erst einmal erreicht, können Sie sich und Ihre Umgebung im Detail unter die Lupe nehmen. Stellen Sie sich vor, wie Ihr Leben aussehen soll, wenn Sie mit dem Rauchen aufgehört haben. Dadurch wird sich Ihre Entschlossenheit aufzuhören erhöhen. Manche Menschen stellen fest, dass eine emotional aufgeladene Entscheidung, die von wiederholten Vorstellungen (eines unbeschwerten Atems und Gesundheit) begleitet wird, dabei hilft, das gewünschte Resultat zu erzielen. Diese mentale Selbstdisziplin führt auch zu einer besseren Wahrnehmung der eigenen Person und anderer Menschen. Sie werden besser schlafen, sich besser fühlen und wahrscheinlich interessantere Dinge träumen.

Mit Meditation kann man sehr tief in sich verborgene Ebenen erreichen. Je tiefer man geht, desto größer sind die positiven Auswirkungen. Die Übungen wirken sich nachgewiesenermaßen auf den Schlaf, die Stimmung und die allgemeine Gesundheit aus. Es gibt also gute Gründe, zu glauben, dass das Erreichen einer gefühlten Einheit von Körper und Geist durch Meditation Sie Ihrem Ziel näher bringen wird, das Rauchen aufzugeben – und darüber hinaus.

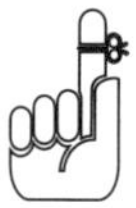

Meditation und Atemkontrolle sind kein Wohlfühlding. Auch wenn es Stillsitzen erfordert, ist es körperlich herausfordernd und eine bewundernswerte Leistung.

Es gibt viele unterschiedliche Meditationsansätze und viele Methoden, die zum Erfolg führen. Außerdem ist die Geschichte der Meditation höchst spannend. Deshalb lege ich Ihnen sehr ans Herz, sich weiter zu informieren, wenn Sie das Thema interessiert. Es gibt Dutzende Bücher, DVDs und Webseiten, die sich mit der Meditationspraxis auseinandersetzen. Zum Beispiel das Buch »Meditation für Dummies« von Stephan Bodian, das ebenfalls in dieser Reihe erschienen ist.

Das Nikotin mit Sport aus dem Körper vertreiben

Glauben Sie es oder nicht, auch Sport ist eine Form der Meditation. Er ist ein Weg, Ihr Wohlbefinden auf zuverlässige, beständige und gesunde Weise zu steigern. Wenn Sie eine Sportart treiben, die Ihren Puls hochtreibt und Sie ins Schwitzen bringt, ist das gut für Sie (es sei denn, Sie haben gesundheitliche Beschwerden, die Sie einschränken oder bestimmte Sportarten für Sie ausschließen – halten Sie auf jeden Fall Rücksprache mit Ihrem Arzt!). Sport zu treiben, fühlt sich gut an. Richtig ausgeführt, aktivieren viele Sportarten die Endorphinausschüttung im Gehirn, die den Körper in einen Wohlfühlzustand versetzt.

Mit dem Rauchen aufzuhören, kann ein doppelter Segen für Sie sein. Sie werden nicht nur eine Gewohnheit los, die Sie in Ihrer Lebensqualität und finanziell einschränkt, sondern eröffnen sich auch eine Vielzahl ungeahnter Möglichkeiten. Von welcher der folgenden Aktivitäten haben Sie bisher nur geträumt, weil Sie dafür nicht über ausreichend Ausdauer oder Lungenkapazität verfügten?

- ✔ Joggen
- ✔ Marathon laufen
- ✔ Klettern
- ✔ Wildwasser-Rafting
- ✔ Fahrrad fahren
- ✔ Segeln

✔ Tennis spielen

✔ Mitglied eines Volleyball- oder Basketballteams sein

Vielleicht gehören Sie zu den Glücklichen, die Sport treiben können, obwohl sie rauchen. Aber machen Sie sich deshalb nicht vor, Sie müssten auf nichts verzichten. Sobald Sie mit dem Rauchen aufgehört haben, wird der Umfang, in dem Sie Sport treiben können, und der Spaß, den Sie dabei haben, sich vervielfachen.

Finden Sie eine Sportart, die Sie nicht die Zähne zusammenbeißen lässt. Finden Sie etwas, das Ihnen nach ein paar Mal tatsächlich Spaß macht. Ich erinnere mich noch, als ich das erste Mal gejoggt bin. Ich freute mich kein Stück darauf. Während ich die Strecke entlangtrottete, sah ich die anderen Läufer skeptisch an. Warum taten diese ganzen Leute das? Was versuchten sie sich zu beweisen? Beim vierten Mal – ja, ich musste mich die ersten drei Male dazu zwingen, allein die aufmunternden Worte eines Freundes hielten mich bei der Stange – nahm ich endlich die sprichwörtliche Hürde. Ich fühlte mich großartig. Eine Welle der Begeisterung erfasste mich und ich wusste ein für alle Mal, warum diese ganzen Leute joggten und walkten. Es ist ein gesunder Weg sich rundherum gut zu fühlen. Sie werden einen Sport finden, der perfekt zu Ihnen passt und Ihnen dieses Gefühl vermittelt, wenn Sie lange genug danach suchen.

Akupunktur

Akupunktur ist eine über 2000 Jahre alte chinesische Medizin, die auf der Theorie basiert, dass die körpereigene Energie auf Meridianen fließt. Meridiane werden als natürliche Kanäle verstanden, durch die die Energie des Körpers strömt. Akupunkteure behandeln eine Vielzahl von Störungen, indem sie sehr präzise Nadeln setzen, um die entsprechenden Energieknotenpunkte zu stimulieren. Diese Behandlungen müssen oftmals in regelmäßigen Abständen wiederholt werden und können sehr kostspielig sein, wenn die Krankenversicherung sie nicht übernimmt.

Ein Krankenhaus in der Bronx verfügt über eine große Einrichtung zur Behandlung schwer suchtkranker Menschen. Dort setzen sie hauptsächlich auf Akupunktur der Ohren und viele Patienten schwören darauf. Diese Menschen haben Tabak und Marihuana geraucht, Kokain und Heroin genommen, und glauben fest, dass die Akupunktur sie von den Drogen fernhält. Aber selbst die Aussage von Hunderten von Patienten ist noch kein Beleg für die Wirksamkeit der Akupunktur, solange sie nicht anhand einer wissenschaftlichen Studie überprüft wurde. (Wie würden die Patienten im Vergleich auf eine vorgetäuschte Akupunktur reagieren?) Diese Forschungen müssen noch betrieben werden.

Nichtsdestotrotz sind alternative Ansätze wie Akupunktur vielversprechend und können eine Nikotinersatzmitteltherapie (siehe Kapitel 8), Beratung und reine Willenskraft ergänzen. Stellen Sie sich Akupunktur als eine Art Fast-Food-Yoga vor: Sie erhalten die positive Wirkung, ohne sich dafür anstrengen zu müssen.

Wenn Sie beschließen, es mit Akupunktur zu versuchen, stellen Sie sicher, dass Ihr Akupunkteur sein Handwerk versteht. Wenn möglich, sprechen Sie mit seinen oder ihren Patienten, um herauszufinden, ob diese gute Erfahrungen gemacht haben.

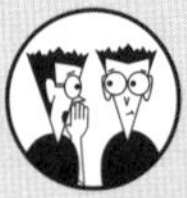

Meine Akupunkturstory

An all die Skeptiker da draußen: Ich war einer von Euch. Und das bin ich immer noch, meistens jedenfalls. Aber ich habe Akupunktur ausprobiert und es hat tatsächlich etwas bewirkt. Hier ist meine Geschichte.

Es war das Ende eines stressigen Arbeitstages. Ich war damals in einer extrem überlaufenen Praxis in Manhattan angestellt, der reinste Hexenkessel, um genau zu sein. Zwischen den Bergen von Papierkram, den es zu erledigen galt, und dem ununterbrochenen Ansturm der Patienten, fand ich mich am Ende des Tages in meiner persönlichen Hölle wieder: müde, zerschlagen und ausgebrannt. Wahrscheinlich waren Sie auch schon mal dort.

Herein kam eine meiner Kolleginnen, die gerade eine Fortbildung in Auriculotherapie (Ohrakupunktur) absolviert hatte, bei der bestimmte Punkte am Ohr stimuliert werden. Meine Kollegin wollte ihre neu gewonnenen Kenntnisse unbedingt an mir ausprobieren. Ich wollte unbedingt meinen Papierberg wegarbeiten und nach Hause gehen, also seufzte ich schwer und sagte etwas wie: »Okay, bringen wir es hinter uns.« Sie holte ein kleines Tablett mit gar nicht so kleinen Nadeln hervor, sterilisierte sie mit Alkohol und steckte sie eine nach der anderen in die Akupunkturpunkte meines rechten Ohres, während ich an meinem Schreibtisch sitzen blieb. Es war etwas unangenehm, aber mehr auch nicht. Sie trat zurück und bewunderte ihr Werk. Ich saß da, skeptisch wie eh und je. Sie verließ das Zimmer (ein weiteres Versuchskaninchen erwartete sie) und bat mich noch, ihr etwas später mitzuteilen, wie ich mich fühlte. Ich wandte mich wieder dem gewaltigen Stapel aus Dokumenten, Entlassungspapieren und Krankenkassenformularen zu, der sich vor mir auftürmte.

Drei oder vier Minuten später, schien alles zu einem Halt zu kommen. Der Tumult in meinem Schädel war wie weggeblasen – die Sorge, die Arbeit nicht zu schaffen, die Erinnerungen an alles, was ich an diesem Tag gehört und gesehen hatte. Stattdessen herrschte himmlische Ruhe. Alles war friedlich und still. Ich fühlte mich ganz leicht, heiter und in mir ruhend. Der Artikel, den ich hatte lesen wollen, schien auf einmal nicht mehr wichtig zu sein.

Mir persönlich hat Akupunktur also geholfen. Aber die Erfahrung einer einzelnen Person ist noch lange keine allgemeingültige Wahrheit.

Vitamine, Kräuter und andere Nahrungsergänzungsmittel

Es gibt so viel zu sagen und zu wissen über Vitamine, Kräuter und andere Mittel. Sehen Sie sich vor. Wenn Sie beschließen, sich in diese Gewässer zu begeben, können Sie tief und schnell darin versinken. Nahrungsergänzungsmittel können so teuer wie überflüssig sein, nicht wirklich eine wünschenswerte Kombination. Gar nicht zu erwähnen, dass eine zu große Menge des falschen Vitamins Ihrer Gesundheit sogar schaden kann.

Eine ausgewogene Ernährung versorgt Sie mit ausreichend Vitaminen und Mineralien.

Die Vitamine A, C und E sind in den Fokus der Aufmerksamkeit gerückt, da sie den Alterungsprozess der Zellen beeinflussen, beziehungsweise aufhalten. Sie binden sogenannte freie Radikale, die sich in Zigarettenqualm oder Nahrungszusätzen, zum Beispiel Nitriten, wiederfinden und Krebs auslösen können. Viele Menschen glauben, dass sie das Risiko, an einer durch Umwelteinflüsse (Partikel im Wasser, der Nahrung oder der Luft) verursachten Krankheit zu erkranken, reduzieren können, indem sie sich mit diesen Vitaminen vollstopfen. Vitamine helfen womöglich, einer Reihe von Krankheiten vorzubeugen. Die Zusammenhänge werden immer noch erforscht.

Es ist wichtig, dass Sie sich bewusst machen, dass Nahrungsergänzungsmittel eine Reihe von Gesundheitsrisiken besitzen. Bestimmte Vitamine, zum Beispiel A und E, sind lipophil, das heißt, sie lagern sich im Fettgewebe des Körpers ein. Wenn Sie sie einnehmen, bleiben sie eine ganze Weile in Ihrem Körper. Wenn Sie zu viel davon einnehmen, riskieren Sie eine Überdosis. Überdosen von Vitamin A und E können unter anderem zu Leberproblemen führen. Am besten halten Sie sich an die Empfehlungen auf den Packungen der Vitaminpräparate und halten mit Ihrem Arzt Rücksprache, bevor Sie etwas einnehmen.

Kräuterkunde fällt nur bedingt in den Bereich der traditionellen westlichen Medizin. Sie kennen vielleicht Leute, die auf die Ergebnisse schwören, die sie mit alternativer Medizin erzielt haben. Manche Leute gehen zu Kräuterdoktoren, Homöopathen oder anderen praktizierenden Heilkundlern, und einige von ihnen leben nicht nur lange genug, um davon zu berichten, sondern blühen sogar auf. Ein Schlüssel zur Heilung ist der Glaube an die Medizin und die Person, die sie verabreicht. Menschen haben sich gegenseitig geheilt, seit es Zivilisationen gibt. (Der Schamane und auch der Voodooheiler waren hier, bevor der Radiologe auf den Plan trat!)

Verlassen Sie sich auf Ihr Urteilsvermögen, während Sie auf der Suche nach Dingen sind, die Sie dabei unterstützen sollen, das Rauchen aufzugeben. Nichts schlägt die Kombination aus Entschlossenheit und gesundem Menschenverstand.

Auf der Suche nach Spiritualität

Wie definiert man *Spiritualität*? Das Wort kann für sehr unterschiedliche Dinge stehen, je nachdem, mit wem Sie gerade sprechen.

Sehr oft wird *Religiosität* benutzt, um die Hinwendung zu einem Glaubenssystem und die Ausübung dieses Glaubens zu beschreiben, die zum Beispiel Gottesdienstbesuche beinhalten kann. Spiritualität kann sich auf ein Glaubenssystem beziehen, das unabhängig von äußeren Glaubensanforderungen bestehen kann. Sie sind vielleicht ein sehr spiritueller Mensch, auch wenn Sie keiner der führenden Weltreligionen angehören.

Spiritualität kann Ihre Art sein, die Welt zu betrachten und zu verstehen, Ihre Fähigkeit, die innere Schönheit der Dinge und die ihnen innewohnende Harmonie zu erkennen. Sie schätzen vielleicht sogar das Chaos und die Gewalt, die im Herzen der Natur existiert und finden dessen ewige Flamme inspirierend. Was ich sagen will ist, dass Spiritualität ein weites Feld ist und mit Ihrer Entscheidung, das Rauchen aufzugeben, beginnen kann. Wirklich!

Das Rauchen aufzugeben ist keine Entscheidung, die man nebenher trifft. Es ist eine Entscheidung, die darauf abzielt, Ihr Urteilsvermögen, Ihren Körper und »die Kräfte des Universums« in Einklang zu bringen und davon zu profitieren. Ich bin nicht hier, um Ihnen weiszumachen, dass Sie die Kontrolle über alle Kräfte in Ihnen und um sich herum haben. Trotzdem ist es sinnvoll, so viel Kontrolle wie möglich zu haben. Die Analogien, die mir in den Sinn kommen, sind endlos. Stellen Sie sich zum Beispiel vor, der Kapitän eines seetüchtigen Schiffes zu sein. Vor die Wahl gestellt, ob Sie lieber 30, 50 oder 65 Prozent der Kontrolle über das Ruder, den Kurs und die Instandhaltung der Ausrüstung hätten, würden Sie wahrscheinlich Ihre Chance auf eine sichere Überfahrt maximieren!

Das gleiche Prinzip gilt für den Körper und den Geist. Warum sollten Sie sich selbst Botschaften schicken, dass Rauchen Ihnen nicht schadet? Im Vergleich ist es dann ebenfalls egal, ob Sie ausreichend Schlaf bekommen, Ihr Portemonnaie gut gefüllt ist oder Sie vom nächsten vorüberfahrenden Auto erfasst werden. Das sind natürlich die Gedanken einer depressiven Person. Sie könnten aber genauso gut die Gedanken einer Person sein, die etwas verdrängt. Die »Das-ist-doch-egal-Gedanken« können Symptome einer Abhängigkeit sein. Wenn Sie tabakabhängig sind (oder von etwas anderem), durchlaufen Sie unterschiedliche Bewusstseinszustände, die unabhängig voneinander operieren. Diese Bewusstseinszustände schließen sich gegenseitig aus. Das Raucherbewusstsein setzt sich sehr dafür ein, am Ruder zu bleiben. Ihr Nichtraucherbewusstsein würde das Raucherbewusstsein gerne loswerden. Ihre gesundheitsbewusste Seite, wenn Sie diese Formulierung vorziehen, erlebt den quälenden Drang zu rauchen als aufdringliche und unwillkommene Präsenz, wenn es anders wäre, würden Sie dieses Buch nicht lesen.

Profitieren Sie so viel wie möglich davon, das Rauchen aufzugeben. Ein guter Weg, sich von der Bedeutungsschwere der Sache abzulenken, ist, sich auf die anderen Ziele zu konzentrieren, die Sie zugleich erreichen werden. Sie hören nicht nur mit dem Rauchen auf, sondern wenden sich auch der Person zu, die Sie waren, als Sie auf die Welt kamen. Das nächste Mal, wenn Sie ein Baby im Arm halten, erinnern Sie sich daran, dass Sie auch einmal eines waren. Die Unschuld und das Potenzial der Gesundheit wohnt den Zellen Ihres Körpers und Wesens inne. Ihre Mission, sollten Sie sie annehmen, ist, diese Frische und Jugend zurück in Ihr Herz zu holen.

Bei der Spiritualität geht es darum, wie sehr Sie sich selbst wertschätzen. Sie sind ein Mikrouniversum in einem größeren, physikalischen Universum, das Sie umgibt. Je mehr Sie auf sich selbst achten, desto eher werden Ihre Energie, Ihr Verhalten und die Ereignisse um Sie herum Ihr Bekenntnis zu geistigem Wachsen und Gesundheit spiegeln.

Einige andere Hilfsangebote im Test

Es gibt wortwörtlich hunderte Therapieformen und Hilfen, die Ihnen den Ausstieg aus dem Raucherdasein erleichtern können und eine gesunde Lebensführung unterstützen. Es ist wichtig, dass Sie diese alternativen Methoden kennen, weil es vielleicht Leute gibt, die sie Ihnen empfehlen, wenn sie erfahren, dass Sie mit dem Rauchen aufhören wollen. Wenn Sie entscheiden, es mit diesen oder anderen alternativen Methoden zu versuchen, stellen Sie sicher, dass Sie über den Hintergrund, die Zertifikate, die Erfahrung und die vergangenen Erfolge der Praktizierenden informiert sind.

Tai Chi

Tai Chi ist eine Form der Bewegung, die Ihnen hilft, Ihre Sinne zu sammeln und Ihr Gleichgewicht dort zu platzieren, wo es sein muss: in Ihrer Mitte. Sie haben eine lebenswichtige Verbindung zur Erde und Tai Chi hilft Ihnen, diese Verbindung auf dynamische Weise zu aktivieren. Diejenigen, die Tai Chi praktizieren, spüren die positiven Auswirkungen dieser Disziplin den ganzen Tag über. Und schließlich sind innere Balance und Zielstrebigkeit immer nützlich. Mit dem Rauchen aufzuhören, erfordert in höchstem Maße innere Balance und Zielstrebigkeit.

Wenn Sie sich dafür interessieren, Tai Chi auszuprobieren, informieren Sie sich bei Ihrer Volkshochschule vor Ort über das Kursangebot oder suchen Sie sich einen privaten Anbieter.

Yoga

Yoga ist eine uralte Praxis wechselnder An- und Entspannung, die mit großer Konzentration ausgeübt wird und bewusstes und kontrolliertes Atmen mit einschließt. Für Sie ist Yoga vielleicht nur eine Form der körperlichen Betätigung, aufgrund der vielen Fitnessgurus, die sich darauf gestürzt haben, aber es ist darüber hinaus eine großartige Möglichkeit neben der körperlichen Fitness auch eine mentale zu erlangen.

Beinah jeder kann Yoga machen, denn es kann auf einer physischen, mentalen, emotionalen und/oder spirituellen Ebene ausgeübt werden. Auf der physischen Ebene kann Yoga anstrengend sein. Wenn Sie irgendwelche Bedenken haben, die Ihre Ausdauer oder Ihre Fähigkeit betreffen, die Yogaübungen auszuführen, besprechen Sie sich im Voraus mit Ihrem Arzt.

Versuche, Yoga in ein, zwei Sätzen zu beschreiben, scheitern schon allein deswegen, weil es eine Vielzahl von Yogaschulen gibt. Hatha-Yoga, zum Beispiel, ist eine Form, die sich vor allem auf den Körper konzentriert. Anhand einer Reihe von körper- und geistformenden Übungen weiten die Schüler ihre physikalischen Grenzen. Andere Yogaarten konzentrieren sich auf Andacht, Gesang und Energiefluss.

Viele Arten von Yoga legen den Schwerpunkt auf besondere geistige Konzentration – die Bewusstwerdung des Selbst und seiner Existenz in der Welt. Sich seiner Selbst bewusst zu werden, ist weit davon entfernt eine eintönige philosophische Übung zu sein. So wie sie von Yogaschülern und -meistern praktiziert werden, können diese Entdeckungsreisen auf den verschlungenen Wegen der Gedanken- und Gefühlswelt in einer beeindruckenden Kontrolle über die geistigen und körperlichen Funktionen resultieren. Als jemand, der gerade lernt, ohne Zigarette zu leben, ist Yoga ideal für Sie.

Sie können mehr über Yoga aus Büchern, DVDs oder dem Internet lernen. »Yoga für Dummies« von Georg Feuerstein und Larry Payne ist zum Beispiel eine gute Informationsquelle. Sie können Ihr Lernen professionalisieren, indem Sie Unterricht bei einem Yogalehrer nehmen, aber nichts steht dem im Weg, es auf eigene Faust zu versuchen.

Feng-Shui

Feng-Shui ist eine altehrwürdige Praxis, die sich sowohl auf Ihre innere als auch Ihre äußere Lebenswelt anwenden lässt. Es existiert eine Reihe von Handlungen, die eine reinigende Wirkung auf Ihre innere und äußere Welt haben und sie miteinander in Einklang bringen sollen. Werden diese Handlungen praktiziert, kann dies Ihre generellen Bemühungen, mit dem Rauchen aufzuhören, unterstützen. Was auch immer Sie tun, was hingebungsvollen Einsatz, Engagement und den festen Glauben an den Wert des Aufhörens einschließt, ist eine gute Sache!

Aromatherapie

Viele Menschen glauben, dass Aromen – Düfte – heilende Wirkung besitzen. Eine Menge Dinge, die uns umgeben, können heilende Kräfte haben, vorausgesetzt wir sprechen ihnen heilende Energie zu. Vieles, das Sie auf dieser Welt umgibt, spiegelt die Bedeutung, die Sie ihm geben.

Aromatherapie ist bisher nicht Gegenstand wissenschaftlicher Untersuchungen gewesen. Dasselbe lässt sich über viele andere alternative Therapieformen sagen, wie zum Beispiel Reinkarnationstherapie (das gegenwärtige Leben verstehen lernen, indem man angenommene vergangene Leben untersucht) und Homöopathie. Homöopathie arbeitet mit winzigen Mengen von Wirkstoffen, die extrem stark verdünnt werden, und behandelt damit zumeist dieselben Symptome wie die traditionelle westliche Medizin.

Aromen sind wesentlich für unser Leben. Der Geruchssinn ist einer der ältesten und wichtigsten Sinne, mit denen wir die Welt um uns herum zu begreifen versuchen. Da wir so hochentwickelte Lebewesen sind, schätzen wir Gerüche nicht nur, weil sie unser Überleben sichern, sondern auch auf einer ästhetischen Ebene. Nicht lange, nachdem Sie das Rauchen aufgegeben haben, werden Sie mit einem wiederhergestellten Geruchssinn belohnt werden, der Ihnen ermöglicht, sich an der Natur zu erfreuen – an den Gerüchen der wechselnden Jahreszeiten, den Düften der Blumen und Nahrungsmittel und den Tausend anderen wunderbar befriedigenden Essenzen, die Sie in dieser sinnlichen Welt umgeben.

Kampf an sämtlichen Fronten

10

In diesem Kapitel

- Den Schlachtplan entwickeln
- Die Wahl der Waffen
- Den Wandel vorbereiten
- Sich nicht einfach plagen, sondern auch etwas wagen

Haben Sie erst einmal beschlossen, mit dem Rauchen aufzuhören, brauchen Sie einen konkreten Plan, wie Sie Ihr Vorhaben in die Tat umsetzen wollen. Der erfolgreiche Ausstieg basiert nicht nur auf Entschlossenheit und Willensstärke, sondern auch auf einem detaillierten Plan, der festlegt, wofür Sie in den ersten Wochen Zeit, Energie und Geld aufwenden wollen, wenn das Verlangen nach einer Zigarette noch sehr stark ist und Sie von Versuchungen umgeben sind. Je ausgeklügelter Ihre Strategie ist und je mehr Hilfsmittel Sie einsetzen, desto größer sind Ihre Erfolgsaussichten. Dieses Kapitel unterstützt Sie dabei, Ihr Vorhaben bis ins kleinste Detail zu planen und Ihre körperlichen und mentalen Ziele festzuhalten.

Eine Abhängigkeit ist eine Gewohnheit oder ein Verhalten, das Sie beibehalten, obwohl es Ihnen Probleme verursacht. Haben Sie diese Definition erst mal verinnerlicht, müssen Sie beschließen, aktiv zu werden und mit dem Rauchen aufzuhören. Als Nächstes legen Sie fest, wann und wie. Diese Einzelheiten sind nicht egal. Manche Menschen setzen ihr Vorhaben, das Rauchen aufzugeben, in Null Komma nichts in die Tat um, während andere mehr Zeit und eine detaillierte Planung brauchen, damit der Erfolg sich einstellt. Die verschiedenen Übungen nachzuvollziehen, wird Ihnen helfen herauszufinden, welche Herangehensweise die beste für Sie ist.

Die mentale Vorbereitung

Mit dem Rauchen aufzuhören, ist nicht nur eine Frage der richtigen Einstellung, sondern auch des körperlichen Befindens und der uns beeinflussenden Umgebung. Mit anderen Worten: Sie müssen nicht nur die Denkarbeit leisten – ja, ich kann es schaffen! –, sondern auch Ihren Körper auf die Veränderungen einstimmen, die auf ihn zukommen. Außerdem sollten Sie Ihre Lebenswirklichkeit so einrichten, dass Ihr Plan die größtmöglichen Aussichten auf Erfolg hat.

Was glauben Sie, was Sie tun müssen, um sich auf den Schritt vorzubereiten, der vielleicht Ihr Leben rettet? Während Sie darüber nachdenken, wie es ohne Ihren guten alten Freund die Zigarette sein wird, visualisieren Sie, was Sie brauchen werden, wenn Sie den Nullpunkt erreichen: den ersten Tag ohne. In Tabelle 9.1 halten Sie bitte die Veränderungen fest, die Sie in Ihrem Leben vornehmen müssen und die persönlichen Vorbereitungen, die Sie treffen müssen, um auf Dauer mit dem Rauchen aufzuhören. Formulieren Sie so präzise wie möglich und ergänzen Sie die Liste, wann immer Ihnen noch etwas einfällt. Es kann helfen, einen genauen Zeitplan der Aktivitäten zu entwerfen, die Sie in der Woche vor dem ersten Tag ohne Zigarette angehen wollen.

	Physisch	Mental	Umgebung	Beziehungen
Tag 7				
Tag 6				
Tag 5				
Tag 4				
Tag 3				
Tag 2				
Tag 1				

Tabelle 9.1: Strategieplan für die letzte Woche mit

Eine Erfolgsstrategie entwickeln

Sie selbst kennen sich am besten. Überlegen Sie, wie viel Zeit Sie für die Vorbereitung brauchen. Wählen Sie einen bestimmten Tag innerhalb der nächsten vier Wochen aus. Stellen Sie sicher, dass der Tag weit genug im Voraus liegt, damit Sie ausreichend Zeit für die Planung haben, aber nicht zu weit weg, dass Sie Ihren Entschluss ewig vor sich herschieben können. Markieren Sie den Tag rot in Ihrem Kalender, teilen Sie ihn Ihrem persönlichen Assistenten mit, falls Sie einen haben, und erzählen Sie Freunden und Ihrer Familie von Ihrem Vorhaben. Vielleicht entscheiden Sie sich für einen Tag, an dem Sie nicht arbeiten müssen. Oder Sie beschließen, an einem Tag wie jedem anderen aufzuhören, alles soll seinen gewohnten Gang nehmen. Ich warne davor, nicht zu lange über den Schritt nachzugrübeln. Zögern Sie nicht zu tun, was getan werden muss!

Nutzen Sie das Wissen, das Sie aus dieser Lektüre gewonnen haben, aus Gesprächen mit anderen, die das Rauchen aufgegeben haben, und aus Beobachtungen, die Sie gemacht haben, um eine möglichst ausgeklügelte Strategie zu entwickeln. Überlegen Sie zum Beispiel, ob es Maßnahmen gibt, die Ihr körperliches Wohlgefühl steigern und das Verlangen nach Tabak reduzieren. Regelmäßig Sport zu treiben, insbesondere Gymnastik, die Sie schneller atmen lässt, Ihren Puls erhöht und Sie schwitzen lässt, setzt Endorphine – Wohlfühlmoleküle – im Belohnungszentrum des Gehirns frei. Ein zusätzlicher Nutzen ist, dass ein intensives Sportprogramm Ihre Lungen befreit und sie weniger empfänglich für die giftigen Angriffe des Tabakqualms sind. Überlegen Sie, als Teil Ihrer Aufhörstrategie regelmäßig Sport zu treiben.

Wie sieht es mit der Ernährung aus? Gibt es Wege, damit Sie sich gesünder und fitter fühlen? Das Richtige zu essen, wird Ihnen helfen, genau das zu erreichen. Ihr physischer Motor läuft sehr viel geschmierter und effizienter, wenn Sie ihn mit einem Mix aus Proteinen, Früchte- und Gemüsekohlehydraten versorgen anstatt mit Fastfood. Die richtige Ernährung verleiht Ihnen mehr Energie (etwas, das bisher die Zigaretten für Sie übernommen haben).

Falls Sie übergewichtig sind oder Angst haben, zuzunehmen, nachdem Sie das Rauchen aufgegeben haben, informieren Sie sich in Büchern, über das Internet oder suchen Sie sich Hilfe bei einem Ernährungsspezialisten. Ernährungswissenschaftler können Ihr Essverhalten unter die Lupe nehmen und Ihnen helfen, einen optimalen Ernährungsfahrplan aufzustellen. Viele Krankenkassen bieten diesen Service im Rahmen der Grundversorgung mit an.

Mentale Strategien helfen Ihnen hauptsächlich dabei, sich innerlich auf das Aufhören einzustimmen und an der Entscheidung festzuhalten. Denken Sie daran, dass Ihre Entscheidung, das Rauchen aufzugeben, eine heldenhafte ist und sie (zumindest in der ersten Woche) Priorität vor allem anderen haben sollte. Die Strategie, Ihre Lebenswirklichkeit dieser Entscheidung anzupassen, umfasst auch, alle Auslöser zu entfernen, die Sie davon abbringen könnten wie Streichhölzer und Aschenbecher. Ihre Erfolgschancen steigen, wenn Sie sich auch vom Tabakqualm anderer Leute fernhalten. Wenn Sie eine Beziehung zu jemandem haben, der immer noch raucht, überlegen Sie, wie sehr diese Entscheidung Sie beeinflusst und gehen Sie auf Abstand. Machen Sie sich bewusst, dass Ihr bester Verbündeter im Kampf gegen das Rauchen Sie selbst sind. Setzen Sie sich nicht allzu sehr mit den Tabakproblemen anderer Leute auseinander.

Ich bestärke Sie darin, Ihre Pläne so präzise und detailliert wie möglich zu formulieren. Haken Sie für die erste rauchfreie Woche in den Spalten von Tabelle 9.2 ab, welche Aktivitäten Sie umsetzen und welche Hilfen Sie in Anspruch nehmen möchten. Beschreiben Sie genau, womit Sie tagsüber und nachts Ihre Zeit verbringen werden. Lassen Sie keine Lücken, in denen Sie sich eine anzünden könnten oder darüber nachdenken, es zu tun.

	Sport	Aktivitäten	Ernährung	Unterhaltung	Nikotinersatzmittel
Tag 1					
Tag 2					
Tag 3					
Tag 4					
Tag 5					
Tag 6					
Tag 7					

Tabelle 9.2: Die erste Woche ohne

Bei Ihrer Entscheidung bleiben

Es kann helfen, eine überaus starke Motivation im Hinterkopf zu haben – wie die Geburt eines Kindes, den Verlust einer geliebten Person an Lungenkrebs oder den Wunsch, möglichst lange für die Familie und Freunde da zu sein. Sich ständig vor Augen zu führen, dass es allererste Priorität hat, mit dem Rauchen aufzuhören, erzeugt den gleichen Effekt. Während Ihrer ersten Woche ohne Zigarette, tritt beinah alles in Ihrem Leben dem gegenüber in den Hintergrund. Wenn Sie sich müde, ausgelaugt, weinerlich, gereizt und in jedem Fall ganz und gar nicht gut fühlen, ist das okay. Das gehört dazu.

Ein sehr mächtiges physisches und psychisches Werkzeug ist die Meditation. Verschiedene Formen der Meditation funktionieren für verschiedene Menschen. Manche Meditierende gelangen durch Gesang an einen sicheren und unantastbaren Ort. Hatha-Yoga ist eine körperbetonte Form des Yoga, das Atemübungen anhand von Körperübungen trainiert und perfektioniert. Eine vergeistigte Form der Meditation hilft wieder anderen Menschen. Vergleichen Sie Kapitel 9 für einen genaueren Überblick.

Sich auf den Wandel vorbereiten

Ein guter Weg, vorauszudenken und die Veränderungen in Ihrem Leben einzuleiten, ist über die Auslöser beziehungsweise Stressfaktoren nachzudenken, die zu einem Rückfall führen könnten. Auch wenn Sie nicht in die Zukunft gucken können, können Sie mit an Sicherheit grenzender Wahrscheinlichkeit einige der Dinge vorhersagen, mit denen Sie in der ersten Woche ohne Zigarette konfrontiert sein werden. Die Tabelle 9.3 führt potenzielle Stressfaktoren auf, die für Unruhe in Ihrem Inneren, Ihrem Leben und Ihren Beziehungen sorgen können. Halten Sie fest, welche Veränderungen

Sie in den vier aufgeführten Bereichen vornehmen können, während Sie sich auf den ersten Tag ohne Zigarette zubewegen.

Potenzielle Stressfaktoren	Physisch	Mental	Alltag	Beziehungen

Tabelle 9.3: Stressalarm!

Behalten Sie im Hinterkopf, dass Stress, Ängste und Anspannung, wie auch immer sie sich manifestieren, das Verlangen nach Tabak auslösen und dazu führen können, dass Sie sich eine anzünden. Bauen Sie eine mentale oder sogar physische Wand zwischen sich und dem Stress auf. Denken Sie im Vornherein darüber nach, wie Sie mit solchen Situationen umgehen wollen, ohne nach einer Zigarette zu greifen.

Nehmen Sie im Geiste etwas Abstand und halten Sie eine wichtige Sache fest: Verlangen ist nicht real in dem Sinne, in dem ein Safe, der Ihnen auf den Kopf fällt, oder ein aus dem Zoo ausgebrochener Löwe real ist. Ein Verlangen ist ein mentaler Stellvertreter, ein Gedanke, angetrieben von starkem Begehren. Es ist eine Idee – *Ich will eine Zigarette und ich will sie auf der Stelle* – in betörendem Gewand und ungeheuer verstärkt durch tausendfache Wiederholung und die Macht des Begehrens.

Was ist Begehren überhaupt? Es ist ein bunt geschecktes geistiges und emotionales Ding, das nur in Ihrem Kopf lebt. Ohne Zweifel haben Sie schon viele Dinge begehrt, manche davon sehr stark, zu unterschiedlichen Zeiten in Ihrem Leben. Was ist aus diesem Begehren im Laufe der Jahre geworden? Ist es unverändert erhalten geblieben? Haben Sie immer noch dieselben starken Wünsche, die Sie vor zehn oder zwanzig Jahren hatten? Ich bezweifle es.

Der Punkt ist, Begehren kommt und geht. Begehren ist ein Gefühl. Gefühle ändern sich. Manchmal sind Sie wütend und manchmal glücklich. Keiner dieser Bewusstseinszustände ist von Dauer.

Übertragen Sie dieses Wissen auf Ihr Verlangen nach einer Zigarette. Trainieren Sie, Abstand von diesem Verlangen zu nehmen. Beobachten Sie, wie es an Ihre Tür klopft, Sie anbettelt, in Ihr mentales Heim kommen zu dürfen. Sie haben nun die Wahl, die Tür weit aufzumachen und das Monster in Ihrem Zuhause willkommen zu heißen oder nichts zu tun und abzuwarten. Und raten Sie mal, was passiert? Nachdem Sie dieses Abstandnehmen oft genug geübt haben, werden Sie richtig gut darin sein, das Monster an die Tür hämmern zu lassen. Es wird nach und nach weniger vehement um Einlass bitten und irgendwie immer unglaubwürdiger werden. Sein hämmerndes Klopfen »Lass mich rein!« wird sanfter werden, bis es kaum noch zu hören ist und mehr nach einem im Wind raschelnden Blatt klingt.

Sie werden nicht durch Ihr Verlangen definiert! Ihre Sehnsüchte kommen und gehen. Die Frage ist genau genommen: Wer ist stärker, Sie oder Ihr Verlangen? Wenn Ihre Gedanken und Wünsche Sie entmachten, ist es so, als würde Pinocchio zum Meister seines Holzschnitzers. Es ist einfach nicht richtig! Ihre Gedanken und Gefühle sollten Ihnen dienen, nicht anders herum.

Jede Form von Verlangen ist vorübergehend und kurzlebig (oder kann es sein). Sie haben die Wahl, dem Verlangen nicht nachzugeben. Suchen Sie sich eine Ablenkung und die Chancen stehen gut, dass der Anfall vorübergehen wird.

Während Sie von der vorbereitenden Phase zum tatsächlichen Aufhören übergehen, werden Sie eine Menge Veränderungen durchmachen: physische, emotionale, mentale, finanzielle, soziale und spirituelle. Ihr Leben wird sich verändern. Einige der Veränderungen sind schmerzhaft und müssen erkämpft werden, sie erfordern ein gutes Stück Einsatzbereitschaft von Ihrer Seite. Die meisten Veränderungen werden positiv sein, sogar über alle Maßen! Sie haben eine Menge, worauf Sie sich freuen können, während Sie von der Planungs- in die tatsächliche Phase des Aufhörens überwechseln.

Ohne wenn und aber

Ich habe früher ein Päckchen am Tag geraucht, normalerweise mit Genuss. (Ich sage normalerweise, weil es häufig vorkam – früh am Morgen, wenn ich krank war oder wenn ich zu viele geraucht hatte –, dass die Dinger grässlich schmeckten.) Ich wusste, dass ich aufhören wollte. Als Medizinstudent konnte ich meinen fortwährenden Zigarettenkonsum nicht rechtfertigen, wenn man in Betracht zog, was ich über ihren schädlichen Einfluss auf die Lungen- und alle anderen Körperfunktionen wusste. Ich hatte schon mehr Menschen an chronischen Lungenkrankheiten und Krebs sterben sehen, als ich wollte.

Der Wendepunkt war für mich die Geburt unseres ersten Sohnes. Dieses Baby war neu auf der Welt, neu in jeglichem Sinne … neu und gesund und es roch wundervoll. Das Letzte, was ich wollte, war, die Gesundheit dieses süßen Wesens mit giftigen Tabakdämpfen zu gefährden. Ich hörte an dem Tag auf zu rauchen, an dem unser Sohn geboren wurde.

Veränderungen, die in Ihrem Körper geschehen

Die Veränderungen in Ihrem Körper, die dadurch ausgelöst werden, dass Sie aufhören zu rauchen, beginnen mit dem ersten Tag ohne Zigarette und setzen sich kurz- und längerfristig fort. Die sofortigen Veränderungen können Depressionen, Angstzustände, Unruhe, Zittrigkeit, mehr Appetit und verminderte Energie sein. Manche Menschen erzählen, dass sie sich wie elektrisiert oder elektrisiert und zerschlagen zugleich fühlen. Dies sind die durchschnittlichen, zu erwartenden Entzugssymptome, die viele Menschen erleiden, die mit dem Rauchen aufhören.

Vom Moment Ihres letzten Zuges an beginnt Ihr Körper sich selbst zu heilen. Wieder sich selbst überlassen (das heißt, solange Sie nicht wieder rauchen), erneuert Ihr Körper sich allmählich. Weiße Blutkörperchen in Ihren Lungen und Ihrem Hals verdauen so viel Fremdmaterial wie möglich (zum Beispiel Teer), während beschädigte Zellen abgebaut und durch neue ersetzt werden. Die Sauerstoffzufuhr in Ihrem Körper erhöht sich, da die roten Blutkörperchen ihre Last an Kohlenmonoxid los sind und mehr Sauerstoff transportieren können. Das wirkt sich auf Ihre Kondition aus, Ihr Energielevel und Ihr Körpergefühl. Die Chancen ein Magengeschwür oder Bluthochdruck zu bekommen, sinken dramatisch, da die schädliche, verengende Wirkung der Zigaretten auf Ihre Blutgefäße schwindet. Statistisch gesehen, nimmt die Wahrscheinlichkeit, eine durch das Rauchen verursachte Krebsart zu bekommen, abrupt ab. Viele dieser tollen Veränderungen spielen sich im Laufe von Wochen, Monaten und Jahren ab.

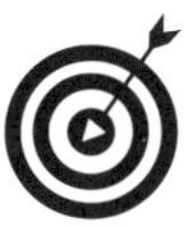

In der ersten Zeit leiden Sie vielleicht an Nikotinentzugssymptomen und einem erhöhten Verlangen nach Nahrung. Einer der verführerischen Gründe, über eine Nikotinersatzmitteltherapie während der ersten Monate nachzudenken, ist die appetitzügelnde Wirkung von Nikotin.

Wie Ihre Gefühle schwanken können

Das Rauchen ist mit einer Menge Aktivitäten in Ihrem Leben verbunden, vom Essen über das Trinken, das Entspannen bis zur Arbeit. Sie können die Liste ergänzen, indem Sie über all die Situationen nachdenken, in denen Sie rauchen, und sie sogar noch verlängern, indem Sie Ihre Beobachtungen darüber hinzufügen, was andere Menschen tun, während sie rauchen. Auch wenn die Gesellschaft die Fähigkeit honoriert, mehrere Dinge gleichzeitig tun zu können, wollen Sie Ihre Aktivitäten nicht länger mit dem Rauchen kombinieren. Sie haben beschlossen, dass es an der Zeit ist, die Bindung zwischen Alltagstätigkeiten und dem Rauchen zu kappen.

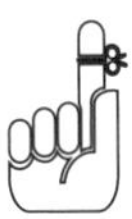

Auch ohne Rauchen geht das Leben weiter!

Das hauptsächliche psychologische Entzugssymptom ist das Verlangen. Lange, nachdem die Zittrigkeit, die Schlappheit und die Gefühlsschwankungen vorbei sind, werden Sie vielleicht das starke Verlangen nach den Krebsstängeln spüren. Verlangen kann die Form von Flashbacks – Nikotinnostalgie – annehmen, die Sie sogar den Geschmack und den Geruch einer brennenden Zigarette wahrnehmen lassen können. Das Verlangen verkleidet sich mitunter als Idee, als romantische Sehnsucht nach der Verlockung einer Zigarette.

Verlangen wird oft von Rechtfertigungen begleitet. Wenn Sie darüber nachdenken, »nur noch eine mehr« zu rauchen, machen Sie sich selbst etwas vor. Wie oft haben Sie sich selbst schon mal gesagt oder sich erfolgreich davon überzeugt, dass

- dies Ihre letzte Zigarette ist.
- eine Menge Leute rauchen, ohne dass es ihnen schadet.
- dies ein schlechter Zeitpunkt zum Aufhören ist.
- ich will, was ich will, wann ich will.
- es besser ist zu rauchen, als zuzunehmen.
- der Schaden eh schon passiert ist.
- es auf eine mehr nicht ankommt.

Vergleichen Sie Kapitel 11 für Informationen über den Kampf gegen Ausflüchte und Rechtfertigungen.

So überleben Sie die erste Woche

Für viele Menschen ist die erste Woche ohne Zigarette kaum auszuhalten. Aber haben Sie es erst einmal geschafft, diesen Meilenstein hinter sich zu lassen, steigen Ihre Chancen, für immer vom Tabak loszukommen in erheblichem Maße. Wie der folgende Abschnitt erläutert, bringt es eine Menge Veränderungen mit sich, das Rauchen aufzugeben, mit denen Sie sich auseinandersetzen müssen. Und manchmal kann es sehr schwer sein, sie zu bewältigen. In diesem Abschnitt stelle ich Ihnen einige Strategien vor, die Ihnen helfen können, die entscheidenden ersten Tage zu schaffen.

Obwohl es fast lächerlich erscheint, ist eines der größten Probleme, mit dem viele zu kämpfen haben, dass ihre Hände und ihr Mund plötzlich nicht mehr beschäftigt sind. Während der ersten Tage und vielleicht sogar noch länger, werden Sie das Bedürfnis nach einem Ersatz verspüren. Sie kommen womöglich in Versuchung, die Zigaretten durch Nahrung zu ersetzen. Wenn Essen Sie glücklich macht und Ihnen hilft, mit dem Rauchen aufzuhören, tun Sie es ruhig. Das heißt nicht, dass ich Ihnen empfehle, sich vollzustopfen oder mit Wagenladungen von Keksen, Chips und Kuchen einzudecken. Es versteht sich von selbst, dass Sie genau abwägen müssen, was noch akzeptabel und gesund für Sie ist.

Es wird empfohlen, viel zu trinken. Manche Menschen finden, je mehr (gesunde Getränke) sie während der ersten Tage trinken, desto besser. Wasser, Sprudelwasser, Frucht- und Gemüsesäfte und sogar Diätlimonaden sind in Ordnung. Seien Sie dagegen vorsichtig, was Kaffee und Alkohol angeht, denn sie werden oft mit dem Rauchen assoziiert.

Seien Sie so kultiviert und raffiniert mit Ihren oralen Ersatzbefriedigungen wie Sie möchten. Manche Menschen stellen fest, dass es ihnen hilft, eine Tüte mit Sellerie- oder Karottenstreifen mit sich herum zu tragen, die sie über den Tag verteilt knabbern. Kaugummi ist ein traditioneller Ersatz für die Zigarette. Wenn Sie gerne kochen, ist dies die Gelegenheit, die Zeit und Energie zu investieren, die ausgefallensten und geschmackvollsten Menüs Ihres Lebens zu kreieren. Falls Sie weniger ehrgeizig sind, gönnen Sie sich ab und zu ein Essen im Restaurant. Je köstlicher das Essen, desto unwahrscheinlicher wird Ihr Verlangen nach einer Zigarette sein.

Die ersten vierundzwanzig Stunden

Es ist der erste Tag ohne. Zuallererst: Rauchen Sie nicht! Befolgen Sie außerdem die folgenden Ratschläge:

- ✔ Werden Sie alle Tabakprodukte und Accessoires los, Feuerzeuge, Streichhölzer und Aschenbecher.
- ✔ Seien Sie so umtriebig wie möglich. Jetzt ist der richtige Zeitpunkt, Sport zu treiben, sich in Ihre Hobbys zu stürzen und so viel Zeit wie möglich mit anderen Menschen zu verbringen. Falls bestimmte Aktivitäten besonders angenehm und entspannend für Sie sind, zögern Sie nicht, sie auszuüben. Und wenn bestimmte Aktivitäten Stress auslösen und Sie normalerweise zur Zigarette greifen lassen, vermeiden Sie sie möglichst während Ihrer ersten Woche und insbesondere an Ihrem ersten Tag als Nichtraucher.
- ✔ Passen Sie die äußeren Lebensbedingungen Ihrem neuen Leben an, sodass Sie sie als angenehm, unterstützend und dem Neubeginn angemessen empfinden. Diese überaus wichtige Aufgabe wird Ihnen am ersten Tag den nötigen Antrieb verschaffen.
- ✔ Die ersten 24 bis 72 Stunden sind die härtesten und herausforderndsten des Aufhörprozesses. Dieser Zeitraum setzt Sie den größten physischen und psychischen Entzugserscheinungen aus. Aber Sie sind nun bestens gewappnet, um Auslösern elegant aus dem Weg zu gehen, sich selbst zu beruhigen und zu trösten, alternative Aktivitäten auszuüben, sich mit oralem Ersatz für die Zigarette zu versorgen und zu gewinnen! Die Liste verfügbarer Hilfen und Aktivitäten, die dafür sorgen wird, dass Sie bei Ihrer Entscheidung bleiben werden, ist so lang wie dieses Buch.

Nikotinentzug ist real. Er passiert nicht nur in Ihrem Kopf. Tun Sie alles, was nötig ist, um nicht zu rauchen (in vernünftigem Maße).

Ihre Umgebung der neuen Situation anpassen

Wenn Sie dieses Kapitel bis hierher gelesen haben, sind Sie sich der Abläufe in Ihrem Inneren sehr bewusst. Sie können sich in einen Prozess begeben, den ich gerne als innere Neugestaltung bezeichne. Innere Neugestaltung hat damit zu tun, sehr bewusst über Prioritäten und Ziele zu entscheiden, die in der nahen und fernen Zukunft liegen. Während die Neugestaltung Ihrer inneren Welt voranschreitet und Sie das Sucht- und Abwehrverhalten abstreifen, überlegen Sie sich, welche Veränderungen Ihrer äußeren Umgebung Sie Ihrem Ziel näherbringen.

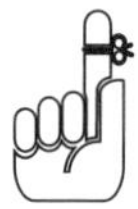

Ihre Umgebung spielt eine Rolle. Bauen Sie sich etwas auf, oder verändern Sie etwas, damit Ihr Leben als Nichtraucher Bestand hat.

Passionierte Raucher sind von Zubehör und Accessoires ihrer Sucht umgeben. Vielleicht ist Ihnen bisher gar nicht aufgefallen, wie sehr Ihr Zuhause mit Aschenbechern, Feuerzeugen, Streichhölzern und anderen Gegenständen des täglichen Raucherlebens überhäuft ist. Nehmen Sie sich einen Moment Zeit, um in Ihrem Auto oder Wohnzimmer die Augen zu schließen und tief einzuatmen. Wie durchtränkt von dem Geruch nach kaltem Rauch ist Ihre Umgebung? Wie viele Kompromisse sind Sie aufgrund Ihrer Gewohnheit bereit einzugehen?

Das ist noch lange nicht alles. Erinnern Sie sich an all die Male, die Sie Zugeständnisse gemacht haben – Türen geöffnet, Fenster aufgerissen, Zimmer gelüftet –, um die verräterischen Spuren des Tabakrauchs zu beseitigen? Was wollen Sie noch alles tun, bis Sie fühlen, dass genug einfach genug ist?

Ihre Umgebung spiegelt Ihre Persönlichkeit. Es ist nicht zu übersehen, dass manche Menschen in einer sehr ordentlichen, sauberen Umgebung leben, während andere in Papierbergen und im Chaos versinken, Socken tragen, die nicht zueinanderpassen und Ähnliches. Die gute Nachricht ist, dass Ihr Wille sich zu ändern, parallele Veränderungen in Ihrem Leben nach sich ziehen wird. Während Ihre Nase und Ihr Kopf frei werden und der Rauchnebel sich lüftet, können Sie sich endlich an einem Universum von Gerüchen erfreuen, die wirklich sehr stark und substanziell und bewegend sind, wenn Sie sie nur hineinlassen.

Sie können Ihr Zuhause so einrichten, dass es Ihre Bemühungen unterstützt, das Rauchen aufzugeben. Vielleicht empfinden Sie es als beruhigend oder bedeutsam, einen Bereich in Ihrem Haus zu schaffen, der ganz allein der Verwirklichung Ihres Zieles gewidmet ist. Ein spezieller Ort, womöglich sogar ein Schrein oder Altar, der Ihnen spirituelle Unterstützung bietet. Einen solchen Ort können Sie fast überall in Ihrem Heim einrichten, vielleicht sogar in Ihrem Büro oder an einem Ihrer Lieblingsorte unter freiem Himmel. Es kommt nur darauf an, dass Sie dort ungestört sind. Gegenstände für einen Altar könnten Fotografien sein, die Ihnen viel bedeuten, Glücksbringer oder besondere Dinge, die einen großen persönlichen Wert für Sie haben, Räucherstäbchen,

Kerzen, Schmuck oder jede Form von Kunstwerken. Die Idee dahinter ist, einen Raum zu schaffen, der mit positiven Gedanken und positiver Energie aufgeladen ist. Manche Menschen finden die Idee eines kurzen, aber konzentrierten täglichen Rituals hilfreich für die Verfolgung ihrer Träume und Ziele. Reservieren Sie fünf bis zehn Minuten Ihrer Zeit am Anfang oder Ende des Tages, die Sie an Ihrem speziellen Ort verbringen (sei es drinnen oder draußen) und sprechen Sie ein paar Gedanken oder ein Gebet, das Ihre Gesundheit und Erfüllung thematisiert.

Sie können Ihr Ritual bis ins kleinste Detail ausarbeiten, wenn Sie wollen. Falls Sie einer der traditionellen Religionen angehören, können Sie Ihre Wünsche, von den Zigaretten loszukommen und ein gesünderes Leben zu führen, in Ihre üblichen Gebete mit einschließen.

Es gibt viele Wege, Ihre Umgebung Ihrem Bedürfnis nach Erneuerung und veränderten Zielen anzupassen. Die Möbel in Ihrer Wohnung oder Ihrem Haus neu zu arrangieren kann den entscheidenden Unterschied in der Wahrnehmung Ihrer Selbst und Ihrer Ziele herbeiführen. Unzählige Bücher und Workshops beschäftigen sich mit der Anwendung von Feng-Shui, das in der Kunst besteht, sich selbst und seine Umgebung mit den Kräften der Natur in Einklang zu bringen. Wenn Sie erst einmal verinnerlicht haben, dass Ihr Körper heilig ist, dass Ihr Körper ein Tempel ist, der Ihnen für eine unbestimmte, aber hoffentlich lange Zeit anvertraut wurde, können Sie ihn als den geweihten Raum ansehen, der er wirklich ist. In den alten Religionen war den Menschen nichts heiliger als der Tempel. Der Tempel war das Haus Gottes. Der Tempel war der Ort auf Erden, wo Gott oder seine Stellvertreter wohnten und in Kontakt mit den Menschen traten. Entweihung eines Tempels, sei er aus Stein oder Fleisch, ist eine spirituelle Sünde. Stellen Sie sich vor, Sie erhalten einen brandneuen, blitzenden Lamborghini und schmieren ihn Tag für Tag stündlich mit Teer und anderen haftenden Chemikalien ein. Niemand, der noch Herr seiner Sinne ist, würde das einem Auto antun. Und wie verhält es sich mit der Karre, die Sie Ihren Körper nennen?

Sich tatsächlich an einen anderen Ort zu begeben, und sei es nur vorübergehend – zum Beispiel ein Urlaub an einem unberührten, inspirierenden Flecken Erde –, kann ebenfalls helfen, den Absprung zu schaffen. Wenn Sie mit Herz und Seele dafür kämpfen, das Rauchen aufzugeben, und beschließen, dass Sie dafür aus Ihrer gewohnten Umgebung mit all ihren vorhersehbaren Druck- und Stresskomponenten ausbrechen müssen, tun Sie es. Wenn Sie die Zeit und das Geld haben, ziehen Sie sich zurück. Finden Sie einen Platz im Wald, tief im Herzen der Berge oder irgendwo an einem einsamen Strand und ermöglichen Sie es sich, in sich hineinzublicken und den Punkt in Ihrer Vergangenheit wiederzufinden, an dem alles begann … mit sauberen Lungen und einem reinen Herzen.

Beziehungsarbeit

In gewissem Ausmaß sind Ihre Beziehungen zu anderen Menschen durch das Rauchen geprägt. Gleich und gleich gesellt sich gern, wie ein Sprichwort sagt. Wenn Menschen versuchen, andere Menschen kennenzulernen, schließt die Beschreibung ihrer Person den Status als Raucher oder Nichtraucher mit ein. Wenn Sie also das Rauchen bisher nicht als essenziellen Teil Ihrer Persönlichkeit wahrgenommen haben, denken Sie noch einmal darüber nach! Schließlich verbringen Raucher eine Menge Zeit damit, ihre Angewohnheit auszuleben, und diese Angewohnheit hinterlässt überall Spuren.

Wenn jemand herauszufinden versucht, wie sein Gegenüber so tickt, ist »Rauchen Sie?« eine wichtige und legitime Frage. Derjenige, der die Frage stellt, möchte etwas über die Gewohnheiten des anderen erfahren, seine Bedürfnisse (wie Privatsphäre und offene Fenster), seine Gesundheit und seine Wertvorstellungen.

Wenn Sie einräumen, dass Sie rauchen, was sagen Sie dann, abgesehen von der Tatsache, dass Sie rauchen? Sie verraten vielleicht, dass Sie gern rauchen, dass Sie eine Lebe-für-den-Augenblick-Philosophie verfolgen, dass Ihnen die Folgen des Rauchens egal sind, dass Sie eine Angewohnheit haben, die Sie nicht kontrollieren können und dass üble starke Gerüche Ihnen nichts ausmachen.

Die Verbindung zwischen dem Rauchen und Ihren Beziehungen endet damit nicht. Das Wesen der Beziehung zu Ihrem Partner beziehungsweise Ihrer Partnerin oder guten Freunden ist geprägt von der An- oder Abwesenheit des Tabaks. Während alltäglicher Dinge, wie der Arbeit oder den Mahlzeiten, können Zigaretten eine dominante Rolle in Ihrem Lebensgefüge übernehmen.

Beziehungsarbeit ist ein lebenfüllendes Thema. Mit dem Rauchen aufzuhören, ermöglicht Ihnen auch, neu zu definieren, wie Sie sich selbst und Ihre Beziehungen zu anderen Menschen verstehen, und dabei allmählich immer präziser zu werden.

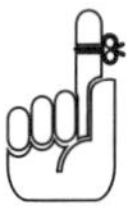

Erinnern Sie sich daran, dass die Begegnung mit bestimmten Menschen, Orten und Dingen einen Rückfall auslösen können. Soweit es Ihnen möglich ist, vermeiden Sie Situationen, die gewöhnlich zum Griff nach der Zigarette führen. Seien Sie darauf vorbereitet Nein zu sagen, wenn Ihnen jemand eine Zigarette anbietet.

Sie haben es geschafft, die erste Woche liegt hinter Ihnen!

Herzlichen Glückwunsch! Sie haben die erste Woche ohne Zigarette überlebt. Willkommen im Rest Ihres hoffentlich gesunden Lebens. Ich werde Ihnen nicht erzählen, dass von nun an alles perfekt sein wird. Nichtsdestotrotz haben Sie nun die wunderbare Gewissheit, dass Sie viel mehr unter Kontrolle haben, was mit Ihrem Körper und Ihrer Gesundheit geschieht, als jemals zuvor. Es gehört zur Natur der Tabakabhängigkeit, dass das Verlangen und die Entzugserscheinungen von Zeit zu Zeit noch einmal aufflammen werden, aber sie werden allmählich nachlassen, bis zu einem Punkt, an dem sie nur noch unregelmäßig auftauchen und auf keinen Fall mehr so quälend sind wie in der ersten Woche. Jetzt ist die Zeit gekommen, sich selbst zu gratulieren, stolz auf das Erreichte zu sein und zu summieren, was Sie alles Großartiges gewonnen haben. Tun Sie dies, indem Sie Ihre sportlichen Ziele im Auge behalten, sich gut ernähren, wertvolle Beziehungen führen und Ihre Umgebung den neuen Gegebenheiten anpassen.

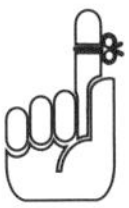

Ex-Raucher in der Durchhaltephase sollten auf Rückfallanzeichen achten, wie zum Beispiel Rechtfertigungsversuche und starkes Verlangen nach einer Zigarette.

Falls und wenn Sie erkennen, dass Sie über eine Zigarette nachdenken, führen Sie ein Selbstgespräch. Erinnern Sie sich an Ihre großen, langfristigen Ziele, rufen Sie einen Freund an und suchen Sie Hilfe, dann gehen Sie spazieren und atmen zehnmal tief durch. Atem ist ein Geschenk.

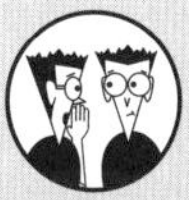

Tabaktragödie Nummer 3.413.918

Ich kenne einen Mann, dessen Pläne sehr in Richtung Gesundheit, Schönheit und Natur gingen, die aber tragischerweise durch seine Tabakabhängigkeit abrupt zunichtegemacht wurden. Dieser Herr, ein belesener, gutherziger Mensch, ein Gebildeter, der trotzdem in der Lage war, sich mit Gott und der Welt zu unterhalten, eine Person, von der Menschen sich angezogen fühlten, weil er so ein sanftes und gutes Wesen besaß, arbeitete 40 Jahre lang wie ein Hund (wie hart arbeiten Hunde eigentlich, mal abgesehen von denen, die man im Fernsehen Schlitten hinter sich her ziehen sieht?). Er führte nicht nur eine gut gehende Zahnarztpraxis, sondern arbeitete auch an den Wochenenden, wann immer er konnte. Er hatte eine bezaubernde Frau, die ihm tief verbunden war. Sein größter Traum – der Grund, warum er so hart arbeitete – war, für seinen Ruhestand auf den Seychellen zu sparen, wo seine Frau ursprünglich herstammte. An einem Wochenende, er und seine Frau waren zu Hause, klingelte das Telefon und er nahm einen zahnärztlichen Notfall an. Da verzerrte sich sein Gesicht plötzlich vor Schmerz und er ließ den Telefonhörer fallen. Er fuhr mit der Hand zur Brust und stürzte zu Boden, weiß wie ein Bettlaken. Er wachte nie wieder auf. Er war im Alter von 52 Jahren das Opfer eines tödlichen Herzinfarktes geworden.

Seine Marke: Camel.

Teil III

Nicht mit dem Aufhören aufhören

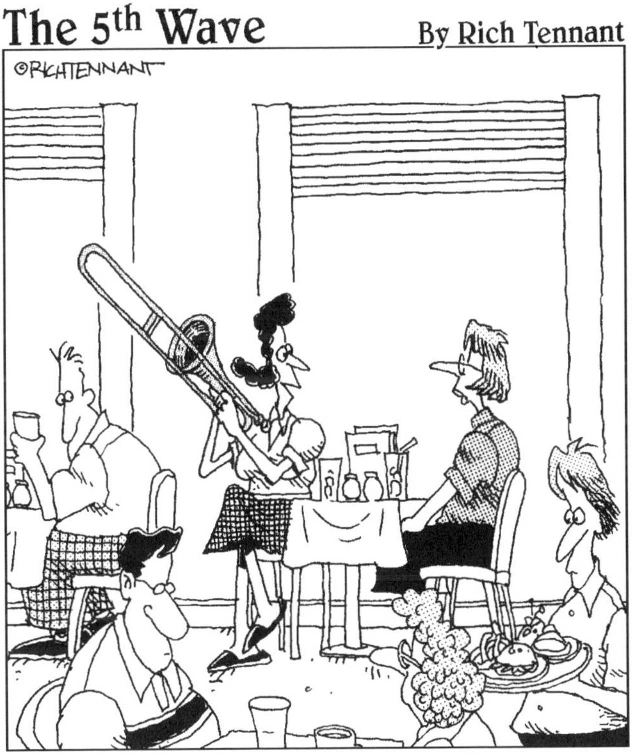

»Ach, das? Seit ich mit dem Rauchen aufgehört habe, brauche ich einfach eine Beschäftigung für meine Hände.«

In diesem Teil ...

Rückfallprävention ist das ultimative Ziel jedes Menschen, der mit dem Rauchen aufhört. Die ersten 24 bis 72 Stunden können sehr herausfordernd sein. Sie müssen auf alle inneren und äußeren Faktoren achtgeben, die Ihr Verlangen nach einer Zigarette auslösen könnten. Unterstützung für Ihre Entscheidung, das Rauchen aufzugeben, umgibt Sie von allen Seiten in Form von Gesprächsangeboten, Workshops und Selbsthilfegruppen. Dieser Teil hilft Ihnen, viele Strategien zu sammeln, um auf Kurs zu bleiben. Schauen Sie nicht zurück und blicken Sie nicht zu weit in die Zukunft: Wenn Sie mit dem Rauchen aufgehört haben, ist das schon ein großer Erfolg.

Dieser Teil untersucht die komplexe Beziehung zwischen Stimmungen und dem Verlangen nach einer Zigarette. Stimmungstiefs und -schwankungen sind normalerweise vorübergehend, und Ihre Entscheidung, das Rauchen aufzugeben, kann diese kurzfristig wechselnden, emotionalen Befindlichkeiten überdauern. Sie befürchten vielleicht, dass Sie zunehmen könnten, wenn Sie mit dem Rauchen aufhören. Ich versichere Ihnen, dass eine Gewichtszunahme keine unumkehrbare Konsequenz des Aufhörens ist. Im Gegenteil, Ihre Gesundheit und Ihre körperliche Erscheinung werden höchstwahrscheinlich sogar davon profitieren, dass Sie das Rauchen aufgeben.

Clean bleiben

11

In diesem Kapitel

- Rechtfertigungsversuche und Ausflüchte erkennen
- Rückfallauslöser identifizieren
- Mit Selbstvorwürfen und Schuldgefühlen umgehen lernen
- Vermeiden, Fehler der Vergangenheit zu wiederholen

An einem gewissen Punkt in Ihrem Bemühen, das Rauchen aufzugeben, passiert es. Genau dann, wenn Sie denken, Sie schlagen sich wirklich gut und haben bereits so viel erreicht, erleiden Sie einen Rückfall. Sie werden schwach und rauchen nach dem Essen eine Zigarette. Sie fühlen sich schuldig, schwach und sind wütend auf sich selbst, dass Sie dem Verlangen nachgegeben haben.

Rückfälle sind jedoch weit verbreitet, sogar die willensstärksten Menschen haben sie. Die entscheidende Sache ist, nicht aufzugeben und aus dem Ausstieg auszusteigen. In diesem Kapitel teile ich mein Wissen darüber mit Ihnen, was Sie tun können, wenn Sie einen Rückfall haben, wie Sie mit dem Verlangen fertig werden und wie Sie mit anderen Rauchern in Ihrem Leben umgehen, während Sie versuchen aufzuhören.

Das Training der Rückfallfrüherkennung und -vermeidung

Rückfälle sind Weckrufe und kein Requiem. Es kann verheerend sein, dem Impuls zu rauchen nachzugeben, wenn es zu einer neuerlichen Abhängigkeit führt. Trotzdem können Rückfälle auch eine Chance sein, mehr über Ihre Rückfallauslöser zu erfahren und das nächste Mal besser mit ihnen umzugehen. Natürlich ist es noch besser, erst gar nicht rückfällig zu werden, wenn es sich vermeiden lässt. Rückfälle sind eine traurige, schuldbeladene Angelegenheit, die auf dem Rücken Ihrer besten Vorsätze ausgetragen wird. Die Rückfallvermeidung ist die wichtigste Zutat des Rezeptes, mit dem Sie für immer von den Zigaretten loskommen.

Ich habe eine Menge guter Nachrichten was die Rückfallvermeidung angeht. Während nachfolgende Generationen potenzieller Raucher sich den Zigaretten größtenteils erst gar nicht zugewandt haben, kehren ihnen zur gleichen Zeit mehr und mehr Raucher den Rücken. Die Menschen sind schlauer geworden und viel besser in ihren

Vermeidungsstrategien. Ehemalige Raucher wissen mehr über den Umgang mit dem Verlangen nach einer Zigarette, erkennen Auslöser und ersetzen das Nikotin durch gesundheitsbewusstes Verhalten. Wissenschaftliche Studien belegen den positiven Einfluss der Vermeidungsstrategien auf das Rauchverhalten. Während Sie sich die Strategien durchlesen, die Ihnen helfen sollen, clean zu bleiben, überlegen Sie sich, welche für Sie infrage kommen und probieren sie aus.

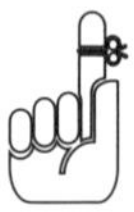

Je mehr, desto besser. Je mehr Fähigkeiten und gesundheitsbewusstes Verhalten Sie sich antrainieren, desto unwahrscheinlicher sind Ihre Chancen, einen Rückfall zu erleiden. Sie können einen Seufzer der Erleichterung ausstoßen.

Das Einschätzen Ihres Rückfallrisikos

Der erste Schritt der frühzeitigen Rückfallgefahrerkennung und -vorbeugung ist herauszufinden, wie nah Sie dem Rückfall sind. Ihre Rückfallrisiken zu identifizieren und entsprechende Situationen zu vermeiden, kann Ihnen auf dem Weg in ein gesundes Leben helfen.

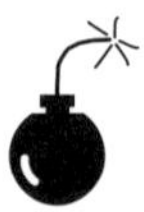

Ihr Rückfallrisiko ist sehr hoch, wenn Sie

- ✔ gerade erst mit dem Rauchen aufgehört haben.
- ✔ sich so sicher fühlen, dass »eine mehr nicht schaden kann«.
- ✔ ein Päckchen kaufen, nur um ein paar da zu haben.
- ✔ das letzte Päckchen nicht wegschmeißen.
- ✔ sich Orten, Dingen und Menschen aussetzen, die Sie bis zu diesem Zeitpunkt mit dem Rauchen verbunden haben, wie Bars, einem rauchgeschwängerten Restaurant und Freunden, die rauchen.
- ✔ unter hohem Druck stehen, aufgrund von Situationen, die gewöhnlich zum Griff zur Zigarette führen, wie familiäre Konflikte, Deadlines oder soziale Verpflichtungen.
- ✔ sich in stressfreien Situationen befinden, die zum Griff zur Zigarette führen können, weil Sie Ihre Entspannung maximieren wollen, zum Beispiel im Urlaub.

Wenn Sie irgendeinen dieser Punkte unterschreiben können, besteht das Risiko, dass Sie einen Rückfall erleiden.

Ausflüchte erkennen, die einen Rückfall rechtfertigen sollen

Bereit für einen Rückfall zu sein, ist das Gegenteil von der Bereitschaft, mit dem Rauchen aufzuhören. Klingt das verwirrend? Eigentlich ist es recht einfach. Im Grunde genommen kann das Rückfallrisiko von jeder Rechtfertigung gesteigert werden, die Sie benutzen, um sich selber vom Haken zu lassen und in die alte Gewohnheit verfallen zu können. Raucher, die rückfällig werden, teilen normalerweise einige übliche Ausflüchte und Rechtfertigungen. Manche davon werden Ihnen sehr bekannt vorkommen. Sogar wenn Sie es nicht sein sollten, nehmen Sie sich vor ihnen in Acht! Sogar die Stärksten unter uns sind schon gescheitert, weil sie auf diese unlogischen Argumente hereingefallen sind. Wenn Sie im Hinterkopf behalten, dass es diese Ausflüchte gibt, hilft Ihnen das, Rückfällen frühzeitig vorzubeugen und zu verhindern, in alte Gewohnheiten zu verfallen.

- ✔ Entgegen meiner Überzeugung habe ich gerade geraucht. Ich werde es nie wieder tun.
- ✔ Eine mehr macht keinen Unterschied. Meine Gesundheit ist eh schon ruiniert.
- ✔ Es gibt keinen Grund, gerade jetzt aufzuhören. Ich kann den Neuanfang auch morgen wagen (oder nächste Woche oder nächstes Jahr).
- ✔ Alle anderen rauchen auch – und sie sehen gut aus. Ich bin toll in Form und ich habe noch jede Menge Zeit, bevor ich aufhören muss.
- ✔ Ich habe so viele andere Probleme am Hals, dass ich mich nicht auch noch damit auseinandersetzen kann.
- ✔ Ich habe hart gearbeitet und mir diese Zigarette verdient. Ich brauche eine Pause.
- ✔ Lightzigaretten sind nicht so schlimm wie normale.
- ✔ Wenn ich nicht inhaliere, werden meine Lungen nicht geschädigt.
- ✔ Es ist mir egal. Ich werde eine rauchen.
- ✔ Ich habe meinen Schwur heute Morgen gebrochen, als ich eine geraucht habe. Jetzt macht es keinen Sinn mehr, zu versuchen aufzuhören.

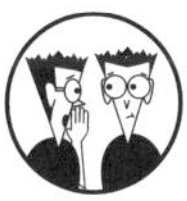

Ich habe lange Jahre ein Päckchen pro Tag geraucht, bevor ich damit aufgehört habe. Ich erinnere mich noch, wie ich den letzten halben Kilometer meiner Nachmittagsstrecke lief. Meine Hauptmotivation, die Runde zu beenden, war die große Freude, die es mir bereitete, mir eine anzuzünden, sobald ich mein Work-out beendet hatte. Wie verrückt kann man sein!

Wie Ausflüchte zum Rückfall führen können

Die meisten Menschen ziehen es vor, sich selbst für einzigartig zu halten, für Menschen, deren Verhalten spontan, interessant und vielleicht sogar kreativ ist. Der Ablauf des Rückfallverhaltens ist jedoch so vorhersagbar wie eine Rechenformel.

Möchtegernnichtraucher zünden sich eine an, nachdem sie eine oder mehrere Ausflüchte als Tatsache verinnerlicht haben oder wenn sie einem starken Auslöser (alles, was sie ans Rauchen erinnert) ausgesetzt sind. Auf den Genuss und das wunderbar vertraute Gefühl der ersten Züge folgen ein Schwall von Schuldgefühlen. Sie denken vielleicht: »Ups, ich habe es schon wieder getan« oder »Ich bin erbärmlich, ich habe keinerlei Selbstkontrolle« oder »Ich bin ein Sklave meiner Abhängigkeit«. Diese Gefühle der Hilflosigkeit und Selbstverachtung steigern sich von Mal zu Mal. Je öfter Sie versuchen aufzuhören, desto schlechter fühlen Sie sich bei jedem Rückfall.

Wenn Sie gerade nicht rauchen, ist das ein Erfolg. Dieser Atemzug ist der erste freie Ihres restlichen Lebens. Es spielt keine Rolle, wie oft sie in der Vergangenheit versucht haben, das Rauchen aufzugeben. Die meisten Raucher, die es geschafft haben, haben drei bis vier Versuche hinter sich.

Jämmerlichen Ausflüchten keine Chance geben

Ausflüchte? Jeder, der versucht hat, mit dem Rauchen aufzuhören, kennt Dutzende davon. Ich nenne diese Rechtfertigungen jämmerliche Ausflüchte. Diese Jammerlappen werden an Ihrer Tür klopfen, aber die gute Nachricht ist, dass Sie sie nicht hereinlassen müssen. Stürmen die Ausflüchte auf Sie ein, umgarnen Sie Rauchschwaden in Ihren Träumen und sind Sie einem erhöhten Rückfallrisiko ausgesetzt? Das nächste Mal, wenn die Tabaknostalgie zuschlägt, versuchen Sie es mit folgenden befreienden Gedanken.

Wenn Sie gerade erst wieder aufgehört haben zu rauchen (»Ich werde es nie wieder tun!«), gut für Sie! Dieses Buch ist voller Tipps, was Sie tun können und wohin Sie sich wenden können, um clean zu bleiben.

Hier ist, was Sie sich selbst sagen können, wenn Sie sich dabei ertappen, dass Sie eine der folgenden Ausreden gebrauchen:

- ✔ **»Eine Zigarette mehr kann nicht schaden.«** Tatsache ist, jede zusätzliche Zigarette macht einen Unterschied. Jeder zusätzliche Zug macht Sie länger zu einer Tabakgiftmülldeponie. Der Schaden, den Sie Ihrer Gesundheit zufügen, wächst. Sogar die eine Zigarette, die Sie am Morgen geraucht haben. Ein Spaziergang, eine Autofahrt, eine Dusche oder ein Glas Saft sind sehr viel besser für Sie als die nächste Zigarette. Manche Rückfallopfer klammern sich an eine fatalistische Einstellung und sagen, dass es sowieso zu spät sei und der Schaden längst angerichtet. Falsch. Der Schaden an Ihrer Gesundheit, der durch das Rauchen verursacht wird, ist stets zunehmend. Je mehr und länger Sie rauchen, desto gravierender sind die Auswirkungen auf Ihren Körper. Weniger Zigaretten sind besser als viele. Überhaupt keine sind am besten.

- ✔ **»Ich kann morgen einen neuen Versuch starten.«** Wie sagt man so schön, der Weg in die Hölle ist mit guten Absichten gepflastert. Schicken Sie die Befreiung Ihrer Lungen und Ihrer Gesundheit nicht in die Warteschleife. Sonst addiert sich ein Morgen um den anderen zu einem Nie. Lesen Sie augenblicklich Kapitel 5.

- ✔ **»Ich sehe gut aus und fühle mich toll.«** Der äußere Schein kann genauso in die Irre führen, wie die Rechtfertigung, dass andere Raucher fantastisch aussehen. Auch wenn der Raucher im Jogginganzug aussieht wie das blühende Leben, wissen Sie nicht, was eine Röntgenaufnahme seiner Lungen offenbart. Und Sie sind auch nicht dabei, wenn er sich morgens die Seele aus dem Leib hustet. Visualisieren Sie Ihr eigenes Inneres, sauber und gesund und vital. Stellen Sie sich vor, dass jeder Atemzug Sie mit Lebenskraft, Stärke und Ruhe füllt.

- ✔ **»Ich bin zu beschäftigt, um mich darum zu kümmern.«** Sicher, Sie haben viel zu bewältigen. Wenn Sie das Gefühl haben, Ihre vielen Probleme halten Sie von einem rauchfreien Leben ab, nehmen Sie Papier und Stift zur Hand und listen Sie sie auf. Geben Sie jedem Problem eine Nummer. Welches Problem hat Priorität für Sie? Ist Ihre gegenwärtige und zukünftige Gesundheit der letzte Punkt auf Ihrer Liste? Ist es möglich, dass mit dem Rauchen aufzuhören Ihnen vielleicht die Kraft verleihen wird, einige der anderen Herausforderungen zu bewältigen, denen Sie sich gegenüber sehen?

- ✔ **»Ich habe mir eine Pause verdient.«** Sicher, das haben Sie, aber belohnen Sie sich nicht, indem Sie aufgeben und eine Zigarette rauchen. Wenn Sie eine so verführerische Gewohnheit wie das Rauchen aufgeben, brauchen Sie eine Ersatzbefriedigung. Sie brauchen andere Dinge, auf die Sie sich freuen können. Wie wäre es, einkaufen zu gehen oder ein tolles Essen zu kochen oder sich eine Massage zu gönnen, wenn Sie das nächste Mal das Verlangen nach einer Zigarette spüren? Finden Sie gesundheitsbewusste Wege, sich selbst eine Freude zu machen.

- ✔ **»Es ist ja nur eine Lightzigarette.«** Eine der gefährlichsten Ausflüchte ist anzunehmen, dass Zigaretten mit geringerem Nikotin- oder Teergehalt in Ordnung seien. Tatsächlich sind sie genauso gefährlich wie normale Zigaretten, denn Menschen, die zu ihnen wechseln, rauchen letztendlich mehr und inhalieren tiefer. Versuchen Sie es stattdessen mit Karotten oder anderem frischen Gemüse, zuckerfreiem Kaugummi oder viel Flüssigkeit.

- ✔ **»Ich inhaliere ja nicht wirklich.«** Weniger inhalieren? Selbst wenn Sie meinen, dass es weniger schädlich für Ihre Lungen sei, weniger zu inhalieren, sollten Sie über Mund-, Zungen- und Halskrankheiten nachdenken, die durch den Tabakkonsum verursacht werden. Was ist der köstlichste Geschmack oder Geruch, den Sie sich vorstellen können? Minze? Zitrone? Pfeffer? Stellen Sie sich vor, wie dieses Aroma den üblen Geruch nach Tabak in Ihrem Atem ersetzt ... jeder, der Sie küsst, wird es Ihnen danken!

- **»Meine Gesundheit ist mir egal.«** Viele Raucher behaupten, ihre Gesundheit sei ihnen egal, weil ihre Zukunft ihnen egal sei. Aber ist das wirklich wahr? Wie viele Dinge tun Sie jeden Tag, die auf die Zukunft ausgerichtet sind? Jedes dieser Dinge beweist, dass Sie damit rechnen, auch morgen noch hier zu sein. Nehmen Sie das Geld, das Sie heute für Zigaretten ausgegeben hätten und legen es zur Seite, um sich demnächst etwas zu gönnen.
- **»Ich habe es heute schon verbockt, da kann ich genauso gut noch eine rauchen.«** Legen Sie diese Art von Perfektionismus ab! Nur weil Sie Ihren Nichtraucherschwur gebrochen haben, heißt das nicht, dass jetzt alles vorbei ist. Alles-oder-nichts-Denken führt Sie genau dorthin zurück, wo Sie nicht mehr hinwollen. Sind Sie in anderen Bereichen Ihres Lebens auch so hart zu sich selbst? Warum sollten Sie sich in Bezug auf eine Sache so verhalten, die dermaßen wichtig für Sie ist? Eine Sache, bei der jeder Tag, jeder Moment, den Sie entscheiden, nicht zu rauchen, ein Sieg ist?

Sich schlecht oder schuldig zu fühlen oder aufzugeben, sind ebenfalls starke Auslöser. Machen Sie sich wegen eines Rückfalls keine endlosen Selbstvorwürfe. Verstehen, was den Rückfall ausgelöst hat, ist etwas anderes, als sich selbst fertigzumachen. Geben Sie sich diesen negativen Gefühlen nicht geschlagen. Wenn Sie niedergeschlagen sind, könnten Ausflüchte (*Ich werde es nie schaffen aufzuhören*, *Welchen Unterschied macht es schon, ob ich rauche?*, *Ich habe sowieso keine Selbstbeherrschung* und – der Klassiker – *Ich bin ein Versager*) sich Ihrer bemächtigen und Sie zur Zigarette greifen lassen.

Mit dem Rückfall fertig werden

Wie Mark Twain schon sagte: »Mit dem Rauchen aufhören? Kein Problem. Ich habe es schon hundertmal gemacht.« Klingt das vertraut? Den Antrieb, die besten Absichten aus den Augen und darüber hinaus auch noch die Kontrolle zu verlieren, ist das, was den Rückfall ermöglicht. Dieser Abschnitt stattet Sie mit einigen Werkzeugen und Strategien aus, die Ihnen helfen werden, mit Rückfällen umzugehen.

Die Schlacht verlieren, aber den Krieg gewinnen

Das Bemühen, mit dem Rauchen aufzuhören, ist ein Kampf für Ihre Gesundheit, Ihre Würde und Ihre Zukunft, bei dem es um Leben und Tod geht. Wenn Sie diesem Kampf mit Leib und Seele verschrieben sind – wenn Ihre Nummer-Eins-Priorität das Aufhören ist –, dann bedeutet dies Krieg! Rückfällig werden – einen Brückenkopf hier aufgeben, ein paar Wunden in einem Scharmützel dort erleiden – ist ein Lernprozess. Nutzen Sie das erworbene Wissen für sich.

Wenn Sie rückfällig werden, leiten Sie sofortige Maßnahmen zur Schadensbegrenzung ein. Rauchen Sie die Zigarette nicht zu Ende (oder schlimmer noch, das ganze Päckchen!). Dämmen Sie den physischen und psychischen Einfluss ein, den das Rauchen auf Sie hat.

Gewöhnen Sie sich an, sich sofort nach dem Rückfall anderen Aktivitäten (die nichts mit dem Rauchen zu tun haben) zuzuwenden. Gehen Sie aus dem Haus. Machen Sie einen Spaziergang. Rufen Sie einen Freund an. Machen Sie Sport. Gehen Sie unter die Dusche. Bringen Sie so viel Abstand wie möglich zwischen sich und die Zigarette. Außerdem müssen Sie eine psychologische Distanz zu Ihrem Rückfall gewinnen. Werden Sie kein Opfer von Selbstvorwürfen und Selbstmitleid, verurteilen Sie sich nicht. Wie Sie wissen, können diese negativen Geisteszustände selbst mächtige Rückfallauslöser sein. Versuchen Sie zu ergründen, was zu dem Rückfall geführt hat, versuchen Sie, ähnliche Situationen in der Zukunft zu vermeiden und erinnern Sie sich immer wieder daran, dass Sie auf dem richtigen Weg sind, wenn Sie in diesem Moment gerade nicht rauchen.

Von der Mücke zum Elefanten

Rückfällig gewordene Raucher sind vielen Versuchungen ausgesetzt. Stellen Sie sich diese Versuchungen als Feuer speiende Drachen vor: Sie sind gewaltig, sie sind Furcht einflößend ... und sie sind Geschöpfe Ihrer Fantasie. Das Gleiche gilt für das Dramatisieren, wenn Sie aus einer Mücke einen Elefanten machen und sich zum Beispiel einreden, dass Sie es nie schaffen werden, das Rauchen aufzugeben, weil Sie rückfällig geworden sind. Wenn Sie einknicken, weil Sie eine geraucht haben, werden Sie selbst zu Ihrem schlimmsten Feind.

Eines der wichtigsten Dinge, die Sie sich bewusst machen müssen, um mit einem Rückfall umzugehen, ist, erst gar nicht mit dem Dramatisieren anzufangen. Wenn Sie eine geraucht haben, haben Sie demselben Impuls, der Ihren Willen ausgeschaltet hat, nachgegeben, der Sie und Ihre guten, gesunden Vorsätze überlistet hat. Sie sind nicht allein. Millionen haben dasselbe durchgemacht. Und Millionen von Menschen wie Sie haben diesen Rückfall hinter sich gelassen.

Wenn Sie rückfällig werden,

- sind Sie kein schlechter Mensch.
- sind all Ihre Vorsätze und Entscheidungen deshalb nicht unwirksam und ohne Rückgrat.
- können Sie es immer noch schaffen, das Rauchen aufzugeben.

Denken Sie darüber nach. Im Verlauf Ihres Lebens haben Sie Hunderte, wenn nicht Tausende Entscheidungen getroffen, bei denen Sie geblieben sind.

Eine Zigarette zu rauchen, heißt nicht aufzugeben. Es bedeutet nur, dass Sie an diesem bestimmten Tag zu dieser bestimmten Zeit eine geraucht haben. Das ist alles. (Nicht das Ende der Geschichte.) Ein kleiner Rückschlag muss nicht zu einem größeren Versagen führen. (Stellen Sie sich vor, Roosevelt hätte im Zweiten Weltkrieg aufgrund drohender Verluste aufseiten der Alliierten die Invasion in der Normandie abgeblasen.) Jeder tabakfreie Moment ist ein neuer und gesunder Anfang. Jeder zigarettenfreie Tag ist ein weiterer Sieg. Eine Anhäufung rauchfreier Momente, Tage und schließlich Wochen führt zum Erfolg.

Wenn Sie eine geraucht haben, nachdem Sie beschlossen haben aufzuhören, sehen Sie das Ganze lieber als einen Ausrutscher denn als große Katastrophe. Wenn Sie Katastrophengefühlen nachgeben, steigt die Wahrscheinlichkeit, dass Sie angewidert die Hände in die Luft werfen und sagen: »Zum Teufel damit, ich kann genauso gut weiterrauchen.«

Wenn Sie ab und zu dem Verlangen nachgeben und sich eine anzünden, drücken Sie die Zigarette sofort wieder aus. Beenden Sie sie nicht. Je mehr Nikotin in Ihren Kreislauf gelangt, desto eher schlägt die Waage in Richtung Weiterrauchen und einem ernsthaften Rückfall aus.

Wenn es Sie nach einer Zigarette verlangt oder Sie eine hatten, ist das der beste Zeitpunkt, Ihre Aufhörstrategien zum Einsatz zu bringen.

- Verlassen Sie das Haus oder Büro.
- Rufen Sie einen Freund an.
- Lesen Sie in diesem Buch nach.
- Nehmen Sie ein Bad oder eine Dusche.
- Gehen Sie ins Kino.
- Spazieren Sie durch den Park.

Tun Sie, was immer nötig ist, um sofort wieder in den guten, gesunden Aufhörmodus zu wechseln. Schmeißen Sie die verbleibenden Zigaretten weg. Es kann sein, dass Sie die Schlacht verloren haben, aber den Krieg können Sie noch immer gewinnen!

Die Auslöser identifizieren

Trigger oder Rückfallauslöser kommen oft in Form von Leuten, Orten und Dingen daher. Vermeiden Sie um jeden Preis Situationen, in denen der Griff nach der Zigarette ein Reflex ist. Welche der folgenden Anlässe oder Auslöser zwingen Sie in die Knie?

- ✔ nach dem Essen
- ✔ nach dem Sex
- ✔ als Erstes am Morgen
- ✔ nach dem Sport
- ✔ bei gesellschaftlichen Anlässen, in Bars, auf Partys und auf Tagungen
- ✔ wenn Sie einen anderen Menschen rauchen sehen
- ✔ wenn Sie eine Zigarettenwerbung sehen
- ✔ während Sie einen Film gucken, in dem der Held oder die Heldin sich in einem dramatischen Moment eine anzündet
- ✔ wenn Sie hungrig sind
- ✔ wenn Sie abnehmen wollen

Ein Sprichwort sagt, Rom wurde nicht an einem Tag erbaut. Ihr Anti-Rauch-Programm braucht ebenfalls eine Menge Planung und ausgefuchste Strategien, sowie ernsthaftes Engagement von Ihrer Seite. Der erste Schritt ist ein kognitiver: Sie müssen erkennen, welche Dinge Sie nach einer Zigarette greifen lassen. Es versteht sich, dass Sie der Liste Ihre persönlichen Auslöser hinzufügen können. Diese Auslöser zu identifizieren kann Ihnen die Augen öffnen. Es ist demütigend zu realisieren, wie oft man reflexartig und äußerst vorhersagbar reagiert.

Gehen wir noch einen Schritt weiter in der Analogie. Erinnern Sie sich an die Hunde in Pawlows Experiment, die darauf trainiert waren, den Geschmack nach Fleisch mit dem Klingeln einer Glocke in Verbindung zu setzen. Schließlich regte das Klingeln allein ihren Speichelfluss an. Genauso ist es mit dem Rauchen. Zigaretten, Zigarren und andere Formen von Nikotin wirken extrem verstärkend. Die primitivsten Teile unseres Nervensystems reagieren auf ähnliche Weise auf Adrenalin, Angstsignale und den Geschmack von Tabak, insbesondere wenn die Tabakzufuhr mit einer bestimmten Zeit verbunden wird oder einem besonders schönen Erlebnis, wie Mahlzeiten, Sex oder Feiern und Partys.

Abstinent zu bleiben, funktioniert beim Rauchen wie bei allem anderen auch, indem Sie einen Tag nach dem anderen angehen. Während der ersten Wochen ohne Zigarette, werden Sie vielleicht verstimmt darüber oder sogar angewidert davon sein, wie schlecht gelaunt Sie sind und wie wenig Energie Sie haben. Ebenso störend empfinden Sie womöglich Ihre vermehrten Gedanken über Essen, Trinken und Schlafen. (Mehr zum Thema Stimmungsschwankungen und Gewichtszunahme im Kapitel 12.) Es könnte sein, dass Sie sich schlapp oder aufgedreht oder beides fühlen. Das ist okay. Diese Empfindungen gehören dazu. Solange Sie nicht rauchen, sind Sie auf der Erfolgsspur!

Die Verbindung zu Rückfallauslösern unterbrechen

Ihre Mission, sollten Sie sie akzeptieren, ist zuallererst, Ihre *Trigger* zu erkennen und sie dann von angenehmen Assoziationen zu trennen. Zum Beispiel können Sie üben, Freude an einem guten Essen oder Gespräch zu haben, ohne dabei zu rauchen. Wie bei allen neu erworbenen Fähigkeiten, macht Übung den Meister. Die ersten Male, während Sie ein Vier-Gänge-Menü genießen – oder eine Unterhaltung bei einem gesellschaftlichen Anlass bestreiten – , werden Sie vielleicht Bauchgrimmen haben und das unangenehme Gefühl, das Ihnen signalisiert, dass dies eine der Situationen ist, in denen Sie normalerweise rauchen.

Doch das ist nur ein Gedanke. Ein Impuls. Impulse kommen und gehen. Wie alle Gedanken und Impulse wird er sich – Zeit und ausreichend Abstand vorausgesetzt – in Luft auflösen und von anderen abgelöst werden.

Impulse sind keineswegs zwingend oder unwiderstehlich. Wir alle spüren ständig Impulse, die wir bewusst ignorieren. Wie oft haben Sie überlegt, Ihrem Lehrer oder Vorgesetzten zu sagen, was Sie wirklich von ihm halten? Wie oft haben Sie in Betracht gezogen, den Wecker auszuschalten, sich umzudrehen und weiterzuschlafen? Es ist sehr wahrscheinlich, dass Sie diese Wahl nicht getroffen haben und stattdessen getan haben, was getan werden musste. Manchen Menschen hilft es, den reflexartigen Griff zur Zigarette durch ein anderes, weniger destruktives Ritual zu ersetzen. Auf einem Zahnstocher herumkauen, nach dem Essen die Zähne putzen oder ein Bonbon essen, kann das Rauchen die ersten Wochen ersetzen, auch wenn es vielleicht nicht wünschenswert ist, dass dies zur Dauergewohnheit wird.

Aus Ihren Fehlern (und denen anderer) lernen

Menschen, die versuchen einer Abhängigkeit oder einem anderen selbstzerstörerischen Verhalten den Rücken zuzuwenden, tauschen sich häufig mit anderen über ihren Kampf aus. Zu wissen, dass es anderen ähnlich geht, kann hilfreich sein und manchmal sogar inspirieren. Unterstützung – ob von Freunden angeboten oder von Selbsthilfegruppen – legitimiert Ihre Erfahrungen, reduziert das Gefühl, allein zu sein, und versieht Sie mit wertvollen Lektionen aus dem Erfahrungsschatz anderer.

Es verläuft jedoch ein schmaler Grad zwischen therapeutischen Gesprächen und Tabaknostalgie. Um Letzteres handelt es sich, wenn die alten Zigarettengeschichten selbst zum Auslöser werden. Wie man eine Meile weit bis zum nächsten Zigarettenautomaten gelaufen ist, wie gut die erste Zigarette am Morgen geschmeckt hat und dass nichts besser ist, als die Kombination von Kaffee plus Zigarette. Ab einem gewissen Punkt wird aus der Nostalgie des Erzählers und seiner Zuhörer aktives Verlangen. Vielleicht ist es hilfreich für Sie, einige der Fehler festzuhalten, die Sie während Ihres letzten Versuchs aufzuhören gemacht haben. Wenn Sie sich das Repertoire aus Versuch und Irrtum einmal aufgelistet haben, wird es Ihnen leichterfallen, Stolperfallen und wankende Entschlossenheit von Ihrer Seite zu entdecken.

Weit verbreitete Irrtümer als solche erkennen

Ein weiterer Weg, Rückfallauslöser auszuschalten, ist die Auseinandersetzung mit weit verbreiteten Fehlern, wie zum Beispiel der Vermeidung. Obwohl sie die besten Absichten haben, schieben Menschen das, was sie wirklich tun müssten und wollen, vor sich her. Neujahrsvorsätze machen sich großartig auf Papier, aber Silvester ist eben nur einmal im Jahr. Ein alternatives Herangehen wäre, sich selbst zu fragen: »Wenn ich nicht heute aufhöre, wann dann?«

Auf der anderen Seite untergräbt eine plötzliche (impulsive!) Entscheidung aufzuhören vielleicht einen späteren engagierteren Versuch. Sie müssen psychisch, physisch, sozial und vielleicht sogar spirituell darauf vorbereitet sein, die Hürde zu nehmen. Sie brauchen das Gefühl, dass diese Aufgabe die wichtigste Ihres Lebens ist und dass Sie trotz des vorübergehenden Unwohlseins und dem Mangel an Belohnung bereit sind, zu tun, was nötig ist, um Ihre Gesundheit wiederzuerlangen. Ihre Entscheidung sollte die Menschen in Ihrem Leben – Familie, Freund, Arbeitskollegen – mit einbeziehen, weil ihr Verhalten während der ersten Woche Sie in Mitleidenschaft ziehen kann.

Ein weiterer verbreiteter Fehler liegt darin, zu viele gesunde Vorsätze auf einmal zu fassen. Wenn Sie den Weckruf verspüren – der die Form von »Oh, mein Gott, ich habe meinen Körper all die Jahre vernachlässigt und ich muss sofort etwas dagegen tun!« annehmen kann –, ist die Versuchung groß, reinen Tisch zu machen und alle eingefleischten, selbstzerstörerischen Gewohnheiten auf einmal abzulegen. Um erfolgreich aufhören zu können, müssen Sie bereit sein, der Realität ins Auge zu blicken. Das schließt auch ein, seine persönlichen Grenzen zu kennen. Niemand ist Superman. Über Nacht ein Extrem-Makeover zu vollziehen ist schwer, wenn nicht gar unmöglich. So sehr Sie auch mit dem Rauchen aufhören wollen und damit, so viel zu essen, und wie viel Ihnen auch daran liegt, Sport zu treiben und einen weiteren Job anzunehmen und dieses gewisse Buch zu schreiben – Sie können es nicht alles gleichzeitig schaffen.

Den Rückfall und das Verleugnen verstehen

Jede wesentliche Diskussion über den Rückfall und seine Auslöser dreht sich eigentlich um *Verleugnung*. Verleugnung ist die unausgesprochene, bisweilen sogar offene Bereitschaft, die eigene Abhängigkeit oder die eines anderen zu ignorieren. Das Verleugnen kann heimtückische, umfassende und alles andere ausschließende Züge annehmen. Es ist einer dieser Begriffe, die Sie überall hören. Es ist ein bedeutungsvolles, nützliches Wort, ein spezifischer Ausdruck für die Blindheit der Abhängigkeit und die Probleme, die daraus entstehen. Verleugnung ist der Motor, der Ihren fortwährenden Tabakkonsum antreibt.

Diejenigen, die behaupten, dass sie gern und freiwillig rauchen, verleugnen ihre extreme Abhängigkeit vom Nikotin und gestehen sich ihr Bewusstsein und ihre Besorgnis über die Gesundheitsrisiken so wenig wie möglich ein. Andere rauchen, ohne einen zweiten Gedanken daran zu verschwenden. Sie meinen: Warum sich zu Tode grübeln, vor allem, da es mich eines Tages womöglich sowieso umbringen wird? Wozu sich die Freude am Rauchen von etwas vermiesen lassen, das vielleicht irgendwann einmal passieren wird, aber vielleicht auch nicht?

Genau darum geht es beim Rauchen. Jeder Zug an Ihrer Zigarette zieht Ihnen das Geld aus der Tasche, ist ein Schritt in Richtung Lungenkrankheit, Bluthochdruck oder Herzleiden und Krebs, raubt Ihnen Stück für Stück Selbstvertrauen und Selbstachtung. Dennoch spielen Sie ein Spiel mit sich selbst – wie viele andere, die darüber nachdenken, mit dem Rauchen aufzuhören, aber sich noch nicht dazu durchgerungen haben – das rund um die Uhr Lügen, Verzerren und Manipulieren der Wahrheit beinhaltet, um sich selbst den Schmerz der Erkenntnis zu ersparen. Wieder mit dem Rauchen anzufangen, ist ein Musterbeispiel für Verleugnung. Wenn Sie darüber nachdenken, zur Zigarette zu greifen, verschließen Sie die Augen vor der Realität. Der Rückfällige sagt sich selbst: »Ich kann an jedem anderen Tag aufhören« oder »Heute ist kein guter Tag, um aufzuhören, ich habe zu viel anderes im Kopf« oder »Mir geht es gut. Ich denke darüber nach aufzuhören, wenn es meine Gesundheit angreift«

Was ist mit Langzeitrauchern, die jeden Morgen eine Symphonie zusammenhusten, die ihren Brustkorb erzittern lässt und Schleimpfropfen produziert? Die nötige Größenordnung der Verleugnung lässt diese Leute vielleicht behaupten: »Mir doch egal.«

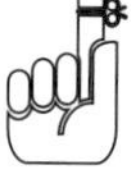

Sogar Menschen, die seit Jahren rauchen, können den Schaden, den sie ihrer Lunge und anderen Organen zugefügt haben, begrenzen und sogar rückgängig machen.

Es gibt eine Vielzahl von Belegen dafür, dass durch das Rauchen verursachte Schäden mit der Zeit verschwinden. Innerhalb von Wochen bewegen sich die Flimmerhärchen in den Atemwegen wieder und helfen, sie zu reinigen. Weiße Blutkörperchen verschlingen und binden Fremdkörper, wie Teer und andere verunreinigende Chemikalien. Mit der Zeit ersetzen neue Zellen die ermüdeten und absterbenden. Wenn Sie kein Schindluder mit Ihrem Körper treiben, sorgt er normalerweise gut für sich selbst.

Das Ziel im Auge behalten

Der Erfolg Ihres Unternehmens, clean zu bleiben, hängt von Ihrer Fähigkeit ab, sich auf die vor Ihnen liegende Aufgabe zu konzentrieren. Mit dem Rauchen aufzuhören, ist keine Leichtigkeit. Es ist keine Freizeitbeschäftigung. Der Entschluss aufzuhören, ist der Entschluss, der Tabakabstinenz Vorrang vor allem anderen in Ihrem Leben einzuräumen. Typischerweise sind die ersten Tage ohne Zigaretten eine schwierige Zeit. Raucher, die gerade erst aufgehört haben, werden mit Versuchungen bombardiert, dem Verlangen nach Nikotin, plötzlichen Energieausbrüchen (und tiefen Müdigkeitstälern), Angstzuständen, Schlaflosigkeit und sogar Depressionen. Zu einem gewissen Grad ist die Reaktion auf den Nikotinentzug bei jedem anders. Sie werden vielleicht manche, alle oder keine dieser Schwierigkeiten haben.

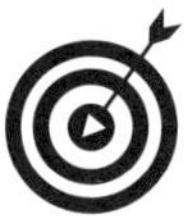

Ferienzeit, besonders um Weihnachten und Neujahr, ist vielleicht die falsche Zeit für Sie, um mit dem Rauchen aufzuhören. Diese Zeit des Jahres ist gespickt mit Auslösern und Versuchungen, sich eine anzuzünden. Auf der anderen Seite gehören Sie vielleicht zu den Menschen, die ernsthaft und hoch motiviert von den guten Vorsätzen fürs neue Jahr sind. Dann packen Sie es an! Stellen Sie nur sicher, dass Sie gut darüber nachdenken, wann für Sie der beste Zeitpunkt ist, mit dem Rauchen aufzuhören.

Die Herausforderung ist, sich auf das Ziel zu konzentrieren. Wenn Sie sich intensiv Gedanken machen, Sport treiben, viel trinken und vielleicht Nikotinersatzmittel anwenden (siehe Kapitel 8), werden Sie gut vorbereitet sein, auch die schlimmsten Momente zu überstehen. Davon ausgehend natürlich, dass Sie bereit sind, die Sache durchzuziehen.

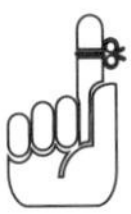

Ich kann es gar nicht oft genug sagen: Konzentrieren Sie sich auf Ihr Ziel. Stellen Sie sich vor, wie Sie gerne sein möchten. Frei von einer Gewohnheit, die Sie runtergezogen hat und dies weiter tun wird. Stellen Sie sich vor, wie Sie das Haus auf der Suche nach einem Glimmstängel durchforsten, einen Aschenbecher, ein Streichholz. Erinnern Sie sich an Ihren ersten Zug überhaupt und wie schlecht Ihnen danach war. Haben Sie je zu viel geraucht? Können Sie sich an die Magenkrämpfe erinnern, Ihren pochenden Schädel und Ihren Entschluss, nie wieder zu rauchen? Diese Empfindungen waren real. Sie haben sich für Ihre Gesundheit entschieden – eine Entscheidung, den richtigen Weg einzuschlagen. Und sich weiter auf Ihr Ziel zu konzentrieren, wird Ihnen helfen, bei Ihrer Entscheidung zu bleiben.

Seine Energie auf andere Dinge konzentrieren

Wenn Ihre Gedanken zu wandern beginnen und sich nostalgisch um Ihren alten Freund den Tabak drehen, tun Sie Folgendes:

- ✔ Stehen Sie auf und wechseln Sie Ihren Aufenthaltsort. Gehen Sie in ein anderes Zimmer oder steigen Sie in den Wagen.
- ✔ Denken Sie an diejenigen, die Ihrem Verlangen nachgegeben haben und daran, wo Sie jetzt stehen.
- ✔ Stellen Sie sich vor, Sie seien ein Kind, das zum ersten Mal Tabak riecht.
- ✔ Visualisieren Sie Ihre gesunden rosigen Lungen, nachdem Teer und andere Partikel sie verlassen haben.
- ✔ Gönnen Sie sich eine Ersatzbefriedigung, zum Beispiel einen Kaugummi, ein Getränk, ein Stück Obst oder etwas Gemüse.
- ✔ Treiben Sie Sport.
- ✔ Machen Sie eine Liste all der Dinge, die Sie mit dem Geld kaufen können, das Sie an den Zigaretten sparen.

Eine der Hauptursachen von Rückfällen ist das intensive Nachdenken darüber, wie Sie sich fühlen und wie viel besser Sie sich fühlen würden, wenn Sie sich eine anzünden würden.

Ob Sie eine halbherzige, erschöpfte, schwache Person sind oder ein Wirbelwind aus Ideen, Ehrgeiz und Elan, Sie sind der Herrscher (oder die Herrscherin) über Ihre Gedanken.

Konzentrieren Sie sich fest auf die Energie in Ihrem Körper, Ihren Atem, Ihre Muskeln. Spüren Sie, wie sie synchron und ruhig zusammenarbeiten … und erinnern Sie sich, wie zerstörerisch und misstönend jeder Zigarettenzug ist, der die wunderbar aufeinander abgestimmte Feinmotorik Ihres Körpers quietschend ein paar Gänge höher schaltet.

Ihre Gesundheit und Ihre Gedanken

Schlimme, unerwartete Dinge geschehen jeden Tag. Es ist meist nicht Ihre Schuld, wenn Sie ernsthaft erkranken oder in einen üblen Unfall verwickelt werden. Nichtsdestotrotz scheinen viele Situationen eine direkte Reaktion auf unzählige, wiederholte und hartnäckige Botschaften an die eigene Person zu sein, die sich darum drehen, wo, wer und wie Sie gerne wären.

Ich werde Ihnen diese Idee etwas näher erläutern, das abstrakte Konzept mit Leben füllen.

Die Kognitive Verhaltenstherapie ist eine Form der Verhaltenstherapie, die Menschen beibringt, Gedanken und Gefühle zu identifizieren, die Depressionen, Ängsten und Schwarzseherei unterstützen. Man weiß heutzutage, dass das Gehirn in Stresssituationen in Alarmbereitschaft ist und den Körper auf einen Kampf oder die Flucht vorbereitet. Im Zustand der Meditation und tiefer Versenkung sind im zentralen Nervensystem bedeutende Veränderungen der chemischen und elektrischen Prozesse festzustellen. Der Wissenschaft ist es bis jetzt noch nicht gelungen, die direkten Auswirkungen spezifischer Gedanken und Gefühle nachzuweisen, auch wenn ständig Fortschritte auf dem Gebiet gemacht werden. Neueste bildgebende Verfahren ermöglichen zum Beispiel die Erkenntnis, welche Hirnareale unter verschiedenen emotionalen Bedingungen aktiv werden (aufleuchten).

Sie können auf jeden Fall annehmen, dass Ihre Gedanken und Gefühle sich auf Ihr Wohl und Weh auswirken. Auch wenn die Wissenschaft noch nicht sämtliche der intimen Geist-Körper-Beziehungen erforscht hat, ist es sinnvoll, sich so zu verhalten, als würden Ihre Gedanken, Empfindungen und Gefühle in hormonelle, chemische und elektrische Impulse übersetzt, die viele andere physiologische Reaktionen auslösen. Depressionen und chronischer Stress beeinträchtigen die Funktion des Immunsystems. Menschen mit Depressionen erleiden mit größerer Wahrscheinlichkeit einen Herzinfarkt oder entwickeln andere Herzkrankheiten oder ein Magengeschwür. Man kann also im Umkehrschluss annehmen, dass eine positive Einstellung zu einer guten Gesundheit beiträgt.

Was würde es bedeuten, wenn Ihre Gedanken und Gefühle so viel Macht besäßen? Was wären die Konsequenzen für unser Leben, wenn die Worte »Das Wort ward Fleisch« (Joh. 1.14) tatsächlich einen wahren Kern in sich trügen? Anders gesagt, wenn Ihre Gedanken zielgerichtet wären und entweder Gesundheit oder Verfall unterstützten?

Ihre Angewohnheit und Ihre Gedanken

Jedes Mal, wenn Sie eine Zigarette anfassen, vermitteln Sie sich selbst sehr negative Botschaften, die Folgendes enthalten können:

- ✔ Ich lebe im Hier und Jetzt, ich glaube nicht an die Zukunft und sie ist mir auch egal.
- ✔ Meine Gesundheit ist schon so ruiniert, dass es keine Rolle mehr spielt, was ich meinem Körper zumute.
- ✔ Ich habe es nicht verdient, reine, gesunde Lungen zu haben.
- ✔ Es ist mir egal, wie ich aussehe oder mich fühle.
- ✔ Meine Eltern (oder meine Frau oder mein bester Freund) rauchen, also kann ich genauso gut ebenfalls rauchen.
- ✔ Ich habe kein besseres Leben verdient.

Sie verstehen sicher, worauf ich hinaus will.

Genauso wird jede Entscheidung gegen eine Zigarette von einer korrespondierenden Idee und Botschaft an Ihr Selbst und Ihren Körper begleitet:

- ✔ Ich tue etwas für meine Gesundheit.
- ✔ Ich habe es verdient, mich so gut zu fühlen.
- ✔ Es bedeutet mir viel, wie ich aussehe und wie ich mich fühle.
- ✔ Ich glaube, dass ich die Entscheidung darüber, was mit mir geschieht, in der Hand habe.
- ✔ Ich fühle mich wohl in meinem Körper und ich möchte weiterhin so eine glückliche, gesunde und langlebige Beziehung zu ihm führen.

Das große Ganze im Auge behalten

Selbst wenn es ein täglicher Kampf ist, mit dem Rauchen aufzuhören – zumindest am Anfang –, ist dieser wichtige Schritt, den Sie unternehmen, um Ihr Leben zu verbessern, viel weniger eine Schlacht als ein Krieg, ein massiver, lang währender Kreuzzug für ein Leben, das Sie so aktiv und intensiv wie möglich gestalten sollten. Das Ziel ist, sich dauerhaft gut zu fühlen, und Sie werden es Schritt für Schritt erreichen.

Behalten Sie immer das große Ganze im Blick. Das Bild, das Sie sich von Ihrem Wunschleben machen, hängt vielleicht Seite an Seite mit ein paar Rembrandts, da Vincis und Michelangelos in einem großen vergoldeten Rahmen. Oder Sie sind die Art Person, die sich selbst als schlanke, moderne Glass- und Chromskulptur visualisiert. Das bedeutendste Ausstellungsstück in einer Galerie im Herzen der Stadt.

Was wollen Sie? Die Vision, die Sie von sich selbst haben, ist überaus wichtig. Die Entscheidung, mit dem Rauchen aufzuhören, kann ebenfalls Teil des großen Ganzen sein. Im schlimmsten Fall malen Sie ein Wischiwaschibild, dessen Struktur und Bedeutung nicht zu erkennen sind. Wenn Sie sich nicht entscheiden können, wenn Sie sich nicht vorstellen können, was Sie sich für sich selbst wünschen, dann sind die Farben grau und blass und die ganze Zeit im Wandel begriffen.

Klarheit und Genauigkeit – konkrete Ziele für die unmittelbare und weiter entfernte Zukunft – sind gefragt.

Benutzen Sie Tabelle 10.1, um so genau wie möglich festzuhalten, wo und wie Sie sich in der nächsten Woche, dem nächsten Monat und im nächsten Jahr sehen.

	Nächste Woche	Nächsten Monat	Nächstes Jahr
Kleidung (Was tragen Sie?)			
Gewicht			
Energielevel (1 schwach, 10 Superman)			
Aktivitätslevel			
Arbeit (Wie viele Stunden pro Tag?)			
Sport (Wie viele Stunden pro Tag?)			
Freizeit (Wo verbringen Sie sie und was tun Sie?)			
Selbstbewusstsein (1 unterirdisch, 10 durch die Decke)			

Tabelle 10.1: Was ich will – ein Wunschzettel

Aus der Niederlage lernen: Ein Tag ohne Nikotin ist ein erfolgreicher Tag!

Sich selbst von den Fesseln des Rauchens zu befreien, ist eine mühselige, langwierige Angelegenheit, die einen mehr oder weniger ständigen Aufwand an Energie und Entschlossenheit über einen längeren Zeitraum erfordert.

Der Weg, Ihre Lungen zu befreien, ist normalerweise kein leichter, auch wenn es viele Menschen gibt, die in der Lage waren, von einem Moment auf den anderen einfach mit dem Rauchen aufzuhören, und nie wieder eine Zigarette angerührt haben. Es ist jedoch typischer, sich die Tabakabstinenz erkämpfen zu müssen, mit erfolgreichen Perioden (Enthaltsamkeit), die von plötzlichen und/oder unvorhersehbaren Rückfällen unterbrochen werden.

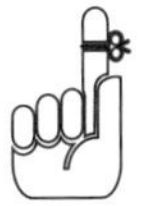

Rückfälle sind nicht Ungewöhnliches. Falls Sie entgegen Ihren besten Absichten dem Impuls zu rauchen nachgeben, sollte Ihr nächster Schritt sein, den Schaden so weit wie möglich zu begrenzen. Es ist viel besser, eine Zigarette zu rauchen und sich dann mit neuem Elan zurück aufs Pferd zu schwingen und da weiterzumachen, wo Sie aufgehört haben. Was Sie nicht tun sollten, ist diesen Ausrutscher als Entschuldigung für einen Rückfall mit allen Schikanen zu nutzen.

Die Verleugnungsmechanismen könnten sich als »Das beweist es. Ich kann einfach nicht aufhören. Also kann ich genauso gut weitermachen und so viele Zigaretten rauchen, wie ich will« verkleiden.

Falsch, ganz falsch. Je weniger Sie rauchen und je schneller Sie zu Ihrem Entschluss zurückkehren, für immer damit aufzuhören, desto besser werden Sie sich fühlen. Nicht nur Ihre Atemwege, Ihre Lunge und Ihr Herz werden den Unterschied spüren, sondern auch Ihr Selbstbewusstsein und Ihre Würde. Sie werden wahrscheinlich ein gewachsenes Selbstvertrauen und mehr Energie verspüren. Sie wurden in Versuchung geführt, sind vorübergehend von einem unkontrollierbaren Impuls von Ihrem Weg abgebracht worden und haben der Versuchung nachgegeben – und sich sofort wieder in den Sattel gesetzt.

Noch etwas: Viele, wenn nicht die meisten Raucher, die gerade das Rauchen aufgegeben haben, erleben ein nicht unwesentliches Maß an physischen und emotionalen Beeinträchtigungen, insbesondere während der ersten Tage ohne Zigarette.

Manche von ihnen beklagen sich über bleierne Müdigkeit, Lethargie und die Unfähigkeit, sich zu sammeln oder zu konzentrieren. Andere teilen diese Empfindungen und fühlen sich zugleich wie aufgeputscht. Oft haben die neuen, abstinenten Ex-Raucher das Gefühl, jämmerlich und unnütz zu sein und nichts auf die Reihe zu kriegen. Ihre Wahrnehmung ist verzerrt.

Das ist vollkommen in Ordnung. Ein Tag ohne Tabak ist ein erfolgreicher Tag, egal, wie wenig oder wie viel Sie sonst noch erreichen. Immer davon ausgehend, dass das Nichtrauchen Ihre Nummer-Eins-Priorität ist. Was Sie jetzt an Zeit und Energie investieren – sogar wenn es eingeschränkte Leistungsfähigkeit oder Müdigkeit bedeutet –, wird sich in der nahen Zukunft äußerst bezahlt machen. Sie werden Energie und Schwung im Überfluss zur Verfügung haben. Außerdem werden Sie davon profitieren, all die Anstrengungen, Zeit und Ausgaben loszuwerden beziehungsweise zurückzugewinnen, die Sie darauf verwendet haben, Rauchutensilien anzuschaffen und unzählige Raucherpausen zu nehmen. Diese Pausen reißen so viele Raucher aus ihrem Arbeits- und Familienleben und unterbrechen ihre Erholungsphasen.

Diese Botschaft ist es wert wiederholt zu werden: Es kommt nicht darauf an, wie Sie Ihren Tag verbringen – sogar wenn Sie den ganzen Tag im Bett verbringen –, Hauptsache, Sie halten einen gesunden Abstand zu den Zigaretten. Ihr Bemühen, mit dem Rauchen aufzuhören, wird von einer Vielzahl von Quellen unterstützt, wie Selbsthilfegruppen, Meditation, Sport und medizinischer Hilfe, zum Beispiel dem Nikotinpflaster oder Bupropion.

Vergessen Sie nicht, dass der Pfad, auf dem Sie sich befinden, von Millionen anderer Menschen vor Ihnen bereits gegangen wurde.

Auch wenn es nicht leicht ist, mit dem Rauchen aufzuhören, ist es dennoch möglich. Es ist ein Ziel, das sich verwirklichen lässt. Es geht ganz konkret um Ihre Gesundheit, Ihr Leben und vielleicht sogar um spirituelle Ziele, die Sie verfolgen und mit der Zeit erreichen können.

Wie gehe ich als Nichtraucher mit dem Passivrauchen um?

Passivrauch (Rauch, der von den Zigaretten anderer Raucher stammt und den wir passiv einatmen) und seine gesundheitsschädlichen Aspekte sind in den letzten Jahren zu einem wichtigen Thema in der öffentlichen Diskussion geworden. Vor nicht allzu langer Zeit hat das Passivrauchen niemanden interessiert. Man konnte sich in jedem Restaurant eine anzünden, in Bars und sogar in Bussen und Bahnen. Getrennte Raucherbereiche in Cafés und Hotels waren die Ausnahme nicht die Regel.

All das hat sich in den letzten Jahren dramatisch gewandelt. Viele Staaten haben Gesetze verabschiedet, die es verbieten, in öffentlichen Einrichtungen oder auf Plätzen zu rauchen, es sei denn in speziell dafür ausgewiesenen Bereichen. (Wenn Sie heutzutage in ein Restaurant gehen, können Sie wählen, ob Sie lieber im Essbereich oder im Humidor sitzen möchten.) Die Einführung dieser Gesetzgebung fand zur gleichen Zeit statt wie einige wegweisende Prozesse gegen die Tabakindustrie, die zum Teil schon zur Zahlung von Milliarden von Dollar an Raucher resultierten, deren Gesundheit aufgrund ihres Tabakkonsums irreparabel geschädigt war.

Die Zeiten haben sich offensichtlich geändert. Ich weiß genau, wie ich mich fühle, wenn ich in ein Restaurant gehe und sich jemand neben mir eine Zigarette anzündet: ungläubig, irritiert und voller Unverständnis darüber, dass die andere Person so wenig Rücksicht auf die Menschen nimmt, die um sie herum sitzen und essen (und zu atmen versuchen).

Falls Ihre Ehepartner oder Mitbewohner Raucher sind, sind Ihnen und Ihrem Entschluss, mit dem Rauchen aufzuhören, besondere Herausforderungen entgegengesetzt. Abhängig vom Grad der Unterstützung werden Sie vielleicht unterschiedliche Bereitschaft dazu vorfinden, den eigenen Lebensstil dem Ihren anzupassen.

Es lohnt sich definitiv, das Thema anzuschneiden, also sprechen Sie mit Ihrer Familie und Ihren Freunden über Ihr Vorhaben und Ihre Ziele. Viele Partner und Familienmitglieder von Rauchern, die planen aufzuhören, sind bereit, sie auf ihrem Weg zu begleiten und ihnen zur Seite zu stehen, manchmal sogar bis zu dem Punkt, selbst das Rauchen aufzugeben. Sie können Kompromisse aushandeln, wie zum Beispiel keine Zigarettenpäckchen im Haus herumliegen zu lassen oder nur außerhalb der Wohnung und des Autos zu rauchen, die äußerst hilfreich sein können und ausgelotet werden müssen.

Ziehen Sie die wachsenden Belege dafür in Betracht, dass Passivrauchen gesundheitsschädlich ist. Die Schätzungen über das Ausmaß an gesundheitlichen Schäden, die durch Passivrauchen verursacht werden, schwanken sehr. Dennoch steht fest, dass die Kosten, die dem Gesundheitssystem dadurch entstehen, in die Milliarden gehen. Jährlich sterben Tausende Menschen an den Folgen des Passivrauchens. Insbesondere Kinder leiden unter den Gefahren, die zu plötzlichem Kindstod und Asthma führen können.

Ein verwandter Aspekt betrifft die große Gefahr, die es für den Fötus bedeutet, dem Nikotin und Hunderter anderer chemischer Komponenten des Zigarettenrauchs ausgesetzt zu sein. Die abgeschlossene Umgebung der Gebärmutter bietet keine Ausweichmöglichkeit an, im Gegensatz zu anderen Situationen, in denen der Mensch dem Passivrauchen ausgesetzt ist und den weiteren Kontakt und das Einatmen des Qualms vermeiden kann. (Schließlich können Sie sich jederzeit an einen anderen Tisch setzen oder entscheiden zu gehen.) Der sich noch in der Entwicklung befindliche Fötus hat keine Wahl.

Den Drachen bezwingen: Mit kognitiven Fähigkeiten zum Erfolg

Sie haben eine mächtige Werkzeugpalette zu Ihrer Verfügung, um erfolgreich das Rauchen aufzugeben. Eines dieser Werkzeuge ist das Buch, in dem Sie gerade lesen. Ein weiteres ist Ihr Körper, der auf Ihre sorgende und liebevolle Aufmerksamkeit mit positiven Gefühlen reagieren wird. Er wird Ihnen grünes Licht für die großen und beständigen Anstrengungen geben, gesund zu leben, das Richtige zu essen, Sport zu treiben und frische Luft zu atmen.

Ihr soziales Netz, Ihre Familie und Freunde, Ihre Arbeitskollegen und Ihr Arzt stehen Ihnen (so hoffe ich) zur Seite und helfen Ihnen, so viel wie nötig ist. (Wenn Sie ihre Unterstützung wollen, müssen Sie ihnen erzählen, was Sie vorhaben.)

Der letzte, aber keineswegs unwichtigste Punkt auf der Liste ist Ihr Verstand. Ihr Verstand ist Ihr wichtigster Verbündeter in Ihrem Bemühen, mit dem Rauchen aufzuhören. Verstehen Sie das nicht falsch: Er kann genauso Ihr schlimmster Gegner sein. Die mentalen und emotionalen Grundsteine des Erfolgs zu legen bedeutet, sich ständig positive und auf die Zukunft gerichtete Gedanken zu machen und die Ereignisse des Tages auf nüchterne, rationale und aufmerksame Weise zu reflektieren.

Während Sie sich darauf vorbereiten, mit dem Rauchen aufzuhören, wiederholen Sie regelmäßig die folgenden Gedanken:

- ✔ Ich kann mit dem Rauchen aufhören. Millionen anderer Menschen haben es vor mir geschafft.
- ✔ Ich habe schon andere schwierige Situationen in meinem Leben gemeistert.
- ✔ Ich habe viele wichtige Gründe, mit dem Rauchen aufzuhören. Ich bin wichtig. Meine Gesundheit ist wichtig.
- ✔ Die Zukunft ist real. Die Zukunft wird eines Tages Gegenwart sein. Zu einem gewissen Grad habe ich es in der Hand, was aus mir wird.

Haben Sie erst einmal mit dem Rauchen aufgehört, rufen Sie sich folgende Gedanken so oft wie nötig ins Gedächtnis:

- ✔ Ich fühle mich heute vielleicht wacklig auf den Beinen oder müde, aber was ich jetzt durchmache, ist vorübergehend. Es wird mit jedem Tag besser werden.
- ✔ Auch wenn ich mich nicht toll fühle, ist heute ein erfolgreicher Tag für mich, weil ich nicht rauche.
- ✔ Mit dem Rauchen aufzuhören, ist etwas Gutes, das ich für mich selbst tue. Ich habe es verdient. Ich würde jeden Menschen, der mir etwas bedeutet, ermutigen, diesen Schritt zu wagen.
- ✔ Ich muss dem Impuls zu rauchen nicht nachgeben. Ich kann stattdessen etwas anderes tun. Ich werde mich morgen viel wohler in meiner Haut fühlen, wenn ich weiß, dass ich keinen Ausrutscher hatte.

Überlegen handeln: Willenskraft versus Killerpotenzial

Was ist Willenskraft? Diese Frage ist eine der ältesten und sperrigsten der Philosophiegeschichte und des Lebens. Haben Sie die Kontrolle über Ihr Verhalten, Ihre Entscheidungen, Ihr Schicksal oder nicht? Über diese Frage streiten sich die Geister seit Anbeginn der Zeit und eine Einigung ist noch lange nicht in Sicht.

Einige der großen Weltreligionen basieren auf der Annahme eines freien Willens – dass wir unsere eigenen Entscheidungen treffen, dass wir uns für den richtigen oder den falschen Weg entscheiden, den moralisch richtigen oder den moralisch abzulehnenden Pfad, Himmel oder Hölle. Eine weitere Weltreligion vertritt das Dogma, dass die Menschen entweder als Sünder oder gute Menschen geboren werden, dass es ihr Schicksal ist, bis in alle Ewigkeit dem einen oder anderen Weg zu folgen. Die Forschung scheint zumindest oberflächlich betrachtet ebenfalls geteilter Meinung zu sein, wenn es um das Thema Abhängigkeit geht. Die Wissenschaft findet immer neue Hinweise auf die starke Vererbung von Abhängigkeitspotenzialen von einer Generation auf die nächste. Natürlich legt die Vererbung einen in den wenigsten Fällen auf ein Verhalten fest. Viele Erbanlagen, die Sie in sich tragen (mal abgesehen von Größe und Augenfarbe), reagieren auf die unterschiedlichsten Variablen, insbesondere diejenigen, die unser Verhalten steuern, wie Rauchen oder Trinken. Bedeutet das, Sie haben die Wahl, ob Sie zur nächsten Zigarette greifen? Fragen Sie einen Raum voller Menschen und Sie erhalten eine überraschende Bandbreite von Antworten. Eine der zentralen Grundsätze der Anonymen Alkoholiker und anderer Selbsthilfegruppen mit Zwölf-Stufen-Programmen ist, dass die abhängige Person erkennen muss, dass sie keinerlei Kontrolle über die Substanz hat, von der sie abhängig ist, und wie sie ihr Leben bestimmt. Das Konzept ist mir immer etwas unscharf erschienen, aber der wichtige Gedanke dabei ist, dass

Sie es in der Hand haben zu entscheiden, ob Sie eine Packung Zigaretten kaufen, ob Sie ins Fitnessstudio gehen oder ob sie Menschen, Orte und andere Auslöser meiden, die zu einem Rückfall führen könnten.

Ich schlage vor, dass Sie lieber so leben, als gäbe es den freien Willen, anstatt sich darüber den Kopf zu zerbrechen, ob er existiert. Packen Sie es an und treffen Sie Ihre Wahl. (Sie können sich später immer noch über die philosophischen Feinheiten Gedanken machen, wenn Sie frei und sauber atmen.)

Die andere Sache mit dem freien Willen ist, dass der freie Wille, den Sie haben, tatsächlich durch die Nikotinabhängigkeit und die Zigarettensucht in Mitleidenschaft gezogen worden ist. Dieses Buch und andere Programme, die Sie vielleicht ausprobieren, um vom Rauchen loszukommen, sind dafür da, Ihren freien Willen zu stärken und Ihnen eine Unterstützung zu gewähren, die Ihnen, auf sich allein gestellt, womöglich nicht zur Verfügung gestanden hätte. Aktiv sein, unter Menschen gehen, sich mit der Familie, der Arbeit, verschiedenen Hobbys, einem Ehrenamt oder indem man sich selbst etwas Gutes tut abzulenken, sind alles verschiedene aber sich ergänzende Möglichkeiten, Ihre Wahlmöglichkeiten zu erhöhen und vom Pfad des reflexartigen Verhaltens (dem Griff zur Zigarette) abzuweichen, hin zu einem Verhalten, das Ihnen mehr Freiraum und Entscheidungsmöglichkeiten bietet und eine größere Kontrolle an die Hand gibt.

Von Bohnenstangenambitionen zu einer gesünderen Form des Lebens

12

In diesem Kapitel

- Gewichtskontrolle, aber richtig
- Vom Verzicht auf Ungesundes
- Dem Tabak Ade sagen, nicht dem Sport
- Geben Sie auf sich Acht!

Ein Teil der Wahrheit über das Rauchen und die Gewichtszunahme, falls es so etwas wie eine universelle Wahrheit gibt, ist, dass Sie womöglich ein paar extra Pfunde zunehmen, nachdem Sie mit dem Rauchen aufgehört haben. Dieses Problem ist jedoch im Vergleich zu einer irreversiblen Lungenkrankheit recht einfach zu lösen. Wie Millionen Menschen bestätigen können, hilft eine Kombination aus gesunder Ernährung und ausreichend Bewegung, die überflüssigen Pfunde wieder loszuwerden.

Ich glaube, dass es Ihr wichtigstes Ziel sein muss (und das jeden anderen Rauchers), mit dem Rauchen aufzuhören. Wenn Sie ein paar Wochen oder Monate lang etwas mehr essen, ist das vollkommen in Ordnung. Natürlich will niemand, dass Sie aufschwemmen und Ihre Kleidung gegen ein Zelt eintauschen müssen. Dann hätten Sie ein großes Problem nur durch ein annähernd ebenso gewaltiges eingetauscht.

Dieses Kapitel gibt Ihnen die Informationen an die Hand, die Sie brauchen, um Ihre Ernährung und Ihr Gewicht unter Kontrolle zu halten, während Sie mit dem Rauchen aufhören. Wie Sie wahrscheinlich wissen, weigern sich viele Menschen, das Rauchen aufzugeben, weil Sie Angst davor haben, die Zigarettenpäckchen durch Kuchenbleche zu ersetzen. Dieses Kapitel wird Ihnen die Gewissheit vermitteln, dass Sie mit dem Rauchen aufhören und Ihr Gewicht dabei halten können.

Die Wahrheit über ein Leben ohne Zigaretten und Gewichtszunahme

Tabakkonsum und Nahrungsaufnahme sind nahe Verwandte. So genehmigen sich viele, wenn nicht die meisten Raucher nach dem Essen eine Zigarette. Etliche rauchen auch vor dem Essen!

Nach dem Essen zu rauchen, ist ein sozialer und biologischer Reflex geworden: Es ist einfach etwas, was wir tun. In manchen Teilen der Welt gehört das Rauchen nach dem Essen so selbstverständlich dazu wie das Tischdecken oder das Kerzenanzünden. Die Zigarette-nach-dem-Essen-Verbindung beruht vielleicht auf der Tatsache, dass Nikotin stimulierend wirkt. Nach einer Mahlzeit, insbesondere nach einem schweren Essen oder einer Mahlzeit, bei der Alkohol getrunken wurde, versuchen die Menschen häufig, mithilfe einer Zigarette ihre Müdigkeit zu überwinden. Deshalb ist es so wichtig, neue Verhaltensmuster zu entwickeln, wenn man sich das Rauchen erfolgreich abgewöhnen will. Für Situationen wie diese, in denen Sie daran gewöhnt sind, zur Zigarette zu greifen.

Viele Raucher ersetzen tatsächlich Mahlzeiten durch eine Zigarette. »Warum nicht?«, fragen Sie jetzt vielleicht. »Wem schadet es schon, eine Mahlzeit oder zwei ausfallen zu lassen?« Einfach nach einer Zigarette zu greifen, anstatt sich zum Essen hinzusetzen, erscheint vielleicht praktisch. Heutzutage sind die meisten Menschen so beschäftigt, dass sie nach allem greifen, was ihre plötzlichen Hungerattacken stillt, während sie von einem Termin zum nächsten hetzen. Wenn Sie jedoch sehen könnten, was das Rauchen Ihrem Körper aus Sicht Ihrer Arterien, Magenwände, Herzkammern und Lungenflügel antut, würden Sie nicht länger denken, dass eine Zigarette ein akzeptabler Ersatz für eine Mahlzeit ist.

Sie haben vielleicht Angst davor (oder sogar entsetzliche Panik) zuzunehmen und Sie ziehen den Schaden womöglich vor, den die Zigaretten Ihnen zufügen. Ich habe gehört, wie Leute das gesagt haben. Sie haben bestimmt auch schon Menschen sagen hören, dass sie bereit seien, den Preis zu zahlen. Aber Ihnen ist bewusst, dass es möglich ist, mit dem Rauchen aufzuhören und gleichzeitig auf Ihr Gewicht zu achten. Sie müssen kein Filmstar sein, um das Wohl Ihres Körpers im Auge zu behalten, innen wie außen.

Vielleicht kennen Sie den seltsamen Kreislauf der Essensvermeidung aus eigener Erfahrung. Nicht zu essen, setzt eigentümliche körperliche und geistige Veränderungen in Gang, die sowohl als unangenehm als auch als belohnend empfunden werden können. Die Belohnungen können eine Veränderung im äußeren Erscheinungsbild und eine veränderte Geisteshaltung sein. Wenn Sie sich selbst in dieser Beschreibung wiedererkennen, können Sie wahrscheinlich nachvollziehen, dass eine veränderte Gefühlswelt manchmal gar keiner Veränderung vorzuziehen ist. Manchmal ist eine Veränderung zum Schlechten besser, als auf der Stelle zu treten.

Eine Technik, die Diätberater ihren Patienten empfehlen, um ihre Fresssucht in den Griff zu bekommen, besteht darin, alles aufzulisten, was sie essen. Das gleiche Prinzip lässt sich auch auf Zigaretten anwenden. Stellen Sie sich vor, Sie nähmen alle Zigaretten, die Sie in den letzten sechs Monaten geraucht haben, und breiteten sie vor sich aus. Sie wären entsetzt!

Nahrungsmittel werden wenigstens verdaut, in Energie umgewandelt oder als Fett gespeichert. Die überflüssigen Abfallprodukte des Tabakkonsums werden in den Zellen und Zellwänden Ihres Halses und Ihrer Lungen gelagert – kein guter Ort für Toxide.

Eine spannende Übung ist es, sich das ganze überflüssige Essen, das die Menschen zu sich nehmen, zu einer riesigen Zigarre gerollt vorzustellen. Was ich damit veranschaulichen will: Sie greifen nach Nahrungsmitteln mechanisch, reflexartig, ohne darüber nachzudenken. Wie nach einer Zigarette. Rufen Sie sich ins Gedächtnis, dass Sie in der Hand haben, was Sie essen, trinken und rauchen. Wenn Sie das Gefühl haben, die Kontrolle über Ihr Essen und/oder Rauchen verloren zu haben, steigen Sie sofort wieder in den Sattel. Die Person, die Sie nun sind, ist die Summe all Ihrer bisherigen Entscheidungen, und die Person, die Sie sein werden, ist die Summe all der Entscheidungen, die Sie heute treffen.

Während Sie mit dem Rauchen aufhören, können diese Nach-dem-Essen-Strategien Ihnen helfen, die Finger von den Zigaretten zu lassen:

- ✔ Rufen Sie jemanden an.
- ✔ Stehen Sie sofort vom Tisch auf und machen Sie einen Spaziergang.
- ✔ Lesen Sie Ihren Kindern vor.
- ✔ Führen Sie Ihren Hund Gassi.
- ✔ Küssen Sie jemanden.
- ✔ Lutschen Sie ein Pfefferminzbonbon oder kauen Sie einen Kaugummi.
- ✔ Gehen Sie aus.
- ✔ Lesen Sie ein Kapitel in diesem Buch.
- ✔ Gehen Sie unter die Dusche.

Sie müssen essen. Sie müssen keineswegs rauchen. Lassen Sie nicht zu, dass die Angst vor der Gewichtszunahme Sie davon abhält, Ihre Gesundheit an erste Stelle zu setzen.

Die Ursachen von Fettleibigkeit verstehen

Mediziner, Ernährungswissenschaftler und Therapeuten auf der ganzen Welt versuchen immer noch zu verstehen, warum Menschen mehr essen, als ihnen guttut, und immer weiter zunehmen. Das Problem der Fettleibigkeit ist ein weltweites. Allein in den Vereinigten Staaten sind zwei Drittel der Bevölkerung übergewichtig. Eine große Zahl von ihnen ist krankhaft fettleibig, das bedeutet, ihr Body-Mass-Index (BMI) liegt bei über 40 Punkten. (Ihr BMI errechnet sich aus Ihrem Gewicht durch Ihre Körpergröße zum Quadrat. Ein gesunder BMI liegt zwischen 20 und 25 Punkten.) Wenn Ihr BMI krankhafte Ausmaße annimmt, sind die drohenden, gesundheitlichen Probleme immens. (Wahrscheinlich haben Sie die meiste, wenn nicht die ganze Zeit Ihres Lebens mit starker Fettleibigkeit zu kämpfen gehabt.)

- ✔ Arthritis, insbesondere an den Stellen, die die meiste Last des Körpergewichts zu tragen haben
- ✔ Erkrankungen der Herzkranzgefäße
- ✔ Erhöhtes Risiko eines Schlaganfalls
- ✔ Diabetes
- ✔ Bluthochdruck
- ✔ Verengung der Arterien
- ✔ Depressionen
- ✔ geringes Selbstbewusstsein
- ✔ Schlafapnoe-Syndrom und andere Atemprobleme
- ✔ soziale Isolierung und Stigmatisierung
- ✔ geringere soziale, berufliche und partnerschaftliche Wahlmöglichkeiten

Je mehr Sie wiegen, desto größer ist Ihr Risiko, sich in einer dieser unglücklichen Situationen wiederzufinden.

Die Gene oder die Umwelt: Was macht Sie dick?

Unter Wissenschaftlern, die Fettleibigkeit erforschen, wird heiß diskutiert, ob die Akkumulierung von Fett genetisch bedingte Ursachen hat oder umweltbedingt ist. Die Frage ist deshalb so schwer zu beantworten, weil es beinah unmöglich ist, die genetischen von den Umwelteinflüssen zu trennen. Ein sich entwickelnder Fötus, ausgestattet mit den Genen seiner Eltern, ist zugleich einer Umwelt ausgesetzt: der Gebärmutter. Sobald das Baby geboren wird, wechselt es in eine neue Umwelt, wo es entweder unterfüttert, in ausreichendem Maße gefüttert oder überfüttert wird.

Als Teil meiner ärztlichen Tätigkeit arbeite ich mit Hunderten von Patienten, die sich einer Magenverkleinerung unterziehen müssen. Wir nehmen ihr Leben bis ins kleinste Detail unter die Lupe, ihre Ernährungshistorie und ihre Diätversuche und das ewige Auf und Ab von Gewichtsverlust und -zunahme, das zu dieser Operation geführt hat. Die große Mehrheit dieser Leute – zumeist Frauen – sind seit ihrer Kindheit übergewichtig. Sie haben das Gefühl, übergewichtig geboren zu sein. Gleichzeitig jedoch geben viele von ihnen offen zu, dass sie Nahrung als Trostspender benutzen. Sie greifen zum Essen, insbesondere zu Kohlenhydraten und speziell am Abend, sobald sie sich müde, hungrig, einsam oder gestresst fühlen. Klingt das vertraut? Sie greifen vielleicht aus den gleichen Gründen zur Zigarette.

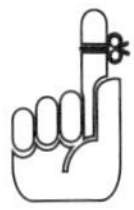

Weder ein Muffin noch eine Zigarette wird Ihnen helfen, mit Müdigkeit, Einsamkeit oder Stress fertig zu werden. Sie können diese Probleme angehen, indem Sie sich Aktivitäten suchen, die Ihnen zusagen und Ihnen guttun.

Neueste Überlegungen auf diesem Gebiet zielen darauf ab, dass Menschen mit unterschiedlichen *Setpoints*, Sollwerten, geboren werden. Dieser Sollwert legt fest, welches Gewicht der Körper anstrebt. Menschen mit höheren Setpoints können nach dieser Theorie Fett schlechter aufspalten, was dazu führt, dass sie zunehmen. Andere Wissenschaftler glauben, dass man seinen Setpoint permanent nach oben verändert, wenn man schon früh im Leben übergroße Mengen an Nahrung zu sich nimmt. Der Körper gewöhnt sich an das viele Essen und besteht darauf, weiter damit versorgt zu werden.

Die gute Nachricht für Menschen, die mit der Fettleibigkeit zu kämpfen haben, ist, dass die medizinische Forschung eine Gruppe von Hormonen untersucht, die Leptine genannt werden. Es wird angenommen, dass sie chemische Boten auf dem Gebiet der Fettbevorratung sind. Die Hoffnung der Wissenschaftler geht dahin, die Arbeitsweise dieser Moleküle verstehen zu lernen und mithilfe dieses Wissens Medikamente zu entwickeln, die unseren Körper austricksen und uns eine medizinische Gewichtskontrolle erlauben.

Fressattacken den Rücken zukehren

Sie sind vielleicht nicht fresssüchtig, aber in Zeiten großer Anspannung oder wenn Sie sich einsam und allein fühlen, greifen viele Menschen nach der Trost spendenden Schokoladentafel oder Chipstüte. Falls Sie ein Sklave Ihrer Zigarettensucht waren, können Sie die Macht der Gewohnheit jetzt sicher nicht abstellen. Einfach gesagt, ist die Fresssucht eine Form des Kontrollverlusts. Dieser Mangel an Stärke wird kontinuierlich durch den wiederholten Genuss von süßem Gebäck oder salzigen, fettigen Snacks oder Zigaretten verstärkt.

Fresssucht und Magersucht folgen einem Muster, das sich neben dem Ess- auch auf das Rauchverhalten anwenden lässt. Magersucht – eine extrem gefährliche Essstörung, die durch das wiederkehrende Verweigern von Nahrungsaufnahme charakterisiert wird, einer obsessiven Beschäftigung damit, was in den Körper aufgenommen wird und das unentwegte Nachdenken über den Wunsch, dünn zu sein – endet in zwanzig Prozent der Fälle mit dem Tod. Ich behaupte, dass »ungeheilte« Raucher sich in einer ähnlichen Situation wiederfinden: Sollen sie rauchen oder nicht? Falls Sie das Rauchen bis jetzt noch nicht aufgegeben haben oder oftmals stundenlang darüber nachdenken, sind Sie vielleicht in einem Kreislauf des ewigen darüber Nachdenkens gefangen.

Nehmen Sie sich vor jeder Form von Besessenheit in Acht. Wenn Sie bemerken, dass Sie in einem Teufelskreis negativer Gedanken feststecken, während Sie versuchen mit dem Rauchen aufzuhören, sind Sie vielleicht nur noch einen Schritt davon entfernt, sich eine Zigarette anzuzünden.

Kalorien zählen, nicht Krebsstängel

Manchmal kann Besessenheit etwas Gutes sein. Der Teufel steckt im Detail, wie man so schön sagt. Wenn Sie besorgt sind, zuzunehmen, nachdem Sie mit dem Rauchen aufgehört haben, konzentrieren Sie doch Ihre Energie darauf, so viel wie möglich über Ernährung, Gewichtskontrolle und Sport zu lernen! Es wird Sie nicht nur von Ihrem Verlangen nach Tabak ablenken, sondern Ihnen auch eine neue Welt eröffnen, die zum Greifen nahe ist.

Erteilen Sie Fastfood eine Absage

Ich habe gesagt, dass es bei Weitem nicht so schlimm ist, Dinge zu essen, die nicht gut für Sie sind, als zu rauchen. Aber es gibt für alles eine Grenze. Sie finden eine Unmenge Informationen zum Thema gesunde Ernährung, wenn Sie nur wollen. Ich ermuntere Sie dazu, darüber nachzulesen, mit Ernährungswissenschaftlern zu sprechen und um jeden Preis Fastfood und Süßigkeiten zu meiden.

Nahrungsmittel mit einem hohen Fettanteil, wie man sie am Drive-in-Schalter bekommt, sind das Magen-Darm-Äquivalent zum Rauchen, soweit es mich betrifft. In den letzten Jahren sind die Fastfoodketten gezwungen worden, Nährwertangaben ihrer Produkte ihren Kunden zugänglich zu machen, und lassen Sie es sich gesagt sein, es ist keine angenehme Lektüre. Ein Burger kann mehr als 20 Gramm Fett enthalten, die Extras wie zum Beispiel Käse nicht mitgerechnet. Pizza und ähnliche Nahrungsmittel sind keine Option, wenn Sie auf Ihr Gewicht und Ihren Cholesterinspiegel achten müssen.

Das Beste, was man essen kann, sei es Tag 1 oder Tag 1000 Ihres Lebens ohne Zigarette, sind Nahrungsmittel mit einem geringen Fett- und Kohlenhydratanteil und vielen Proteinen. Zum Beispiel Fisch, Hühnchen und Tofu. Andere Nahrungsmittel, die grundsätzlich gesund sind, sind diejenigen, die über viele Ballaststoffe verfügen und langsam verbrannt werden. Dazu gehören zum Beispiel Obst und Gemüse.

Die Dinge im Leben, die einen Wert besitzen, so wie Gesundheit, ein langes Leben und ein fortwährendes gutes Aussehen, fallen einem nicht in den Schoß. Man muss sie sich erarbeiten und in sie investieren. Die gute Nachricht ist, dass die erste Rate recht günstig ist: ein Päckchen ungerauchter Zigaretten. Machen Sie hier aber nicht halt. Wenn Sie erst einmal mit dem Rauchen aufgehört haben, werden Sie das Gefühl, bei sich zu sein und sich gut zu fühlen, kontinuierlich steigern wollen. Veränderungen im Lebensstil – bessere und gesündere Dinge essen, mehr Sport treiben – machen sich bezahlt.

Die Gewichtszunahme in den Griff kriegen

Zuzunehmen ist nichts, mit dem Sie oder jemand anders allein sind. Übergewicht zu haben, ist für viele Menschen ein Teil ihres Lebens, ob sie nun rauchen oder nicht. Der Weg, die Gewichtszunahme rückgängig zu machen – oder noch besser, es gar nicht erst dazu kommen zu lassen – ist, sich selbst dauerhaft für Ihre Gesundheit und Ihr Erscheinungsbild zu engagieren. Einer der vielen faszinierenden Aspekte einer gesunden Lebensführung ist, dass Ihr Geschmack sich tatsächlich ändert, während Sie Tag für Tag Entscheidungen treffen, die Ihr ganz persönliches Wohl im Auge behalten.

Mit dem Rauchen aufzuhören, ist ein toller Deal. Was Sie aufgeben, ist zu vernachlässigen, wenn Sie es mit dem vergleichen, was Sie im Austausch dafür bekommen. Zum Beispiel wird Ihnen schon bald auffallen, dass Sie feinere und subtilere Düfte und Aromen um Sie herum wahrnehmen. Ähnlich ist es, wenn Sie daran gewöhnt sind nur Chips und ähnlich ungesunde Snacks zu essen, aber dann beginnen, sie durch andere, geschmacklich anspruchsvollere Dinge zu ersetzen. Ihre Geschmacksknospen werden die komplexen und den Gaumen weniger angreifenden Eigenschaften von Getreide, blattgrünem Gemüse und raffiniert zubereiteten Speisen zu schätzen wissen. Stellen Sie sich etwas vor, das auf dem Gaumen zergeht, nachdem es in einer lieblichen Marinade eingelegt wurde, im Gegensatz zu Essen, das von einem Flammenwerfer geröstet wird.

Ärztliche Hilfe bei Gewichtszunahme

Es existiert medizinische Hilfe da draußen für den Fall, dass Sie an Gewicht zunehmen. Wenn Ihr Gewicht ein gewisses Maß erreicht hat, wird Ihre Krankenkasse womöglich sogar dafür aufkommen. Hier vor Ort haben wir eine Gruppe von Ärzten, Diätberatern, Krankenschwestern und Physiotherapeuten, die das komplette Leben der Patienten durchleuchten, die Ernährungsgewohnheiten festhalten, den allgemeinen körperlichen Zustand und die körperliche Fitness. Mit diesen Informationen bewaffnet können die Diätberater und Mediziner einen Aktionsplan entwerfen, der alle Komponenten berücksichtigt.

Medizinisch überwachtes Abnehmen beinhaltet normalerweise die folgenden Elemente:

- ✔ eine Sportkur
- ✔ einen persönlichen Diätplan
- ✔ Nahrungsergänzungsmittel wie Vitamine

- Tabellen, in denen die täglichen Aktivitäten und die Nahrungsaufnahme festgehalten werden
- Medizin

Manchen Menschen hilft die Einnahme von Medizin, die den Prozess in Gang setzt, in ihrem Bemühen, die Pfunde loszuwerden. Neuere Medikamente verhindern, dass der Körper fettreiche Nahrung verwertet. Auch sie werden inzwischen eingesetzt. Der Schlüssel zum Erfolg ist, mit einem medizinischen Profi zusammenzuarbeiten, um einen Plan zu erstellen, der für Sie funktioniert.

Mit den Experten im Dialog

Dr. Jonathan Fine, der Leiter der Pulmonalmedizin am Norwalk Hospital in Connecticut, betont, dass die Rauchentwöhnung dann von Erfolg gekrönt sei, wenn man die von den Patienten angegebenen Prioritäten in den Mittelpunkt der Therapie stelle. »Wenn ich dieses Gespräch mit meinen Patienten führe«, erklärt Dr. Fine, »finde ich als Erstes heraus, was ihre Ziele sind, warum sie mit dem Rauchen aufhören möchten. Mit diesem Wissen bewaffnet, kann ich ihnen am besten helfen, vom Rauchen loszukommen.«

Dr. Fine hat noch weitere hilfreiche Tipps. Wenn Sie ein Nikotinersatzmittel benutzen, wie zum Beispiel das Nikotinpflaster, stellen Sie sicher, dass die Dosierung stimmt. Es stimmt natürlich: Das Nikotin im Pflaster (und im Kaugummi, im Inhaler und im Spray) ist eine Droge, zu viel davon ist nicht gut für Sie. Aber zu wenig kann Entzugssymptome zur Folge haben und in einem Rückfall resultieren. Es gibt Belege dafür, dass ein Teil des Erfolgs der Nikotinersatzmitteltherapie in der korrekten Dosierung liegt. Es sollte ungefähr die Menge eingenommen werden, die man normalerweise geraucht hätte.

Zu verstehen, warum Sie rauchen, kann Ihnen dabei helfen, damit aufzuhören. Es könnte zum Teil damit zusammenhängen (abgesehen von der psychischen und physischen Abhängigkeit), dass Rauchen ein Weg ist, der Welt zu zeigen, was für ein Teufelskerl Sie sind und wie wahnsinnig lebendig: es ist eine Art dem Tod ins Gesicht zu lachen, ihn zu ignorieren. Rauchen ist eine Art, dem Sensenmann den Stinkefinger zu zeigen.

Eine Vielzahl von Büchern sind über Menschenleben verfasst worden, die dem Rauchen gewidmet oder dabei ruiniert wurden. Ein Beispiel ist *Zeno Cosini* von Italo Svevo. Der Roman dokumentiert bis ins kleinste Detail die Bemühungen eines armen Kerls, der mit sich ringt, weil er vorhat, das Rauchen aufzugeben.

Margaret Haggerty, die Programmkoordinatorin der Lungenrehabilitationsabteilung am Norwalk Hospital, teilt Dr. Fines Meinung. Man müsse die Patienten dort abholen, wo sie stehen, anstatt ihnen die eigenen Vorstellungen überzustülpen. Ein Ansatz, der bei einigen Menschen funktioniert, sieht so aus, die Zigarette in Aluminiumfolie packen zu lassen. Die Folie wirkt als zusätzliche Hürde auf dem Weg zur Zigarette. Sie schlägt vor aufzuschreiben, um welche Tageszeit und warum man zur Zigarette gegriffen hat, sollte es dazu kommen. Sie hat außerdem festgestellt, dass es eine abschreckende Erfahrung für die Menschen ist, wenn sie dazu angehalten werden, die Zigarettenzüge zu zählen, die sie pro Tag inhalieren. »Zehn Züge pro Zigarette, zwanzig Zigaretten pro Tag. Das summiert sich«, sagt Haggerty. Sie betont, dass mit dem Rauchen aufzuhören ein vielschichtiges Projekt sei, das man am erfolgreichsten umsetze, wenn man hochmotiviert und gut informiert sei.

Eines der vielen bemerkenswerten Erlebnisse, die ihre Arbeit mit sich brachte, war die Begegnung mit einem Mann, der ein kleines Foto seiner Tochter hinter die Zellophanbanderole seines Zigarettenpäckchens geschoben hatte. Jedes Mal, wenn er nach den Zigaretten griff, sah er ihr hübsches, strahlendes Gesicht.

Treiben Sie Sport!

Der Schlüssel zum Gewichtsverlust ist regelmäßig und ausdauernd Sport zu treiben. Beginnen Sie noch heute damit und tun Sie es jeden Tag. Das habe ich kürzlich einer Patientin empfohlen, die befürchtete zuzunehmen, und sie reagierte panisch: »Jeden Tag?!?«, rief sie aus. Ja, jeden Tag! Sie müssen bereit sein, für Ihr Ziel zu arbeiten, wenn Sie Erfolg haben wollen.

Regelmäßig Sport zu treiben, fühlt sich großartig an. Ich mache keine Witze. Finden Sie die Sportart, die zu Ihnen passt, und Sie werden eine Menge Spaß damit haben.

Täglich Sport zu treiben, klingt nach einer gewaltigen Pflichtübung, das verstehe ich. Aber wie häufig rauchen Sie? Stellen Sie sich vor, Sie würden nur dreimal die Woche rauchen! Sport setzt Endorphine in Ihrem Gehirn frei, die Sie euphorisch machen. Endorphine sind die Glücksmoleküle des Körpers. Wie viele andere schleppe ich mich manchmal zum Fitnessstudio, besonders am Ende eines Tages. Aber ohne Ausnahme bin ich nach jedem Training froh, dass ich gegangen bin. Sport versetzt Sie in Hochstimmung und zwar nicht nur kurz danach, sondern gewöhnlich für den Rest des Tages.

Es kommt nicht darauf an, ob Sie ins Fitnessstudio gehen, einen persönlichen Trainer engagieren oder in Ihrem Keller trainieren. Worauf es ankommt, ist, dass Sie regelmäßig trainieren.

Welche Art Sport Sie auswählen hängt davon ab, was Ihnen liegt. Dauer und Häufigkeit sind wichtiger als die Sportart an sich. Falls Sie gesundheitliche Probleme haben und/oder schon etwas älter sind, suchen Sie Ihren Arzt auf, bevor Sie mit dem Training beginnen.

Das Richtige essen

Während der ersten Tage und Wochen, einer unbeständigen Übergangsphase, in denen Sie den Tabak aus Ihrem Leben verbannen (Herzlichen Glückwunsch!), brauchen Sie vielleicht einen oralen Ersatz. Versuchen Sie es mit folgenden Dingen:

- ✔ **Kaugummi:** Insbesondere zuckerfreier Kaugummi kann hilfreich sein.
- ✔ **Rohes Gemüse:** Karotten oder Selleriestangen sind toll, weil sie praktisch kalorienneutral sind und sich gut transportieren lassen.
- ✔ **Getränke:** Trinken Sie viel Wasser, am besten tragen Sie immer eine Flasche mit sich herum.

Sie haben vielleicht nicht die Zeit, ein Weltklassegourmetkoch zu werden – schließlich hören Sie mit dem Rauchen auf und haben nicht vor, ein Viersternerestaurant zu eröffnen –, aber mit wenig Aufwand finden Sie sicher ernährungsbewusste Einkaufsmöglichkeiten in Ihrer Nähe.

Die Entscheidung für den gesunden Lebensstil

Wie setzt man die Entscheidung für einen gesunden Lebensstil auf Dauer um? Als Erstes müssen Sie es unbedingt wollen. Sie müssen gesunde, freie Lungen und ein gutes Gewissen in ausreichendem Maße haben wollen, um die Bereitschaft zu entwickeln, Zeit und Energie in ein besseres Morgen zu investieren. Seien Sie nicht einer dieser Patienten, die es der Sauerstoffflasche überlassen, die Arbeit zu leisten.

Mit Sport zu einem neuen Selbst

Sport zu treiben ist toll. Genau wie mit dem Rauchen aufzuhören, ist es eines der besten Dinge, die Sie für sich tun können. Es ist nicht etwas, von dem man schaudernd Abstand nehmen oder Angst haben sollte und das man deshalb weit von sich weist. Warten Sie nicht damit, Sport in Ihr Leben zu integrieren.

Viele Menschen, mit denen ich gesprochen habe, reagieren mit einer Standardantwort zum Thema Sport: Ob ich trainiere? Ja, klar, ich gehe jeden Tag einen Kilometer zu Fuß. Genau. Und Sie atmen auch jeden Tag! Es gibt einen Unterschied zwischen ein paar Schritten zu Fuß und richtigem Sport (damit will ich das Walken als Weg, fit zu bleiben, nicht diskreditieren). Behalten Sie im Hinterkopf, dass beinah jede Art physischer Anstrengung, die konzentriert und regelmäßig ausgeübt wird, gut für Muskeln und Gehirn ist. Merken Sie sich außerdem, dass jede Art von Sport in den Kontext Ihres Gesundheitszustandes gesetzt werden muss. Wenn Sie Übergewicht haben oder gesundheitliche Probleme, sprechen Sie mit Ihrem Arzt, bevor Sie Änderungen an Ihrem täglichen Trainingsplan vornehmen.

In guter gesundheitlicher Verfassung zu bleiben, ist nicht nur möglich, wenn Sie die Zigaretten weglassen, sondern regelmäßig Sport zu treiben, unterstützt Sie sogar dabei, die Finger von den Zigaretten zu lassen. Dies geschieht zum Teil dadurch, dass Sport den Endorphinspiegel im Blut anhebt. Endorphine sind die Wohlfühlmoleküle, die Ihnen das Gefühl geben, dass es Ihnen gut geht. Sie statten Sie mit einem Gefühl der Ruhe und Gelassenheit aus, die so wichtig für eine beständige Gesundheit und große Kraftreserven sind. Wie Sie sich fit halten, ist nicht so wichtig wie die Tatsache, dass Sie beschließen, fit zu bleiben. Heutzutage ist es beinah unmöglich, sich nicht fit zu halten. Kalorienangaben springen Ihnen von jeder Packung ins Gesicht. Ernährungstipps, Stressbewältigung, Sportvideos und Trainingsprogramme umgeben uns von allen Seiten. Also hüpfen Sie an Bord!

Von der Kunst, das eigene Wohl im Auge zu behalten

Auf sich selbst zu achten, ist das wichtigste Thema im Prozess der Rauchentwöhnung. Auch wenn das, was Sie anstreben, mit dem Rauchen aufhören genannt wird, lässt es sich auf eine viel positivere Weise beschreiben. Sie empfangen die Gesundheit und das Leben mit offenen Armen.

Was bedeutet es, auf sich selbst zu achten? Es heißt,

- ✔ im Detail zu registrieren, wer Sie sind und was Sie mögen.
- ✔ sich ein Gefühl der Würde zu bewahren.
- ✔ das Leben zu genießen.
- ✔ stets daran zu denken, dass die Zukunft real ist.
- ✔ zu wissen, dass andere Menschen Sie mögen und auf Sie zählen.
- ✔ sich bewusst zu machen, dass Sie Freundlichkeit und Gesundheit verdienen.

Denken Sie mal so: Sie verdienen zumindest das Mindestmaß an Freundlichkeit, das die meisten Menschen einem Hund oder Goldfisch erweisen würden. Das Mindeste, was Sie für sich tun können, ist, auf sich achtzugeben, sich gut zu ernähren und zu kleiden. In angemessener Form auf sich selbst zu achten, bedeutet, dem Aufmerksamkeit zu schenken, was Sie Ihrem Körper zumuten. Und gut auf sich zu achten, heißt, dass Sie den Wert Ihrer emotionalen und geistigen Nahrung ebenfalls im Auge behalten.

Teil IV

Der Top-Ten-Teil

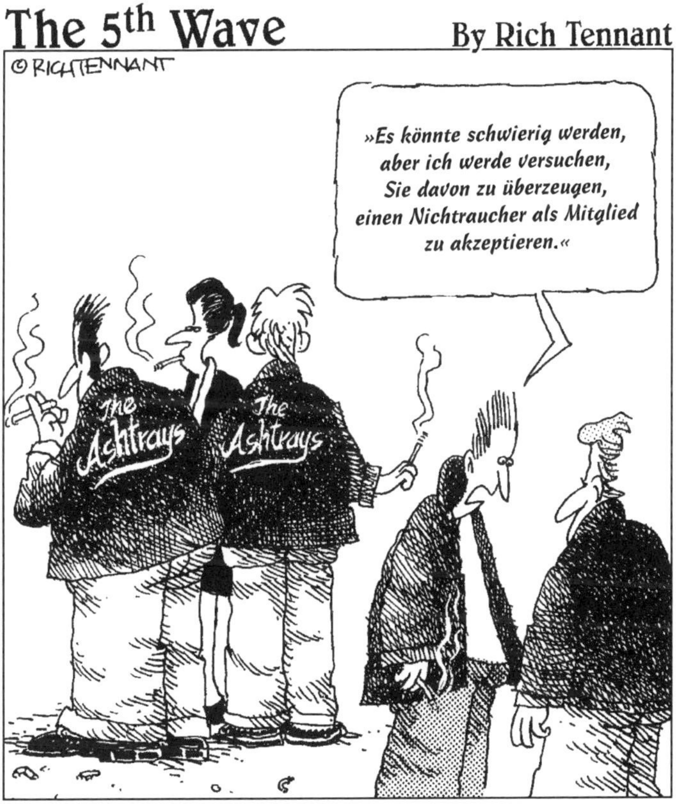
The 5th Wave
By Rich Tennant
© RICHTENNANT
»Es könnte schwierig werden, aber ich werde versuchen, Sie davon zu überzeugen, einen Nichtraucher als Mitglied zu akzeptieren.«
The Ashtrays
The Ashtrays

In diesem Teil ...

In diesem Teil finden Sie knappe Ratschläge und schnelle Hilfen versammelt, die Sie motivieren sollen, das Rauchen für immer an den Nagel zu hängen. Sie können sich mit der Tatsache trösten, dass Sie mit Ihrem Entschluss nicht allein dastehen, wenn es darum geht, das Rauchen aufzugeben. Millionen Menschen teilen Ihr Schicksal. In diesem Abschnitt gehe ich auf Ausflüchte ein, die weit verbreitet sind, und stelle Ihnen Aktivitäten und Dinge vor, die Ihnen als sinnvolle Alternative zum Rauchen dienen können.

Zehn Ausreden, die Sie vom Aufhören abhalten

13

In diesem Kapitel

- Der Blick durch Schall und Rauch
- Vom Mut, ehrlich mit sich selbst zu sein

Ausflüchte oder Rechtfertigungen zu erfinden – die hohe Kunst, sich dazu zu bringen, etwas zu tun, das nicht im eigenen, besten Interesse ist – ist eine Fähigkeit, die Sie über Jahre entwickelt haben. Raucher sind großartig darin, Erklärungen und Rechtfertigungen für ihr Verhalten zu erfinden, die nachvollziehbar und vernünftig klingen. Dieses Kapitel listet Ihnen die populärsten und erfolgreichsten Strategien, sich selbst vom Weiterrauchen zu überzeugen, kurz auf. Beachten Sie, wie viele dieser Rechtfertigungen für Sie funktioniert haben, wenn Sie nach einer Zigarette griffen. Sie wollen sich nie wieder selbst so reinlegen!

Ich höre auf, wenn ich Urlaub habe

Diese Ausrede ist ein perfektes Beispiel dafür, wie Leute sich in Argumente verstricken, die irrational und verworren sind und trotzdem irgendwie überzeugend klingen. Die Idee dahinter ist, dass es so anstrengend und stressig ist, mit dem Rauchen aufzuhören, dass man es besser auf später verschiebt. Vorzugsweise auf sehr viel später. Vorzugsweise auf eine Zeit, in der Sie die perfekte Ruhe und größtmögliche Entspannung genießen.

Es gibt nur mindestens zwei Riesenprobleme mit dieser Ausrede (obwohl es Menschen gibt, die erfolgreich mit dem Rauchen aufhören, während sie im Urlaub sind!). Eines ist die Idee, die Entscheidung auf später zu verschieben. Auch wenn es sich um eine wichtige Entscheidung handelt, für die man alle Unterstützung mobilisieren sollte, die man kriegen kann – mit dem Rauchen aufzuhören, wird womöglich nicht von Dauer sein, wenn Sie es aus einer Laune heraus versuchen –, wollen Sie sie nicht auf unbestimmbare Zeit verschieben. »Im Urlaub« ist eine sehr grobe Zeitangabe, zu der es vielleicht nie kommt. Die bessere Herangehensweise ist, ein spezielles Datum auszuwählen und darauf hinzuarbeiten, während Sie alle Werkzeuge und Hilfen sammeln, derer Sie habhaft werden können.

Das andere Problem mit diesem Argument hat mit der menschlichen Natur zu tun. Urlaub ist eine Zeit, in der Sie sich verwöhnen wollen, Sie wollen sich zurücklehnen und Ihren Spaß haben. Die meisten Raucher würden sagen, dass Rauchen dazugehört. (Strand, Sonnenbrille, großes, exotisches Getränk, ein Päckchen Zigaretten – Sie verstehen.) Das Letzte, was Sie im Urlaub brauchen können, ist der Stress des Nikotinentzugs und die plötzliche Abwesenheit Ihres brandheißen Freundes.

Andererseits geht es darum, wie Sie Urlaub definieren. Viele Ex-Raucher empfinden die Trennung von der Zigarette – die Beendigung des toxischen Kontakts zwischen dem Körper und dem Giftreservoir, auch bekannt als Zigarette – als echte Erholung. Wenn Sie reines und unbeschwertes Atmen, fern vom Tabak, als Wellnessurlaub verstehen, empfinden Sie vielleicht anders, was das Aufhören angeht … und die Definition von Urlaub.

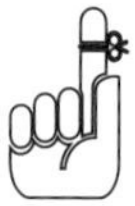

Je genauer Ihre Urlaubsplanung ist, desto genauer kann Ihre Strategie sein, sich vom Tabak fernzuhalten.

Rechtfertigungen haben etwas Komisches. Sie zeigen uns, wie leicht wir uns selbst reinlegen. Zu sagen, dass Sie mit dem Rauchen aufhören, wenn Sie im Urlaub sind, ist, als joggten Sie schneller, damit Sie sich endlich eine Zigarette anzünden können. Warum hören Sie nicht nächste Woche auf? Warum sich den Urlaub mit dem zusätzlichen Stress einer erkämpften Abstinenz verderben? Die ersten Tage ohne Zigarette sind die schlimmsten und Sie wollen sich damit bestimmt nicht das Erlebnis einer wunderschönen karibischen Insel verderben.

Ich bin nicht im Urlaub

Diese Rechtfertigung ist das Gegenstück zur vorhergehenden Ausrede. Ich bin nicht im Urlaub ist ein gutes Beispiel für die Art von zweideutigem Gelaber, das viele Raucher beherrschen. Sie sagen: »Ich bin im Urlaub, also rauche ich.« Und dann sagen sie: »Ich habe keinen Urlaub, also rauche ich.«

Die meiste Zeit, die Ihnen zur Verfügung steht, um mit dem Rauchen aufzuhören, ist keine Urlaubszeit. Mit dem Rauchen aufzuhören ist eine zeitaufwendige Herausforderung, die Sie einen Schritt nach dem anderen meistern. Die Anstrengung ist eine langwierige, die sich über viele Tage hinzieht – Sie können nicht einfach ein paar Tage freinehmen und meinen, dass Sie in so kurzer Zeit Erfolg haben werden. Das Rauchen aufzugeben, ist ein Lebensziel, das, einmal erreicht, ein Geschenk ist, das Sie sich über den Zeitraum von Wochen, Monaten und Jahren selber machen.

Hier ist noch eine andere Möglichkeit es zu betrachten. Das Geschenk Ihres Lebens auf der Arbeit, in der Schule oder zu Hause ist ausreichend Grund, mit dem Rauchen aufzuhören. Wenn Sie mitten im Alltag stecken, sind Sie beschäftigt, abgelenkt und engagiert. Ich hoffe, dass Ihre Arbeit/Schule und Familienaktivitäten abwechslungsreich und erfüllend genug sind, um Ihre Gedanken von dem Verlangen nach Zigaretten abzulenken und Sie bei der Stange zu halten. Sie möchten Ihr Ziel, mit dem Rauchen aufzuhören, vielleicht der Weiterentwicklung Ihrer Karriere, Ihrer schulischen Leistungen oder Ihres Familienlebens widmen. Diese Bereiche werden direkt davon profitieren, dass Sie mit dem Rauchen aufhören.

Die Vorteile sind vielleicht nicht sofort sichtbar. Die Dinge werden von Zeit zu Zeit ein wenig schlimmer sein und Sie fühlen sich während der ersten Tage vielleicht zerschlagen oder elektrisiert (oder beides). Aber das werden Sie überstehen. Wenn Sie das tiefe Tal durchschritten haben, vergeuden Sie nicht länger Zeit, Energie und Geld für eine Zigarette. Es ist toll, mit dem fortzufahren, was immer Sie gerade tun, ohne das Verlangen nach einer Zigarette zu spüren. Es ist befreiend, nicht nach draußen gehen zu müssen oder zum Auto oder sich auf andere Weise ausklinken zu müssen, um eine zu rauchen. Mit dem Rauchen aufzuhören, ist die Erfahrung eines Machtgewinns. Sie werden viel mehr Kontrolle über Ihre Zeit und Ihr Leben gewinnen. Dieses erhebende Gefühl von Selbstbestimmung wird viele positive Nebeneffekte in anderen Bereichen Ihres Lebens haben.

Während Sie damit beschäftigt sind, zu arbeiten und für Ihre Familie da zu sein, stellen Sie sich eine Kombination aus Belohnungen zusammen (andere, als zu rauchen). Zu Rauchen ist ein Bonus, den Menschen sich im Laufe eines Arbeits- oder Schultages gönnen, um bei der Sache, voller Energie und motiviert zu bleiben. Welche fünf positiven Dinge fallen Ihnen ein, mit denen Sie sich im Laufe eines Tages belohnen können? Für manche ist es befriedigend, eine Aufgabe erledigt zu haben. Für andere ist es ein zehnminütiger Spaziergang oder eine Viertelstunde Meditation bei geschlossener Bürotür. Zwischendurch etwas zu essen oder zu trinken, ist eine sinnvolle Alternative zum Rauchen.

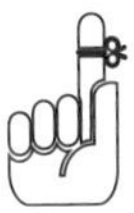

Die ersten Tage sind die schwersten. Wenn Sie mehr essen oder sich während dieser Zeit den Bauch mit Getränken füllen, ist das in Ordnung. Es ist nur vorübergehend. Sie können die paar Pfunde wieder loswerden. Aber ruinierte Lungen haben Sie für immer. Belohnen Sie sich für das Aufhören, indem Sie einen tollen (und rauchfreien) Urlaub planen!

Mein Leben ist zu stressig

Viele Menschen erfahren im Laufe eines Lebens am eigenen Leib, wie es ist, an leichten oder schweren Angstzuständen und/oder Depressionen zu leiden. Etliche mehr machen weniger intensive aber nichtsdestotrotz schmerzhafte und unangenehme Nervenzusammenbrüche durch, haben den Blues oder Panikattacken und fühlen sich überfordert. Stress gehört zum Leben dazu. Sie haben vielleicht nicht die Kontrolle über viele der feindseligen und schwierigen Aspekte der Welt in der Sie leben, aber Sie haben definitiv die Kontrolle über Ihre Reaktionen darauf. Sie können wählen, wie Sie mit Herausforderungen umgehen.

Der erste Schritt ist, kritisch das Statement zu untersuchen: »Mein Leben ist zu stressig.« Ist es das wirklich? Welcher Teil Ihres Lebens ist der stressigste? Was bedeutet stressig für Sie überhaupt? Manche Menschen brauchen den Stress. Für jede Person gibt es das optimale Pensum an Aktivitäten und Herausforderungen. Haben Sie Ihres überschritten? Was können Sie dagegen tun? Können Sie aktive Maßnahmen ergreifen, um die Menge an Stress zu reduzieren, die das Leben Ihnen vor die Füße wirft? Falls nicht, gibt es psychologische oder emotionale Schritte, die Sie unternehmen können, damit Ihre innere Welt zu einem sicheren und angenehmeren Ort wird?

Vergessen Sie nicht, dass es schon stressig genug ist, eine teure, gesundheitsschädliche Gewohnheit zu haben, die Schuldgefühle verursacht und Ihnen vermittelt, dass Sie nicht die Kontrolle über Ihr Leben haben. Die Energie, die verbraucht wird, um das dauerhafte Rauchen zu rechtfertigen, ist erheblich. Die Verleugnung der Tatsachen, des Leben verkürzenden Potenzials, das jeder Zigarettenzug besitzt, kostet Energie. Ihre Energie setzen Sie besser für Dinge ein, die Ihr Leben verbessern und Ihnen eine Zukunft eröffnen, statt zu verschließen.

Das nächste Mal, wenn Sie überlegen, mit dem Rauchen aufzuhören, und davon Abstand nehmen, weil es Ihnen zu stressig ist, bedenken Sie, dass ein Teil des Stresses aus dem Kontrollverlust Ihrer selbstzerstörerischen Gewohnheit resultiert. Wenn Sie nicht in der Lage wären, damit aufzuhören, verletzende Dinge zu Menschen zu sagen, die Ihnen etwas bedeuten, oder etwas anderes täten, das offen verletzend wäre und das Sie nicht unter Kontrolle hätten, wäre das extrem stressig. Dasselbe gilt auch für den Tabakkonsum.

Rauchen hilft mir, weniger zu essen

Es ist richtig, dass Rauchen Ihnen hilft, weniger zu essen. Viele Menschen ersetzen Nahrung durch Zigaretten, ohne darüber nachzudenken, besonders, wenn sie geschäftig umherrennen und Dinge zu erledigen haben. Sich eine anzuzünden, erscheint leichter, als einen Gang runterzuschalten und eine Kleinigkeit zu essen. Für die Kalorienbewussten ist die Vorstellung, etwas zu sich zu nehmen, das zusätzliche Energie liefert und Energie verbrennt, sehr verlockend.

Wenn Sie ernsthaft erkrankt wären oder sich sämtliche Knochen gebrochen hätten, würden Sie vielleicht auch weniger essen!

Dies ist eine gute Gelegenheit, Ihre Einstellung zu überdenken. Essen kann ein Verbündeter sein – es hält Sie am Leben. Essen ist jedoch nicht dasselbe wie zu viel essen. Wie mit vielen anderen Dingen, kann man es damit übertreiben. Die Herausforderung ist, das Essen zu Ihrem Freund zu machen. Es ist möglich, sich mit Essen zu belohnen, das nicht zu einer Gewichtszunahme führt.

Hatten Sie zum Beispiel je die Gelegenheit, im Geruch von frischem Gemüse oder frischen Kräutern direkt aus dem Garten zu schwelgen? Wie oft verwöhnen Sie sich mit einem besonderen Essen, sei es zu Hause oder im Restaurant? Unternehmungen, wie ein Besuch im Lieblingsrestaurant können eine tolle Belohnung dafür sein, nicht zu rauchen. Ihre Belohnung am Ende des ersten rauchfreien Tages kann eine andere sein, als diejenige, die Sie sich für alle anderen Tage ohne Zigarette versprechen.

Wenn Sie etwas unternehmen, aktiv sind, hilft Ihnen das, weniger zu essen. Sport zu treiben, ist in diesem Zusammenhang eine beliebte Freizeitbeschäftigung. Eine der vielen positiven Veränderungen, die das Aufhören mit sich bringt, ist, dass es wieder richtig Spaß macht, sich körperlich zu verausgaben. Sport setzt Endorphine frei, die Wohlfühlmoleküle des Körpers.

Rauchen beruhigt meine Nerven

Angst und Stress sind weitverbreitet, beinah schon eine Epidemie. Überall reden die Leute über das Stressniveau in ihrem Leben. Sie erzählen von Konflikten, dauerhaften Problemen und Sorgen, die nicht verschwinden wollen.

Ein guter Lösungsansatz ist, sich klarzumachen, was genau Sie eigentlich so fertig macht. Hat es mit der Arbeit zu tun? Gibt es ein Problem in der Beziehung? Ist das Problem etwas, das mit Ihnen selbst zu tun hat, etwas, das Sie nicht zur Ruhe kommen lässt? Es ist anzunehmen, dass die Dinge, die Sie stressen, von Tag zu Tag, beziehungsweise von Stunde zu Stunde wechseln. Auch wenn es schwer möglich ist, mithilfe dieses Buches Ihre größten Probleme zu verstehen und zu lösen, lohnt es sich, die Top drei Stressfaktoren in Ihrem Leben aufzulisten. Wenn Sie sie erst einmal schriftlich festgehalten haben, können Sie die Probleme angehen.

Eine damit verwandte Frage lautet: Finden Sie, dass der Mangel an Erholungsphasen in Ihrem Leben normal ist, oder ist der Stress so allumfassend und intensiv, dass er wortwörtlich Ihre Welt aus den Angeln hebt? Wenn Sie beunruhigende, Sie zerreißende oder sogar unkontrollierbare Angstzustände beziehungsweise fehlende Erholungsphasen erleben, können Sie Schritte einleiten, die das ändern.

Mit Freunden zu reden kann sehr helfen. Es ist kaum zu glauben, wie innere Monologe an einen Punkt gelangen können, an dem es scheint, dass es keinen Ausweg mehr gibt. Sich an einen anderen Menschen zu wenden, kann den entscheidenden Unterschied machen. Sie wären womöglich angenehm überrascht, in welchem Ausmaß Ihre persönlichen Erfahrungen für andere nachvollziehbar sind.

Eine weitere Möglichkeit, auf therapeutischem Wege den Druck zu reduzieren, der auf Ihren Schultern lastet, ist das Beratungsgespräch. Viele Menschen entdecken, dass es ihnen hilft, ihrem Leben die entscheidende Wendung zu geben, wenn sie sich professionelle Hilfe suchen. Niederschmetternde Probleme einmal in einem anderen Licht zu betrachten, kann sie in endliche, lösbare Sachverhalte verwandeln.

Rauchen gibt mir Kraft

Mit dem Rauchen aufzuhören, ist Ihr wichtigstes Ziel. Eine Antwort auf diese Art der Rechtfertigung ist, dass es egal ist, wie viel Energie einem zur Verfügung steht, solange man nicht raucht. Anders gesagt, jeder Tag ohne Tabak ist ein erfolgreicher Tag, sogar wenn es heißt, dass man sich für eine gewisse Zeit durch die Gegend schleppt.

Ihr Körper und Ihr Gehirn werden ein energetisches Gleichgewicht wiederherstellen, sobald Sie mit dem Rauchen aufhören. Auch wenn Sie die ersten paar Tage vielleicht müde oder aufgedreht oder beides sein werden, werden Sie wie Millionen andere vor Ihnen feststellen, dass es Ihnen einen enormen Gewinn an Vitalität bringt, sich ein für alle mal von den Zigaretten zu verabschieden. Außerdem ist es vollkommen okay, ab und zu einen Gang zurückzuschalten. Nicht jeder Moment im Leben muss mit Aktivitäten ausgefüllt sein.

Die Sorte Energie, die einem das Rauchen verleiht, ist wie Falschgeld. Sie borgen es sich für eine sehr kurze Zeit und müssen es mit Zins und Zinseszins zurückzahlen. Die meisten Drogen, inklusive Nikotin, besitzen einen Jojo-Effekt. Wenn die Droge Sie aufputscht, sorgt sie später für ein Tief. Wenn die Droge Sie zunächst entspannt, können Sie davon ausgehen, dass Sie sich unruhig und aufgedreht fühlen werden, wenn ihre Wirkung nachlässt.

Welche anderen Dinge geben Ihnen Energie? Versuchen Sie, diese Aktivitäten in Ihr Leben zu integrieren, damit Sie Ihr Energiedepot auffüllen können, ohne auf Zigaretten zurückgreifen zu müssen.

All meine Freunde rauchen

Viele Menschen beginnen mit dem Rauchen, weil ein Freund, Familienmitglied oder ihr Partner raucht. Es scheint zu einem gewissen Zeitpunkt das Richtige zu sein. Ich erinnere mich, wie ich damit anfing. Ich war siebzehn, an der Uni und dachte, ich wäre verliebt. Das Objekt meiner Begierde war ein temperamentvolles, angesagtes Mädchen. Sie zog sich cool an, machte sich eine Menge interessanter Gedanken und rauchte. Ich mochte sogar die Art, wie sie ihre Zigarette hielt. Ich dachte: Das kann ich auch. Und das tat ich. Viele hundert Päckchen später verlangte es mich rund um die Uhr nach den Dingern. Ich fand Berge von ausgedrückten Zigarettenstummeln vor, Zigaretten, die auf dem Boden unseres Appartements ausgedrückt worden waren, Enden, die mit Teer- und Lippenstiftflecken übersäht waren. Sie waren der Gipfel an Widerlichkeit und Toxizität.

Sie sind vielleicht mit einem Raucher verheiratet. Einen Mann oder eine Frau (oder einen Zimmergenossen) zu haben, der oder die raucht, erleichtert es ungemein, selbst zur Zigarette zu greifen – und macht es so verdammt schwer, sich davon fernzuhalten.

Kinder rauchen aus vielen Gründen. Der wichtigste ist, dazuzugehören und cool auszusehen. Ist es nicht ironisch, wie angepasst die Verhaltensregeln unter Kindern sind, die versuchen den Aufstand zu proben?

Es ist auch interessant, dass soziale Parameter, zumindest was das Rauchen angeht, sich beinah ins Gegenteil verkehrt haben. Jetzt ist es der Außenseiter, der draußen steht und raucht. Restaurants und andere öffentliche Plätze verfügen entweder über einen abgetrennten Raucherbereich oder verbannen die Raucher ganz. Raucher werden mehr und mehr zu Außenseitern, die sich unauffällig an einen nicht zu öffentlichen Ort begeben müssen, um ihrer Sucht zu frönen.

Rauchen ist cool

Ach, tatsächlich? Vielleicht sollten Sie Ihre Definition von Coolness noch einmal überdenken. Denken Sie daran, dass die grundsätzliche Vorstellung davon, was cool oder attraktiv ist, von Jahrzehnt zu Jahrzehnt sehr unterschiedlich ist. Oft sogar von Jahr zu Jahr. In den 1950ern zum Beispiel sah man stylish aus, wenn man Pillbox-Hüte wie Jackie Kennedy, Kaschmirpullover, viel Make-up und aufgetürmte Frisuren trug. Wo ist das alles hin? In gleicher Weise bewarben populäre Magazine in den 1940ern Zigaretten als gesund, als i-Tüpfelchen des Tages. Wir alle wissen, was aus dieser Idee geworden ist.

In den Hippietagen der 1960er Jahre versuchten Musiker und andere Prominente sich gegenseitig in der Kategorie des ausufernden Selbstruins zu übertreffen. Mehr zu trinken und zu rauchen als andere und sich total gehen zu lassen (und trotzdem noch in der Lage zu sein aufzutreten) wurde eine Form der Heldentat. Unglücklicherweise führte dieser Lebensstil zum Tod vieler Stars. Schlimmer noch, viele naive, heranwachsende Fans, insbesondere die Jüngeren, begannen, diesen selbstzerstörerischen Lebensstil zu kopieren. Ein Großteil dieses Draufgängertums war jedoch reine Publicity. Die Künstler, die ihrer Kunst treu geblieben sind, die bis heute überlebt haben und fortfahren, Musik zu machen etc., haben in den meisten Fällen viel für ihre Körper getan. Die Stars von heute haben persönliche Trainer, keine Drogendealer.

Sich persönlich weiterzuentwickeln und zu wachsen ist cool. Das Richtige zu tun ist cool. Für sich selbst einstehen zu können ist cool. Wenn es Ihnen wichtig ist, cool zu sein, legen Sie den höchsten Maßstab von allen an: Ihr eigenes Wohl. Auf sich selbst und Ihr körperliches Wohl zu achten, ist eines der coolsten Dinge, die Sie tun können.

Niemand hat bis heute bewiesen, dass Rauchen gefährlich ist

Diese Rechtfertigung ist falsch. Sie ist ein tödlicher Irrtum. Die Tabakindustrie hat jahrzehntelang Hunderte von Millionen Dollar für Forschung und Werbung ausgegeben, die die Menschen davon überzeugen sollte, dass Tabak harmlos sei. Sie haben es einfach nicht geschafft. Der unwiderlegbare Beweis Tausender klinischer Studien, die harten Fakten unzähliger demografischer und statistischer Erhebungen bezeugen die extreme Gefahr, die von Tabak ausgeht.

Auch wenn Nikotin selbst weder Krebs noch Lungenerkrankungen auslöst, ist der einzige Weg, an reines, durch nichts verunreinigtes Nikotin zu kommen, eine Nikotinersatzmitteltherapie. Jede andere Form der Nikotinaufnahme, sei es über Kautabak, Pfeifentabak, Zigarren oder Zigaretten, beinhaltet die Aufnahme von zahlreichen Zusatzstoffen und komplexen Chemikalien, die Hand in Hand mit dem Nikotin in den Körper gelangen. Manche dieser chemischen Wonnen entstehen als Ergebnis von Verbrennung. Das Verbrennen der Tabakblätter führt dazu, dass die chemischen Komponenten sich zu Rauch verflüchtigen und der Tabak viel schneller von den Lungen absorbiert werden kann.

Einige Wissenschaftler und andere Experten (insbesondere diejenigen, die auf der Gehaltsrolle der Tabakkonzerne standen!) haben eingewandt, dass die Untersuchungsergebnisse auf extremen Bedingungen basieren, die das normale Leben nicht widerspiegeln. Diese Neinsager argumentieren, dass einige der Untersuchungsergebnisse aus Laborversuchen resultieren, in denen Tiere wie Meerschweinchen und Mäuse Tabakbestandteilen in so hohen Dosen ausgesetzt wurden, dass sie hundert- bis tausendmal so stark waren wie diejenigen, die in einer Zigarette enthalten sind.

Sind Sie bereit aufgrund dieser Argumentation Ihre Gesundheit und Ihr Leben aufs Spiel zu setzen? Wenn die Möglichkeit existiert, dass diese giftigen Substanzen Ihnen schaden können, warum sollten Sie dann das Risiko eingehen? Außerdem wissen wir inzwischen, dass Tabak die vermeidbarste Todesursache weltweit ist. Alle sechs Sekunden stirbt ein Mensch an den Folgen des Rauchens.

So leben, als ob es kein Morgen gäbe

Viele Menschen leben nach dieser Philosophie. Ob es um Spielsucht, Fresssucht, das Rauchen oder Alkoholismus geht, diese Einstellung funktioniert unter Zuhilfenahme eines Tunnelblicks. Bestimmte Dinge werden einfach ausgeblendet. Viele New-Age- und Ganzheitlichkeitsphilosophien setzen einen Schwerpunkt auf das Leben im Hier und Jetzt. Aber es ist möglich, es damit zu übertreiben. Falls Sie ausschließlich im Hier und Jetzt leben, ohne an morgen zu denken, berauben Sie sich selbst eines der wichtigsten Werkzeuge, das Ihnen zur Verfügung steht: der Fähigkeit zu planen.

Ohne Planung bekommen Sie die Dinge nicht auf die Reihe. So offensichtlich das scheint, wären Sie überrascht, wie viele Leute genau daran scheitern. So zu leben, als gäbe es kein Morgen, ist sehr verführerisch. Es ist eine wunderschöne Vorstellung, die Kinder sehr genießen. Das liegt daran, dass die Erwachsenen die Planung für sie übernehmen. Als Erwachsener müssen Sie den Stier bei den Hörnern packen und an die Zukunft glauben, wenn Sie nicht nur irgendwie überleben, sondern ein tolles Leben haben wollen.

Zeit ist ein Fakt, und wie es in Liedern heißt, wartet sie auf niemanden. Wenn Sie die Entscheidung, mit dem Rauchen aufzuhören, immer weiter vor sich herschieben, werden sich die Giftstoffe des Tabaks in Ihrem Körper anhäufen. Für Ihren Körper ist die Philosophie, so zu leben, als ob es kein Morgen gäbe, irrelevant. Er weiß, dass es ein Morgen gibt. Wenn Sie gut auf Ihren Körper achtgeben, kann das eine gute Sache sein. Wenn Sie das Richtige essen, sich ausreichend Ruhepausen gönnen und Sport treiben, wird aus Ihrem Körper ein Entwicklungsprojekt, das fortwährend Überraschungen für Sie bereithält. Sie werden neue und positive Gefühle und Fähigkeiten entwickeln.

Hunde vergraben Knochen, Biber bauen einen Damm … und was ist mit Ihnen? Auch wenn es Ihnen schwerfällt, an die Zukunft zu glauben, verhalten Sie sich bitte so, als würde sie eines Tages eintreten. Diese Einstellung macht sich wirklich bezahlt, wenn Sie mit dem Rauchen aufhören. Wenn Sie an den nächsten Morgen denken und visualisieren, wie Sie sich fühlen werden, wenn Sie aufwachen und Ihnen bewusst wird, dass Sie nicht geraucht haben, werden Sie unglaublich stolz auf sich sein.

Zehn tolle Alternativen zum Rauchen

14

In diesem Kapitel

- Körperlich in Form kommen
- Sich noch einmal auf die eigenen Prioritäten besinnen
- Spirituell in Form kommen

Sie haben sicher schon gehört, dass man einen Ersatz für eine Angewohnheit braucht, die man aufgibt, vorzugsweise einen gesunden. Rauchen ist da keine Ausnahme.

Wenn Sie erfolgreich mit dem Rauchen aufhören wollen – wenn Sie einen »Freund« aufgeben wollen, der mit Ihnen durch dick und dünn gegangen ist, einen Freund, der immer an Ihrer Seite war (und in Ihrer Handtasche, im Handschuhfach Ihres Autos, auf dem Nachttisch und so weiter) – müssen Sie diese Gewohnheit durch etwas anderes ersetzen.

Alternative Belohnungen zum Tabak zu finden, ist eine Frage der Schadensbegrenzung: Ihr Ziel muss sein, die Zigarettengewohnheit durch eine andere zu ersetzen, gesetzt den Fall, diese alternative Gewohnheit ist unterstützenswert und weniger schädlich als Zigaretten – und am besten überhaupt nicht schädlich. In diesem Kapitel präsentiere ich Ihnen zehn Ideen, zehn positive Gewohnheiten, die als Ersatz für die schlechte Angewohnheit des Rauchens dienen können.

Sport treiben

Wenn Sie feststellen, dass Sie sich zittrig oder gestresst fühlen, weil Sie das Rauchen aufgegeben haben, versuchen Sie es mit Sport. Sportarten wie Joggen, Tennis oder Walken sind nicht nur für fast jeden Menschen ein Plus, sondern auch eine tolle Möglichkeit Ihre Nerven zu beruhigen und sich geerdet zu fühlen, dank der Endorphinausschüttung (die Wohlfühlmoleküle des Gehirns), die das Training auslöst. Sie fühlen sich gesund, gut gelaunt und energiegeladen nach einem guten Work-out.

Es gibt unzählige Sportarten, die man treiben kann. Sogar wenn Sie Atemprobleme haben oder körperlich eingeschränkt sind, zum Beispiel durch Arthrose im Knie, können Sie Sport treiben. Immer vorausgesetzt, Sie folgen dem Rat Ihres Arztes.

Eine Art des Trainings, die jedermann beinah überall offen steht, ist das isometrische Training. Dazu gehört, die Muskeln anzuspannen und diese Anspannung zu halten. Ein gutes Beispiel für isometrisches Training ist das Armdrücken. Isometrische Übungen können Sie zu Hause, im Büro oder in der Schule durchführen. Das Beste daran ist, dass Sie nur wenige Minuten dafür brauchen.

Eine andere effektive Form des Trainings ist das Trainieren mit Gewichten. Wie viele andere Aktivitäten kann diese zur Gewohnheit werden. Für gewöhnlich kann man in einem Fitnessstudio die leidenschaftlichen Gewichtheber leicht erkennen. Wenn Ihnen das Gewichtheben Spaß macht, ist die Wahrscheinlichkeit groß, dass Sie dabei bleiben und sich in Form bringen. Während Sie verfolgen, wie Ihr Körper sich im Laufe der Wochen verändert, werden Sie sich nicht nur darüber freuen, besser auszusehen, sondern sich auch besser fühlen.

Ich für meinen Geschmack bevorzuge ein umfassendes Fitnessprogramm, das Joggen, Fahrradfahren, Kickboxen, Aerobics und sogar bestimmte Yogaformen beinhaltet. Diese Sportarten sind sehr schweißtreibend. Wenn diese Art Training neu für Sie ist, wird es Ihnen vielleicht schwerfallen, die sogenannte Mauer zu durchbrechen – der physische Punkt während des Trainings, an dem Sie so müde, so dermaßen ausgepowert sind, dass jeder Muskel und jede Nervenzelle in Ihrem Körper »Aufhören!« schreit. Dieser Punkt ist natürlich der Punkt, an dem Sie weitermachen müssen. Sobald Sie die Mauer erreicht haben und es auf die andere Seite geschafft haben, erleben Sie wahrscheinlich einen Endorphinrausch. Es ist die körperliche und mentale Belohnung, die Läufer dazu bringt weiterzulaufen.

Eine zusätzliche Auszeit nehmen

Zeit ist eins der wertvollsten Güter, die wir haben. Alle Welt beklagt sich darüber, dass der Tag nicht genug Stunden hat, und stellt sich dann und wann vor, wie es wäre, mehr Zeit zu haben. Was würden Sie also mit fünf zusätzlichen Stunden Freizeit pro Woche anfangen?

Die Wahrscheinlichkeit, dass Ihnen diese Zeit zur Verfügung steht, sobald Sie mit dem Rauchen aufgehört haben, ist groß. Denken Sie darüber nach. Wie viel Zeit haben Sie jede Woche damit verbracht, Zigaretten zu besorgen und zu rauchen? Fünf, zehn Stunden? Was hatten Sie nachher vorzuweisen?

Vielleicht haben Sie die Ausübung eines persönlichen Hobbys aus Zeitmangel aufgegeben. Ohne Zweifel fallen Ihnen Dutzende motivierende und schöne Dinge ein, mit denen Sie sich belohnen können. Sie sind vielleicht der Typ, der seine freie Zeit nutzt, um Extraarbeit zu erledigen. Sie reparieren Dinge im Haus oder befassen sich mit liegen gebliebenen Aufgaben im Büro. Oder Sie sind wie ich und schmeißen sich, alle Viere von sich streckend, auf das nächste Sofa oder Bett, um ein Nickerchen zu machen. Entspannung ist eine gute Sache. Sich eine Auszeit von den Stolperfallen und Anstrengungen des Tages zu gönnen, ist enorm wichtig und gehört unbedingt dazu, wenn man gut auf sich selbst achten möchte. Es ist ebenso wichtig wie Nahrung oder ein Obdach.

Viele Raucher, die erst vor Kurzem aufgehört haben, bemerken, wie müde sie sind und dass sie sich wie zerschlagen durch die Gegend schleppen. Das ist kein Grund zur Sorge. Ihr Körper erholt sich von den Tausenden Ministromschlägen, die er mit jedem Zigarettenzug bekommen hat. Ihre Akkus müssen sich erst wieder aufladen. Wenn Ihr wichtigstes Ziel ist, mit dem Rauchen aufzuhören, dann sind zwei oder drei Tage, an denen Sie nicht in Höchstform sind, vollkommen in Ordnung. Ein paar unproduktive Tage sind ein akzeptabler Preis für mehr Vitalität, Energie und Selbstachtung, wie Nichtraucher (genau, Sie!) sie genießen.

Viel trinken

Viel zu trinken, unterstützt in der Tat Ihre Bemühungen, mit dem Rauchen aufzuhören. Die erhöhte Flüssigkeitsmenge schwemmt im wahrsten Sinne des Wortes einige der Giftstoffe und Verunreinigungen aus Ihrem Körper, die sich dort aufgrund Ihres Tabakkonsums angesammelt haben.

Kaufen Sie Orangensaft. Es gibt Hinweise darauf, dass Zigaretten Ascorbinsäure, beziehungsweise Vitamin C, im Körper verbrennen. Es ist also eine gute Idee, den Vorrat Ihres Körpers an Vitamin C entweder durch Zitrusfrüchte oder Tabletten (100 bis 500 mg pro Tag) aufzufüllen.

Lassen Sie es mich ganz klar sagen. Tabakkonsum – ob wir nun über Zigaretten, Pfeifen oder Zigarren reden – ist eine sehr orale Angewohnheit. Der Akt, sich eine Pfeife oder eine Zigarette zwischen die Lippen zu stecken und mehrere Male am Tag heißen, aufputschenden Rauch einzuatmen, ist sehr befriedigend und wirkt extrem verstärkend. Je öfter Sie es tun, desto mehr verlangt es Sie danach und desto mehr vermissen Sie es, wenn Sie damit aufhören.

Haben Sie je einen Typen mit einer großen, dicken Zigarre im Mundwinkel gesehen und sich vorgestellt, dass er anstelle der Zigarre einen Schnuller oder ein Babyfläschchen im Mund hat? Dafür braucht man nicht besonders viel Fantasie. Viele Menschen sind oral fixiert, wie man sagt, und verbringen viel Zeit damit, zu essen, zu rauchen, Kaugummi zu kauen, an den Nägeln zu kauen oder zu reden. Die Lippen und der Mund sind mit vielen Nervenenden ausgestattet, und je mehr diese Nervenenden angeregt werden, desto mehr wollen sie stimuliert werden. Wenn Sie das abgekaute Ende eines Stiftes oder die rissigen Fingernägel eines Menschen gesehen haben, der regelmäßig an den Nägeln kaut, wissen Sie, was ich meine.

Jede Menge Getränke dazuhaben, sorgt für einen erfrischenden und gesunden oralen Ersatz anstelle der Zigaretten. Wasser, Saft und kalorienarme Getränke sind eine gute

Wahl. Sie werden erleben, wie Ihre Abhängigkeit von Flüssigkeiten und/oder anderen oralen Ersatzbefriedigungen mit der Zeit ebenso abnimmt wie Ihr Verlangen nach Nikotin.

Meditieren

Meditation ist eines der mächtigsten und befriedigendsten Werkzeuge, die Ihnen zur Verfügung stehen. Das Schöne am Meditieren ist, dass es einfach zu lernen ist und fast überall und jederzeit angewandt werden kann.

Mit dem Meditieren beginnen Sie, indem Sie tief einatmen und sich vorstellen, wie die einströmende, kalte Luft jeden Teil Ihres Körpers mit Reinheit, Frieden und Ruhe füllt. Fahren Sie fort, tief und gleichmäßig einzuatmen. Zählen Sie bei jedem Atemzug langsam und gleichmäßig bis vier, halten Sie den Atem dann ebenso lange und zählen Sie auch beim Ausatmen wieder bis vier. Machen Sie eine Pause, in der Sie bis vier zählen und beginnen dann von Neuem. Fühlen Sie, wie der Sauerstoff in die entlegendsten Winkel Ihres Körpers dringt. Beginnen Sie mit Ihren Zehen und arbeiten Sie sich dann an Ihrem Körper entlang nach oben, spannen und entspannen Sie Ihre Muskeln im Wechsel. Verwenden Sie so viel Zeit wie nötig ist, um eine innere Haltung, eine Art entspannter Wachheit in jedem Körperteil und Muskel zu erzeugen. Während Sie voranschreiten, stellen Sie sich vor, wie der einströmende Atem Sie reinigt und die Gedanken und Sorgen des Tages mit sich fortträgt. Ihr Ziel ist innere Ruhe, eine gedankliche Klarheit, die nicht von Einkaufslisten, Gedankenfetzen oder Ohrwürmern gestört wird.

Anfangs wird Ihnen das Meditieren vielleicht schwerfallen und Sie werden ungeduldig oder lassen sich währenddessen ablenken. Ein Stechen im Rücken, ein Krampf im Bein, die Geräusche Ihrer Kinder, die unten spielen – jede dieser Störungen kann Sie von Ihrer Aufgabe ablenken. Wenn Sie mehr Übung haben, wird es einfacher für Sie werden, zur Ruhe zu kommen und sich an den stillen Ort tief im Inneren zurückzuziehen, wo niemand Sie in Ihrer Konzentration stören kann. Der Tag wird kommen, an dem dieser Zustand so sehr in den Vordergrund tritt, dass Sie wortwörtlich die Zeit und die Welt um sich herum vergessen.

Für mehr Information über Meditation lesen Sie *Meditation für Dummies* von Stephan Bodian (Wiley).

Konzentrieren Sie sich auf die Welt, die Sie umgibt

Ihre mentale Energie, Ihre Wahrnehmung der Welt und Ihre spontanen Reaktionen auf sie nach außen zu richten, ist eine tolle Strategie, wenn Sie erfolgreich sein wollen und zwar nicht nur, wenn es darum geht, das Rauchen aufzugeben.

Viele Menschen, die von Ängsten geplagt werden oder sich zu viele Gedanken und Sorgen machen, stellen fest, dass ihre Unruhe eine innere ist. Das Gefühl, dass Sie zum Beispiel unbedingt eine Zigarette brauchen, entspringt irgendwo im Inneren Ihres Körpers und Geistes. Die Befriedigung dieses Verlangens findet ebenfalls in Ihrem Körper statt, in Ihrem Mund und Ihren Lungen. Wenn Sie deprimiert sind oder sich Sorgen machen, ist es wahrscheinlich, dass Sie mit sich selbst beschäftigt sind, mit Ihrer Zukunft, Ihrer Vergangenheit oder mit Ihrer körperlichen und geistigen Gefühlslage.

Versuchen Sie Ihre Aufmerksamkeit auf etwas außerhalb von sich selbst zu richten. Zwingen Sie sich, die Welt genau zu betrachten, den Himmel und die Bäume wahrzunehmen und die Gesichter und die Körpersprache der anderen Menschen in sich aufzunehmen. Sammeln Sie eine sehr detailgenaue Kollektion geistiger Schnappschüsse und Hörproben der Welt, die Sie umgibt. Sind Ihnen die subtilen Geräusche und Gerüche je aufgefallen, die den Winter oder einen Frühlingstag ausmachen? Je mehr Sie sehen, desto mehr werden Sie für sehenswürdig halten.

Wenn jede Faser Ihres Körpers nach einer Zigarette schreit, können Sie dem widerstehen, indem Sie Ihre Aufmerksamkeit von Ihrem Körper ab- und etwas anderem zuwenden. Die Person, die neben Ihnen an der Bushaltestelle steht, wie sieht sie aus? Was würde passieren, wenn Sie Hallo zu ihr sagten? Was hat sie an? Glauben Sie, sie ist unterwegs an einen schönen, sicheren Ort oder hat sie ihre eigenen inneren Kämpfe auszutragen, die sie erfolgreich vor der Welt verbirgt?

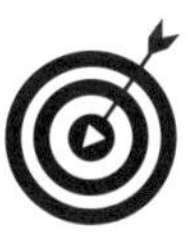

Diese Strategie ist unglaublich effizient und hilft nicht nur, wenn es darum geht, mit dem Rauchen aufzuhören, sondern auch bei vielen anderen persönlichen Herausforderungen. Die Aufmerksamkeit auf die Welt zu richten, die uns umgibt, ist ein großartiges Mittel gegen Angstzustände und grundsätzlich gut geeignet, um einen bleibenden, positiven Eindruck bei anderen Menschen zu hinterlassen.

Wenn Sie gerade mit dem Rauchen aufgehört haben, verlangt es Sie wahrscheinlich ständig nach einer Zigarette, und der Impuls, dem nachzugeben, ist sehr stark. Es kann helfen, sich vorzustellen, dass dieses Verlangen seinen Ursprung *in* Ihnen hat. Das Verlangen in Ihrem Inneren zu platzieren, bedeutet, dass es da noch einen anderen Ort gibt – und zwar die Welt um Sie herum –, wo das Verlangen nicht existiert. Ihnen geht es so schlecht, dass Sie einem vorübergehenden Verlangen erlauben, Ihre Gedanken zu beherrschen. Versuchen Sie stattdessen, Ihre Gedanken und Gefühle von dem, was Sie sehen, schmecken und hören, bestimmen zu lassen.

Sind Sie ein Mensch, der sich vor allem auf seine visuelle Wahrnehmung verlässt? Wenn das der Fall sein sollte, nutzen Sie dies aus und gönnen Sie sich ab und zu eine Auszeit, um in Ruhe die Pinselstriche eines Gemäldes in sich aufzunehmen, das im Flur Ihres Büros hängt, oder die Farben des durch die Wolken brechenden Lichts der untergehenden Sonne zu betrachten.

Bei manchen Menschen dominieren andere Sinneswahrnehmungen. Wenn Sie ein auditiv veranlagter Mensch sind, nutzen Sie Ihre Mußestunden, um Ihr Gehör zu sensibilisieren. Wenn Geräusche oder Klänge an Ihr Ohr dringen, hören Sie aktiv hin. Zerlegen Sie das Stimmengewirr der Menge, einen Song oder die Ankündigung des Nachrichtensprechers in ihre einzelnen Komponenten.

Den Dingen erhöhte Aufmerksamkeit zu schenken, lenkt Sie nicht nur davon ab, dass mit dem Rauchen aufzuhören Ihnen vorübergehendes Unwohlsein bereitet. Es schärft auch Ihre Sinne und macht sich sofort bezahlt. Ob Sie es mögen oder nicht, diese Welt ist eine materielle und je mehr Ihnen auffällt, desto detaillierter und spektakulärer wird sie Ihnen erscheinen. Wachen Sie auf und sehen Sie genau hin. Lange nachdem Sie das Rauchen aufgegeben haben, werden Sie immer noch Freude daran haben und neue Wege entdecken, die Welt in ihrer Größe und Einzigartigkeit zu erleben.

Der Einsatz von Nikotinersatzmitteltherapien

Kapitel 8 gibt Ihnen umfassende Informationen über alles an die Hand, was Sie zum Thema Nikotinersatzmitteltherapien wissen müssen. Ich erwähne sie in diesem Kapitel aus zweierlei Gründen:

- Der erste ist, dass ich Sie an das reichhaltige Angebot erinnern möchte, das Ihnen zur Verfügung steht, um den Tabak zu ersetzen. Dazu gehören das Nikotinpflaster, der Kaugummi, der Inhaler und Bupropion. Ihr langfristiges Ziel ist, ganz vom Nikotin loszukommen, aber Ihren Körper mit Nikotin zu versorgen, ohne ihn gleichzeitig den Giftstoffen auszusetzen, die im Tabakrauch enthalten sind, ist zunächst eine gute Alternative.
- Der zweite Grund ist umfassender. Das Leben und die Dinge, auf die Sie neugierig und gespannt sind, sind die wirklichen Nikotinersatzmittel. Menschen sind Nikotinersatzmittel. Arbeit und Freizeitgestaltung wirken als Nikotinersatzmitteltherapie. Denn was ist eine Therapie anderes als eine Aktivität, die Gesundheit und Heilungsprozesse fördert?

Basierend auf meinen Erfahrungen und denen vieler anderer, mit denen ich gesprochen und gearbeitet habe und die bei mir in Behandlung waren, kann ich Ihnen guten Gewissens garantieren, dass was immer Sie tun, das Ihnen am Herzen liegt – sei es das Anstreichen des Hauses oder der Entwurf von Flugzeugträgern oder Origami – ohne Zigaretten besser, glatter und schneller laufen wird. Von den gesundheitlichen Bedenken einmal ganz abgesehen, Tabakkonsum in jeglicher Form ist eine enorme Zeitverschwendung. Die tausendfache Ablenkung, für die Zigaretten sorgen, ist tote Zeit (in mehr als einer Hinsicht). Wenn Sie müde sind oder ideenlos oder Ihnen der Geduldsfaden reißt, stehen Sie besser einfach auf, gehen spazieren oder lassen etwas Wasser über Ihre Hände laufen. Die Dinge funktionieren besser, wenn Sie ihnen Aufmerksamkeit schenken.

Ich bin sicher, Sie haben schon Menschen gesehen, die sich einer Vielzahl von Ablenkungen aussetzen. Leute, die Kaugummi kauen, Zigaretten rauchen und telefonieren, und das alles gleichzeitig. Beeindruckend und erfolgreich sind die Menschen, die in der Lage sind, sich intensiv auf das zu konzentrieren, was sie gerade tun, ob sie nun Spaß haben, an einer Skulptur arbeiten oder das Rauchen aufgeben.

Dem Gemüse und Obst verfallen

Ich muss zugeben, dass es auf den ersten Blick nicht besonders aufregend oder abenteuerlich klingt, Gemüse und Obst zu huldigen. Hier stehe ich und versuche, die spannenden, Leben verändernden und vitalisierenden Perspektiven Ihres neuen Lebens ohne Zigarette anzupreisen und was habe ich Ihnen als Ersatz anzubieten? Naturprodukte. Und Nüsse und Säfte natürlich.

Das Entscheidende, um in diese radikale Perspektive einzusteigen, ist Ihre Einstellung und Betrachtungsweise. Wenn Sie beschließen, das Rauchen aufzugeben, müssen Sie eine Menge Gepäck loswerden, das diese Gewohnheit Ihnen aufgeladen hat – insbesondere die Angewohnheit, das Rauchen als gute Sache zu empfinden.

Marginalisieren Sie nicht, wie sehr Sie am Rauchen hängen. Neben den logischen und rationalen Schlüssen, die Sie für sich über den Tabak gezogen haben, bewegen Sie sicher ebenso viele positive Gedanken, lieb gewonnene Erinnerungen und angenehme Gefühle für die Angewohnheit. Neben den negativen Bedenken, die sich um Ihre Gesundheit, Ihre Finanzen und andere Belange drehen, existieren auch Gedanken über das Rauchen, die liebevoll, zärtlich und sehnsüchtig sind. Ein Teil von Ihnen denkt, dass rauchen – der Geschmack des Rauchs, das Ritual des Zigaretteanzündens, das Gewicht des ungeöffneten Päckchens in Ihrer Hand – eine ziemlich gute Sache ist.

Es ist Zeit für eine radikale Änderung Ihrer Einstellung. Heiße, ätzende Dämpfe, die Ihre Blutgefäße verengen und Ihr Inneres mit klebrigem, krebsauslösendem Teer verkleistern sind schlecht. Ihren Geschmack und Ihre Vorlieben zu überdenken, ist ein immens wichtiger Aspekt, wenn es darum geht, mit dem Rauchen aufzuhören. Sie müssen lernen, sehr unterschiedliche Geschmäcke und Empfindungen wertzuschätzen.

Denken Sie an Sellerie – seine klare Struktur. Oder Spinat – können Sie ihn riechen? Können Sie den Unterschied zwischen Lollo Rosso, Blatt- und Eisbergsalat schmecken? Wie gefällt Ihnen ein kalter, saftiger Pfirsich an einem heißen Sommertag? Dauerhaft Chemikalien wie Nikotin ausgesetzt zu sein, zieht Ihren Gaumen in Mitleidenschaft. Sie erreichen das gegenteilige Ergebnis – das Aufblühen und Verfeinern Ihrer Geschmacksknospen –, wenn Sie aufhören, die empfindliche Symphonie aus Geschmacks- und Geruchssinn aus dem Gleichgewicht zu bringen.

Gesunde Nahrungsmittel sind nicht öde. Sich selbst zu schaden, ist es auf jeden Fall. Nehmen Sie sich die Zeit und entwickeln Sie die Gesundheit und das feine Gespür, um stehen bleiben zu können und die Rosen zu riechen.

Gesundheit visualisieren

Die Sache mit dem Visualisieren ist recht interessant. Es ist ein zweischneidiges Schwert. Auf der einen Seite ist es wichtig, den Einfluss zu schätzen, den es auf Ihr Leben und Ihre Gefühle hat, wenn Sie sich die Dinge so vorstellen, wie Sie sie gerne hätten. Auf der anderen Seite ist es ebenso wichtig, sich nicht unangemessen für die schlechten Dinge verantwortlich zu machen, die einem im Leben passieren. Anders gesagt: Visualisierung ist ein mächtiges Werkzeug, aber sie ist nicht allmächtig.

Auch wenn es keinen wissenschaftlichen Beleg dafür gibt, dass intensive Visualisierung Ihrer Wünsche diese wahr werden lässt, kann man annehmen, dass es eigentlich genauso funktionieren müsste. Wenn Sie Ihre Energie bündeln und mehr und mehr Ihrer mentalen Zeit dem Visualisieren detaillierter Visionen dessen, was Sie wollen, widmen, ist es leicht vorstellbar, dass die Menschen, Orte und Dinge, die Sie umgeben, sich in einem gewissen Ausmaß um diese intensiv visualisierten Wünsche herum positionieren.

Wenn Sie intensiv und leidenschaftlich an den neuen BMW denken, den Sie mit jeder Faser Ihres Körpers wollen, ist die Wahrscheinlichkeit groß, dass Ihnen jeder BMW auffällt, der an Ihnen vorbeifährt. Sie werden mehr Zeit darauf verwenden, darüber nachzudenken, wie Sie genug Geld sparen können, um sich einen zu kaufen. Auf genau dieselbe Weise wird der fortwährende Einsatz, sich ein Leben ohne Zigarette vorzustellen – und damit meine ich mit allen Sinnen zu visualisieren, wie Sie sich fühlen und wie Sie aussehen werden, wie das Essen und die Luft schmecken und riechen werden, wie sich die Innenseite Ihres Mundes anfühlen und wie eine Herbstbrise riechen wird –, Ihnen Kraft verleihen und dazu führen, dass Sie immer öfter über andere Dinge als Zigaretten nachdenken.

Visualisierung ist die Stufe zwischen Wunsch und Wunscherfüllung. Wenn Sie sich etwas intensiv und in allen Farben ausmalen, sodass Sie es beinah fühlen, schmecken und festhalten können, gehört es praktisch Ihnen.

Ihre Prioritäten überdenken

Als Raucher setzen Sie gewisse Prioritäten. Diese Prioritäten beinhalten die Sicherstellung, dass immer genügend Zigaretten in Reichweite sind, dass Sie sie überall mit hinnehmen, dass Sie stets ein Feuerzeug oder Streichhölzer zur Hand haben und dass Sie ausreichend Gelegenheit haben, sich eine anzuzünden, sei es zu Hause, auf der Arbeit oder unterwegs. Zu den Prioritäten eines Rauchers gehört auch die erste Zigarette des Tages und die Selbstmedikation während des Tages, sodass der Nikotinspiegel im Blut (und damit das Stimmungs- und Energielevel) nie zu tief absinkt. Zum Kaffee, nach den Mahlzeiten oder dem Sex und wenn Sie in oder aus dem Auto steigen eine zu rauchen, ist inzwischen ein liebes Ritual und eine tief verwurzelte Priorität in Ihrem Leben geworden. Sie fühlen sich unwohl bei dem Gedanken, sie gegen andere einzutauschen.

Ich kann Ihnen alternative Prioritäten anbieten, von denen einige Ihnen offensichtlich erscheinen werden, falls Sie bereits beschlossen haben, mit dem Rauchen aufzuhören. Eine ist, an die Zukunft zu glauben und sich für sie einzusetzen. Anstatt den Sehnsüchten und Bedürfnissen von heute Rechnung zu tragen, malen Sie sich aus, wie die Zukunft aussehen könnte. Eine weitere Priorität ist, die Schuldgefühle, die Scham und die peinliche Berührtheit, die eine selbstzerstörerische Gewohnheit wie das Rauchen normalerweise begleiten, abzulegen. Wenn es immer wichtiger für Sie wird, ohne diese Gefühle zu leben, werden Sie tun, was nötig ist, um sie hinter sich zu lassen.

Eine weitere, neue Priorität ist, Ihren Körper so wahrzunehmen, wie er in diesem Moment ist, und damit zu leben, ohne in Aktionismus zu verfallen und sofort etwas an ihm ändern zu wollen. Nehmen Sie wahr, wie Sie atmen. Ist Ihr Pulsschlag gleichmäßig oder springt und pocht er wild? Ist Ihre Haut kühl und trocken oder feucht und verschwitzt? Was ist mit Ihren Gesichtsmuskeln – sind Sie entspannt, bereit für alle Anblicke und Geräusche, die Ihnen heute begegnen werden, oder schon angespannt, in Erwartung negativer Ereignisse und Stress?

Eine besonnene, verlässliche Wahrnehmung ist erstrebenswert, die Sie gleichermaßen befähigt zu genießen, was der Tag bringt, und rechtzeitig Situationen erfassen lässt, die schnelles Handeln erfordern. Sie können diesen Zustand ohne zu rauchen in größerem Umfang und zuverlässiger erreichen.

Ändern Sie Ihre Prioritäten. Entscheiden Sie sich, ein Held zu sein. Entscheiden Sie, aktiv mit dem Körper zu leben, der Ihnen geschenkt wurde, und erfreuen Sie sich daran, anstatt ein Taschenspieler zu sein, der ständig versucht, seine Stimmung und den Stress und all die Launen des Lebens mit Schall und Rauch (und Zigaretten) zu bewältigen.

Die Neugestaltung Ihres Innenlebens

Eine Neugestaltung des Innenlebens klingt zunächst komisch, schätze ich. Wenn Sie jedoch darüber nachdenken, beginnt die Unternehmung, sich neu zu erfinden, im Inneren. Sie bezieht ihre Kraft aus Herz, Geist und Gefühlen. Es ist tatsächlich eine Neugestaltung Ihres Innenlebens.

Wie sieht es in Ihrem geistigen Zuhause aus? Ist es freundlich, lichtdurchflutet, bequem und großzügig oder würden sich die Handwerker die Hände reiben, weil die Renovierungsarbeiten so bitter nötig sind? Ihre Innenwelt ist dermaßen in Unordnung geraten, dass Sie Dinge tun, von denen Sie wissen, dass sie schlecht für Sie sind. Dinge, die zumindest ein Teil von Ihnen gar nicht tun will. In Ihrem Inneren liegen wütende Parteien miteinander im Streit, vergleichbar mit einer Marketingschlacht zwischen IKEA und OBI.

Ihr Ziel sollte sein, zuverlässig, beständig und konsequent zu sein. Sie entscheiden, was Sie vom Leben wollen, und dann tun Sie alles, was nötig ist, um genau das zu bekommen. Auf keinen Fall wollen Sie innerlich zerrissen und chaotisch sein, das eine wollen und das andere angehen. Rauchen ist ein perfektes Beispiel für Letzteres. Sie wissen, dass Rauchen schlecht für Sie ist und greifen trotzdem nach der Zigarette. Dieses Handeln erfordert, die Stimmen in Ihnen zum Schweigen zu bringen, die gegen das Rauchen sind, was bedeutet, dass Sie wesentliche Teile von sich unterdrücken oder zum Schweigen bringen. Sie verhängen die schönsten und wichtigsten Räume in Ihrem inneren Haus.

Versuchen Sie die Räume in Ihrem inneren Haus miteinander zu versöhnen. Sie wollen keine Familie aus wütenden Nikotinsüchtigen im einen Flügel Ihres Hauses und eine aus friedfertigen, gesundheitsbewussten Gutmenschen im anderen. Es ist Ihr Körper. Wie soll er aussehen und funktionieren? Sollten Sie nicht derjenige sein, der die wichtigsten Entscheidungen über die Einrichtung trifft, oder überlassen Sie das den Tabakkonzernen?

Stichwortverzeichnis

A

B

C

T

U

V

W

Y

Z